LINCHUANG YIXUE MAZUI YU
WEISHOUSHUQI CHULI

临床医学麻醉与围手术期处理

刘思洋　主编

中国纺织出版社有限公司

图书在版编目（CIP）数据

临床医学麻醉与围手术期处理 / 刘思洋主编. -- 北京 : 中国纺织出版社有限公司, 2022.8
ISBN 978-7-5180-9687-9

Ⅰ.①临… Ⅱ.①刘… Ⅲ.①麻醉学②围手术期—处理 Ⅳ.①R614②R619

中国版本图书馆CIP数据核字（2022）第124244号

责任编辑：傅保娣　　责任校对：高　涵　　责任印制：王艳丽

中国纺织出版社有限公司出版发行
地址：北京市朝阳区百子湾东里A407号楼　邮政编码：100124
销售电话：010 — 67004422　传真：010 — 87155801
http://www.c-textilep.com
中国纺织出版社天猫旗舰店
官方微博 http://weibo.com/2119887771
三河市宏盛印务有限公司印刷　各地新华书店经销
2022年8月第1版第1次印刷
开本：787×1092　1/16　印张：12.5
字数：297千字　定价：88.00元

凡购本书，如有缺页、倒页、脱页，由本社图书营销中心调换

编 委 会

前　言

随着医学技术的飞速发展，现代麻醉学已成为一门以生理、病理生理、药理为基础的综合性临床学科。其范畴涵盖临床麻醉、急救复苏、重症监测及疼痛治疗等诸多方面。其内容涉及面广，专业性强，以往不被重视的疼痛性疾病开始受到重视。为此，编者根据自身丰富的临床经验，并结合近年来临床麻醉专业领域内的最新进展，吐故纳新，倾力编写了《临床医学麻醉与围手术期处理》。

本书首先介绍了麻醉围手术期监测、围手术期用药、麻醉后恢复室和全身麻醉复苏等内容，然后详细介绍了临床各科常见手术的麻醉技术等内容。全书条理清晰，图文并茂，遵从理论和实践相结合的原则，突出各种麻醉技术的实施。本书覆盖麻醉学的多个领域，相互联系而不重复，各自独立而无遗漏，全面深入，实用性强，适合麻醉科医师、全科医师、临床研究生及其他相关人员使用。

由于编写内容较多，时间有限，尽管在编写的过程中我们反复校对、多次审核，但书中难免有不足和疏漏之处，望各位读者不吝赐教，提出宝贵意见，以便再版时修订，谢谢。

编　者
2022 年 5 月

目　录

第一章

麻醉围手术期监测

围手术期患者的监测是麻醉学的一个重要组成部分。麻醉医师应掌握常用的围手术期监测方法并了解其临床意义，在围手术期对患者进行实时监测中，对患者的病情做出正确判断与处理，保证手术安全，促进术后良好转归。

第一节　呼吸功能监测

呼吸功能监测对麻醉安全和围手术期重危患者处理至关重要，应充分理解各呼吸监测指标的临床意义，指导气道管理、呼吸治疗和机械通气。

一、通气量监测

（一）潮气量与每分钟通气量

潮气量（VT）为平静呼吸时，一次吸入或呼出的气量。正常成年人为 $6 \sim 8$ mL/kg。潮气量与呼吸频率的乘积为每分钟通气量（VE），正常成年人为 $5 \sim 7$ L/min。

临床意义：酸中毒可通过兴奋呼吸中枢而使潮气量增加，呼吸肌无力、二氧化碳气腹、支气管痉挛、胸腰段硬膜外阻滞（麻醉平面超过 T_8）等情况可使潮气量降低。机械通气时通过调整 VT 与呼吸频率维持正常 VE。监测吸入和呼出气的 VT，如两者相差 25% 以上，提示回路漏气。

（二）无效腔与潮气量之比

1. 解剖无效腔

上呼吸道至呼吸性细支气管以上的呼吸道内不参与气体交换的气体量，称为解剖无效腔。正常成人约 150 mL，占潮气量的 1/3。随着年龄的增长，解剖无效腔也有所增加。支气管扩张也使解剖无效腔增加。

2. 肺泡无效腔

由于肺泡内血流分布不均，进入肺泡内的部分气体不能与血液进行气体交换，这一部分肺泡容量成为肺泡无效腔。肺泡内肺内通气血流比例（V/Q）增大，使肺泡无效腔增加。

3. 生理无效腔

解剖无效腔和肺泡无效腔合称为生理无效腔（VD）。健康人平卧时生理无效腔等于或接近于解剖无效腔。

4. 机械无效腔

面罩、气管导管、麻醉机、呼吸机的接头和回路等均可使机械无效腔增加。小儿通气量小，机械无效腔对其影响较大。机械通气时的 VT 过大，气道压力过高，也影响肺内血流灌注。

临床意义：无效腔气量与潮气量比值（VD/VT）反映通气功能。其正常值为 0.3，比值增大说明无效腔通气增加，实际通气功能下降。

（三）肺活量

肺活量约占肺总量的 3/4，和年龄成反比，男性肺活量大于女性，反映呼吸肌的收缩强度和储备力量。可用小型便携式的肺量计床边测定。临床上通常以实际值/预期值表示肺活量的变化，≥80% 则表示正常。肺活量与体重的关系是 30～70 mL/kg，若减少至 30 mL/kg以下，清除呼吸道分泌物的功能将会受到损害，当减少至 10 mL/kg 时，必然导致动脉血二氧化碳分压（$PaCO_2$）持续升高。神经、肌肉疾病可引起呼吸功能减退，当肺活量减少至50% 以下时，可出现二氧化碳潴留。

二、呼吸力学监测

呼吸力学监测以物理力学的观点和方法对呼吸运动进行研究，是一种以压力、容积和流速的相互关系解释呼吸运动现象的方法。

（一）气道阻力

呼吸道阻力由气体在呼吸道内流动时的摩擦和组织黏性形成，反映压力与通气流速的关系。其主要来源是大气道的阻力，小部分为组织黏滞性。正常值为 1～3 cmH_2O/（L·s），麻醉状态可上升至 9 cmH_2O/（L·s）。气道内压力出现吸气平台时，可以根据气道压力和平台压力之差计算呼吸道阻力。

临床意义：机械通气中出现气道阻力突然降低或无阻力最常见的原因是呼吸回路漏气或接头脱落。气道阻力升高常见于：①机械原因引起的梗阻，包括气管导管或螺纹管扭曲、打折，呼吸活瓣粘连等；②呼吸道梗阻，包括气管导管位置异常、气管导管梗阻；③气道顺应性下降，包括胸顺应性下降（如先天性漏斗胸、脊柱侧弯，后天性药物作用或恶性高热）、肺顺应性下降（如肺水肿、支气管痉挛和气胸）。

（二）肺顺应性

肺顺应性由胸廓和肺组织弹性形成，是表示胸廓和肺扩张程度的一个指标，反映潮气量和吸气压力的关系（$\Delta V/\Delta P$）。常用单位为 mL/cmH_2O。实时监测吸气压力—时间曲线可估计胸部顺应性。

1. 动态顺应性（Cdyn）

潮气量除以气道峰压（PIP）与呼气末正压（PEEP）之差，即 VT/（PIP－PEEP），正常值是 40～80 mL/cmH_2O。

2. 肺静态顺应性（Cst）

潮气量除以平台压（Pplat）与呼气末正压之差，即 VT/（Pplat－PEEP），正常值是 50～100 mL/cmH_2O。

在肺浸润性病变、肺水肿、肺不张、气胸、支气管内插管或任何引起肺静态顺应性减少的患者中，静态顺应性均会下降。

Cdyn/Cst 称为频率依赖性肺顺应，以不同呼吸频率的动态肺顺应性与静态肺顺应性的比值表示。正常情况下，即使呼吸频率增加，也不出现明显改变，正常值应大于 0.75。其明显降低见于小气道疾患，是检测小气道疾患的敏感指标之一。

（三）呼吸波形监测

1. 压力—容量环（P-V 环）

压力—容量环是受试者在平静呼吸或接受机械通气时，监测仪描绘的 1 次呼吸周期内潮气量与相应气道压力相互关系的曲线环，反映压力和容量之间的动态关系。实时监测压力—容积曲线可评估胸部顺应性和气道阻力。不同通气方式的压力—容量环形态不同（图 1-1）。P-V 环可估计肺顺应性，P-V 环向左上方移动，说明肺顺应性增加，向右下移动说明肺顺应性减少。

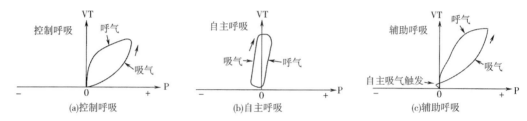

图 1-1 不同通气方式的压力—容量环

如果 P-V 环起点与终点间有一定距离则提示有漏气。如发现呼吸异常情况，气道压力显著高于正常，而潮气量并未增加，则提示气管导管已进入一侧支气管内。纠正后，气道压力即恢复正常。如果气管导管扭曲，气流受阻时，压力—容量环上可见压力急剧上升，而潮气量减少。双腔导管在气管内的位置移位时，压力—容量环上可发生气道压力显著升高，而潮气量无变化。

2. 流量—容量环（阻力环）

流量—容量环（F-V 环）显示呼吸时流量和容量的动态关系。其正常图形因麻醉机和呼吸机的不同而稍有差异。图 1-2 为典型的流量—容量环。

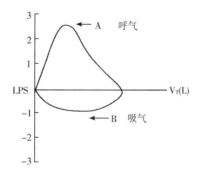

图 1-2 正常流量—容量环

呼气流量波形变化可反映气道阻力变化。支气管痉挛患者使用支气管扩张药物后，呼气流量明显增加，且波形下降，曲线较平坦，说明疗效好。

流量—容量环可检测呼吸道回路有否漏气。若呼吸道回路有漏气，则流量—容量环不能闭合，呈开放状，或面积缩小（图1-3）。双腔导管在气管内位置移位，阻力环可立即发生变化，呼气时流速减慢和阻力增加。如单肺通气时，气流阻力过大，流速过慢，致使呼气不充分，可发生内源性呼气末正压，阻力环上表现为持续的呼气气流。

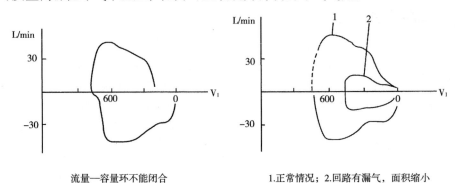

流量—容量环不能闭合　　　　　1.正常情况；2.回路有漏气，面积缩小

图1-3　流量—容量环提示气道回路漏气

三、血氧饱和度监测

（一）原理

血氧饱和度是血液中与氧结合的血红蛋白的容量占全部可结合的血红蛋白容量的百分比。脉搏血氧饱和度（SpO_2）是根据血红蛋白的光吸收特性而设计的，氧合血红蛋白和去氧合血红蛋白对这两种光的吸收性截然不同。氧合血红蛋白吸收更多 940 nm 红外光，让 660 nm 红光透过；去氧合血红蛋白吸收更多 660 nm 红光，让 940 nm 红外光透过。在探头一侧安装上述两波长光线的发射装置，探头另一侧安装感光装置，通过感知透过的光量，计算后得到连续的血氧饱和度分析测定。血氧饱和度与血氧分压密切相关，临床上有助于早期发现低氧血症。正常情况下 $SpO_2 > 95\%$，如 SpO_2 为 91%~95% 则提示有缺氧存在，如低于 91% 为明显缺氧。

（二）临床意义

1. 监测氧合功能

可评估 PaO_2，避免创伤性监测。新生儿处于相对低氧状态，其 PaO_2 在氧解离曲线的陡坡段，因此 SpO_2 可以作为新生儿氧合功能监测的有效指标，指导新生儿气道处理和评价呼吸复苏效果。给予氧疗时，可根据 SpO_2 调节吸入气中的氧浓度分数（FiO_2），避免高氧血症的有害作用。

2. 防治低氧血症

连续监测 SpO_2，一旦其数值降至95%以下，即有报警显示，可以及时发现各种原因引起的低氧血症。

3. 判断急性哮喘患者的严重程度

哮喘患者的 SpO_2 和氧分压（PaO_2）的相关性较正常值小（$r = 0.51$），甚至可呈负相关（$r = -0.88$）。另外，有研究发现 SpO_2 和呼气最高流速相关良好（$r = 0.584$）。因而，对判断急性哮喘患者的危险性，SpO_2 仅提供一个简单的无创指标。同时根据观察重度哮喘患者发生呼吸衰竭时，$PaO_2 < 60$ mmHg，二氧化碳分压（$PaCO_2$）> 45 mmHg 时的 SpO_2 变化，提出若急性重度哮喘患者的 $SpO_2 > 92\%$，则发生呼吸衰竭的可能性小。

（三）影响因素

1. 氧解离曲线

氧解离曲线为 S 形，在 SpO_2 处于高水平时（即相当氧解离曲线的平坦段），SpO_2 不能反映 PaO_2 的同等变化。此时虽然 PaO_2 已经明显升高，而 SpO_2 的变化却非常小。即当 PaO_2 从 60 mmHg 上升至 100 mmHg 时，SpO_2 从 90% 升至 100%，仅增加了 10%。当 SpO_2 处于低水平时，PaO_2 的微小变化即可引起 SpO_2 较大幅度的改变。此外，氧解离曲线在体内存在很大的个体差异。研究表明，SpO_2 的 95% 可信限为 4% 左右，所以当 $SpO_2 = 95\%$ 时，其所反映的 PaO_2 值可以从 60 mmHg（$SpO_2 = 91\%$）~ 160 mmHg（$SpO_2 = 99\%$），其区间可变的幅度很大，因此 SpO_2 值有时并不能反映真实的 PaO_2。

2. 血红蛋白

脉搏—血氧饱和度监测仪是利用血液中血红蛋白对光的吸收来测定 SpO_2，如果血红蛋白发生变化，就可能会影响 SpO_2 的准确性。①贫血：临床报告贫血患者没有低氧血症时，SpO_2 仍能准确反映 PaO_2，若同时并存低氧血症，SpO_2 的准确性就受到影响；②其他类型的血红蛋白：碳氧血红蛋白（COHb）光吸收系数和氧合血红蛋白相同。SpO_2 监测仪是依据其他类型血红蛋白含量甚小、可以忽略不计而进行设计的。CoHb 增多，可导致 SpO_2 假性升高。高铁血红蛋白（MetHb）对 660 nm 和 940 nm 两个波段的光吸收能力基本相同，因此，血液中存在大量的 MetHb，会导致两个波段光吸收比例相等，即相当于氧合血红蛋白和还原性血红蛋白的比例为 1 : 1，所测得 SpO_2 值将接近或等于 85%。高铁血红蛋白血症的患者随着 PaO_2 的变化，其 SpO_2 值将在 80% ~ 85% 波动。

3. 血流动力学变化

SpO_2 的测定基于充分的皮肤动脉灌注。重危患者，若其心排血量减少，周围血管收缩以及低温时，监测仪将难以获得准确信号。

4. 其他

有些情况下 SpO_2 会出现误差：严重低氧，氧饱和度低于 70%；某些色素会影响测定，皮肤太黑、黄疸、涂蓝或绿色指甲油等，胆红素 > 342 μmol/L（20 mg/dL），SpO_2 读数降低；红外线及亚甲蓝等染料均使 SpO_2 降低；贫血（Hb < 5 g/dL）及末梢灌注差时可出现误差，SpO_2 读数降低；日光灯、长弧氙灯的光线和日光等也可使 SpO_2 小于 SaO_2。

（四）注意事项

（1）根据年龄、体重选择合适的探头，放在相应的部位。手指探头常放在示指，使射入光线从指甲透过，固定探头，以防影响结果。

（2）指容积脉搏波显示正常，SpO_2 的准确性才有保证。

（3）如手指血管剧烈收缩，SpO_2 即无法显示。用热水温暖手指，或用 1% 普鲁卡因 2 mL 封闭指根，往往能再现 SpO_2。

四、呼气末二氧化碳（ETCO$_2$）监测

（一）原理和测定方法

二氧化碳的弥散能力很强，动脉血与肺泡气中的二氧化碳分压几乎完全平衡。所以肺泡的二氧化碳分压（PACO$_2$）可以代表动脉血 CO$_2$ 分压（PaCO$_2$）。呼气时最后呼出的气体（呼气末气体）应为肺泡气体。因此，PaCO$_2$ ≈ PACO$_2$ ≈ PETCO$_2$。故 PETCO$_2$ 应能反映 PaCO$_2$ 的变化。从监测 PETCO$_2$ 间接了解 PaCO$_2$ 的变化，具有无创、简便、反应快等优点。现今临床上最常用的方法是用红外线 CO$_2$ 监测仪，可以连续监测呼吸周期中 CO$_2$ 的浓度，由数字和波形显示（图 1-4）。目前常用的呼气末 ETCO$_2$ 监测方法包括主流式和旁流式红外线 CO$_2$ 监测仪分析 CO$_2$ 浓度。

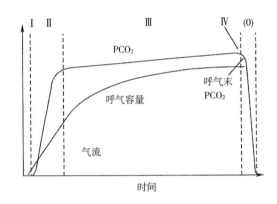

图 1-4　呼气末 CO$_2$ 波形分析

注　波形分为四相。Ⅰ相：气体由大气道呼出；Ⅱ相：气道气体向肺泡气体转变；Ⅲ相（肺泡平台期）：通常较平坦，若 VA/Q 比例失调，则表现为上斜型曲线；Ⅳ相（0 相）：曲线下降支，吸气相。

（二）波形分析

测定呼出气体中的 CO$_2$ 值并进行波形分析，是确定气管导管位置最可靠的监测，也可用于评估呼吸及诊断多种呼吸病理情况。

患者肺功能正常时，由于存在少量肺泡无效腔，PETCO$_2$ 通常较 PaCO$_2$ 低 1 ~ 5 mmHg。凡是增加肺泡无效腔的因素都能增加 PETCO$_2$ 和 PaCO$_2$ 的差值，并增加Ⅲ相的斜率。

在波形不变的情况下，PETCO$_2$ 逐渐升高可能与每分钟通气量不足、二氧化碳产量增加或腹腔镜手术时气腹所致 CO$_2$ 吸收有关；如同时伴有基线抬高，提示有二氧化碳重复吸入，见于麻醉呼吸回路中活瓣失灵、CO$_2$ 吸收剂耗竭。PETCO$_2$ 过低主要是肺通气过度或输入肺泡的 CO$_2$ 减少。PETCO$_2$ 突然降至零或极低水平，多提示有技术故障，如取样管扭曲、气管导管或呼吸回路脱落、呼吸机或 CO$_2$ 分析仪故障等；PETCO$_2$ 突然降低但不到零，且气道压力同时降低，多见于呼吸管道漏气，若气道压力升高，多考虑呼吸管道梗阻；PETCO$_2$ 在短期内（1 ~ 2 min）逐渐降低，提示有肺循环或肺通气的突然变化，如心搏骤停、肺栓塞、严重低血压和严重过度通气等；PETCO$_2$ 逐渐降低，曲线形态正常，多见于过度通气、体温降低、全身或肺灌注降低。

（三）临床意义

1. 反映 $PaCO_2$

儿童、青年、妊娠妇女、无明显心肺疾病患者以及先天性心脏病儿童，伴有左向右分流者，$Pa\text{-}ETCO_2$ 值很小，为 $1 \sim 5$ mmHg，$PETCO_2$ 可反映 $PaCO_2$。

2. 监测机械通气时的通气量

可根据 $PETCO_2$，调节呼吸机和麻醉机的呼吸参数。一般维持于 35 mmHg 左右。患者自主呼吸恢复后，若能维持 $PETCO_2$ 于正常范围，即可停止辅助呼吸。用半紧闭装置时，可根据 $PETCO_2$ 调节氧流量，避免 $PaCO_2$ 升高。

（曲毕申）

第二节　心电图监测

心电图（ECG）监测可监测麻醉期间可能出现的各种心律失常和心肌缺血，以便及时有效地采取处理措施，防止严重事件的发生。

麻醉期间常用的导联有标准 II 导联和胸导联 V_5。标准 II 导联因为易见 P 波，便于发现心律失常，也可发现下壁缺血。V_5 导联用来监测心肌缺血，因为大部分左室心肌多在 V_5 导联下。五导联系统用于监测术中发生心肌缺血风险较大的患者，同时监测 II 导联和 V_5 导联，这种组合发现术中心肌缺血的敏感度可达 $80\% \sim 96\%$，而单独进行 V_5 导联监测只有 $75\% \sim 80\%$，单独进行 II 导联监测只有 $18\% \sim 33\%$。

在胸前区不能放置电极时，可用改良心前区导联（CM 导联），CM 导联为双极导联，如用 3 只电极的标准肢导连线，可将正极分别移至 V 导联，负极放在胸骨上缘或锁骨附近，第 3 个电极为无关电极，置于正极对侧躯干或臀部的侧面。I、II、III 导联的正负极和无关电极见表 1-1。

表 1-1　电极肢导联和改良心前区导联的安置方法及监测范围

改良导联	右臂电极	左臂电极	左腿电极	选择导联	监测范围
I	右臂（负极）	左臂（正极）	接地（无关电极）	I	左心室侧壁缺血
II	右臂（负极）	接地（无关电极）	左腿（正极）	II	心律失常；左心室下壁缺血
III	接地（无关电极）	左臂（负极）	左腿（正极）	III	左心室下壁缺血
CM_5	胸骨柄	V_5 位置	接地	I	左心室前壁缺血
CS_5	右锁骨下	V_5 位置	接地	I	左心室前壁缺血
CB_5	右肩胛	V_5 位置	接地	I	左心室前壁和侧壁缺血；心律失常
CC_5	右腋前线	V_5 位置	接地	I	心肌缺血

实际应用时，如按下 I 导联键钮，可把左上肢电极（LF）放在 V_5 处，右上肢电极（RA）移至胸骨上缘或右锁骨附近，即为 CM 导联。其他 CM 导联可根据同样方法，变动电极位置。CM 导联在手术中不影响胸腹手术切口消毒，具有许多优点。CM 常用于识别心律失常，如 CM_5、CM_6，是监测左心室壁心肌缺血的最好导联。

一、正常心电图

正常心电图包括 P 波、P-R 间期、QRS 波群、ST 段、T 波、Q-T 间期和 U 波等。

1. P 波

为心房除极波，时间一般 <0.11 s。

2. P-R 间期

从 P 波的起点到 QRS 波群起点，代表心房开始除极到心室开始除极的时间，成年人的 P-R 间期为 0.12~0.20 s，其长短与心率有关，心率快则 P-R 间期相应缩短。在老年人及心动过缓的情况下，P-R 间期可略延长，但不超过 0.22 s。

3. QRS 波群

心室完全除极的过程，时间为 0.06~0.1 s。

4. ST 段

自 QRS 波群终点至 T 波起点。正常 ST 段为等电位线，可有轻度向上或向下偏移，但一般下移不超过 0.05 mV，抬高在 V_1、V_2 不超过 0.3 mV，V_6 不超过 0.5 mV，其他导联不超过 0.1 mV。

5. T 波

心室复极波，通常在 ST 段后出现的钝圆且占时较长的波。

6. Q-T 间期

心室除极和复极过程所需时间，正常为 0.32~0.44 s。

7. U 波

T 波之后 0.02~0.045 s 出现的振幅很小的波，与 T 波方向一致。

二、注意事项

1. 使用 ECG 监测仪前要详细阅读说明书，熟悉操作方法

应先插上电源，开机预热，贴好电极，接上电源导线，调整图像对比及明暗，使显示和记录清晰，每次心跳有声音发出，音响可适当调节，然后设置心率（HR）报警上下限。患者在治疗前或进入重症监测治疗病房时，做一次 ECG 记录，供对照和保存。

2. 造成 ECG 伪差的原因

①肌颤可引起细小而不规则的波动，可被误认为房颤。麻醉期间，患者发生局麻药毒性或输液反应时，也可发生肌颤，致使观察和记录困难。但较好的 ECG 监测仪有防止肌颤产生杂波的功能，而能获得清晰的图像。②呃逆或呼吸使横膈运动增加，可造成基线不稳，同时影响 QRS 综合波的高度，尤其是 Ⅲ 和 aVF 导联较明显。呼吸还可使纵隔移位、静脉回流减少、心室末容量增多、QRS 综合波振幅高。失血可导致 QRS 综合波振幅减低。③电极与皮肤接触不好及导线连接松动或断裂，可使基线不稳，大幅度漂移或产生杂波。应将电极涂上电极膏，与皮肤必须紧密接触，接牢导线的接头，尽可能避免大幅度呼吸运动。④电灼器干扰，此种干扰是射频 800~2 000 Hz、交流电频率 60 Hz 及低频电流 0.1~10 Hz 的综合影响，使 ECG 波形紊乱，无法辨认，心率也不能计数。其他电器设备，如电风扇、照明灯、X 线机及电动手术床等，也可能干扰 ECG 监测。

3. 消除伪差和防止干扰的措施

①使用一次性电极，加用电极膏，皮肤用乙醇擦拭干净，减少皮肤电阻，干燥后电极紧贴皮肤，使用质量较好的氯化银电极。②接紧各种接头，使电流传导良好。③暂时拔除各种电器插头。④接好 ECG 监测仪的地线。

三、临床意义

（一）术前 ECG 检查意义

（1）可诊断心律失常，如心动过速或心动过缓、室性和室上性心律等。

（2）对缺血性心脏病，如心肌缺血或心肌梗死有重要价值。

（3）可判断心脏扩大，如高血压常伴有左心室肥大，左心室扩大提示二尖瓣狭窄。

（4）诊断心脏传导阻滞，如窦房或房室传导阻滞，决定是否要安置起搏器。

（5）对诊断电解质紊乱和某些药物影响有一定意义，如低钾血症和洋地黄的影响。

（6）有助于心包疾病的诊断，如心包炎和心包积液等。

（二）围手术期及 ICU 心电图监测意义

（1）持续显示心电活动，及时发现心率变化。

（2）持续追踪心律，及时诊断心律失常。

（3）持续观察 ST 段、U 波等变化，及时发现心肌损害与缺血以及电解质紊乱等变化。

（4）监测药物对心脏的影响，作为决定用药剂量的参考和依据。

（5）评估心脏起搏器的功能和药物治疗的效果等。

四、常见心律失常 ECG 表现

（一）窦性心动过缓

心率＜60 次/分，心律规则，Ⅰ、Ⅱ、aVF 导联 P 波直立。一般不需要处理，心率缓慢进行性加重或患者合并甲状腺功能低下、心肌梗死或心肌缺血，血流动力学不稳定。

（二）窦性心动过速

心率＞100 次/分，心律规则，Ⅰ、Ⅱ、aVF 导联 P 波直立。一般不做处理，如增加心肌氧耗有导致心肌缺血、心肌梗死或严重心律失常的危险。

（三）房性心动过速

起源于窦房结以外部位，频率＞100 次/分，节律规整的为房性心律失常。心电图上有 P 波，心房率 150～220 次/分，QRS 波规律出现，波宽正常。房室结对快速的心房率可能下传也可能阻滞，因此 P 波数与 QRS 波数不一致，形成房性心动过速伴房室传导阻滞。引发原因包括洋地黄中毒、心肌病、心肌缺血或病态窦房结综合征。

（四）心房扑动

心房活动呈规律的锯齿状扑动波，频率 220～350 次/分。

（五）心房颤动

P 波消失，代之以形态、振幅、间期完全不等的 f 波，频率 350～500 次/分；心室率为 60～180 次/分，不超过 200 次/分，节律绝对不规则；如无室内差异性传导，QRS 波形态正常。麻醉期间，对房颤的管理应以控制心室率为主。

（六）室性心动过速

连续出现的室性期前收缩，QRS 宽大畸形。若心室率过快，影响心室充盈，可导致心排血量降低，血压降低，是室颤及心搏骤停的先兆。

（七）室颤

QRS-T 消失，代之以方向、形态、振幅大小无规则的波形，无等电位线，心率 250 ~ 500 次/分。须立即除颤行心肺复苏。

（八）房室传导阻滞

按阻滞程度分为：①一度房室传导阻滞，心律规则，每个 P 波后均有正常波形的 QRS 波，P-R 间期 >0.2 s；②二度 I 型房室传导阻滞，心房率规则，QRS 波型正常，P-R 间期进行性延长终致脱落；③二度 II 型房室传导阻滞，多存在器质性损害，心电图上可表现为比例规律或不规律的窦房传导阻滞，或多于一个的连续脱落，脱落前的 P-R 间期保持固定，可不延长或略延长；④三度房室传导阻滞，又称完全性房室传导阻滞，指全部的心房激动都不能传导至心室，其特征为心房与心室的活动各自独立、互不相干，且心房率快于心室率。严重的二度 II 型和三度房室传导阻滞可使心室率显著减慢。当伴有明显症状，如晕厥、意识丧失、阿—斯综合征发作时，需要植入起搏器治疗，以免发生长时间心脏停搏，导致生命危险。

（薄丰山）

第三节　循环功能监测

一、心率和脉搏监测

心率监测是简单和创伤性最小的心脏功能监测方法。心电图是最常用的方法。心电图对心率的测定依赖于对 R 波的正确检测和 R-R 间期的测定。手术中应用电刀或其他可产生电噪声的设备可干扰 ECG 波形，影响心率的测定。起搏心律可影响 ECG 测定，当起搏尖波信号高时，监护仪可能错误地将其识别为 R 波用于心率计算。高的 T 波也可产生同样的干扰。

脉率的监测与心率相比，主要的区别在于电去极化和心脏收缩能否产生可触摸的动脉搏动。房颤患者由于 R-R 间期缩短影响心室充盈，搏出量降低，导致感觉不到动脉搏动，发生心率与脉率不等。电机械分离或无脉搏的心脏活动见于心脏压塞、极度低血容量等，虽然有心脏搏动，但无法摸到外周动脉搏动。麻醉过程中脉率监测最常使用脉搏血氧饱和度监测仪。

二、动脉血压

动脉血压可反映心脏收缩力、周围血管阻力和血容量的变化，是麻醉期间重要的基础监测项目。测量方法分无创性和有创性动脉血压测量。

（一）无创性动脉血压测量（间接测压）

目前麻醉期间广泛使用自动化间断无创血压测量。麻醉期间测量间隔时间一般至少每 5 min 1 次，并根据病情调整。测量时须选择合适的袖套宽度（一般为上臂周经的 1/2，小儿袖套宽度须覆盖上臂长度的 2/3）。袖套过大可引起测量血压偏低，反之测量血压偏高。一般来讲，低血压（通常收缩压 <80 mmHg）反映麻醉过深、有效血容量不足或心功能受

损等；高血压（通常收缩压 > 180 mmHg）反映麻醉过浅、容量超负荷或高血压等。低温、外周血管强烈收缩、血容量不足以及低血压时会影响测量结果。

（二）有创动脉压测量（直接测压）

1. 适应证

适用于各类危重患者、心脏大血管手术及颅内手术患者、需反复测动脉血气的患者、严重低血压休克患者以及应用血管活性药物需连续测量血压的患者。

2. 穿刺置管途径

最常用的动脉穿刺部位为左侧桡动脉。以往桡动脉穿刺置管前须进行 Allen 试验，以了解尺动脉侧支循环情况。现在临床上很少用 Allen 试验，因为 Allen 试验在预测桡动脉置管后缺血并发症方面的价值受到质疑，通过荧光素染料注射法或体积描记图测定发现，Allen 试验结果与远端血流没有直接关系。如怀疑手部血流较差，可用超声多普勒测定尺动脉血流速度。此外，腋动脉、肱动脉、尺动脉、股动脉、足背动脉和颞浅动脉均可直接穿刺置管测压。

3. 置管技术

一般选择经皮动脉穿刺置管，特殊情况下也可直视穿刺置管。经皮穿刺置管常选用左侧桡动脉，成人用 20G 外套管针，患者左上肢外展，腕部垫高使腕背伸，消毒铺巾。穿刺者左手摸清动脉波动位置，右手持针，针体与皮肤呈 30° ~ 45° 角，针尖抵达动脉可见针芯内有鲜红血液，将套管针放平减小其与皮肤夹角后，继续进针约 2 mm，使外套管也进入动脉，此时一手固定针芯，另一手捻转推进外套管，在无阻力的情况下可将外套管置入动脉腔内。然后拔出针芯，外套管连接压力监测装置，多为压力换能器，进行动脉压力及波形监测分析。小儿、肥胖或穿刺困难者用超声引导穿刺置管。

4. 注意事项

①有创直接血压测压较无创测压高 5 ~ 20 mmHg。②必须预先定标零点：将换能器接通大气，使压力基线定位于零点。③压力换能器应平齐于第 4 肋间腋中线心脏水平，低或高均可造成压力误差。④压力换能器和放大器的频率应为 0 ~ 100 Hz，测压系统的谐频率和阻尼系数为 0.5 ~ 0.7。阻尼过高可增加收缩压读数，同时使舒张压读数降低，而平均动脉压变化较小，仪器需定时检修和校对，确保测压准确性和可靠性。⑤测压径路需保持通畅，不能有任何气泡或凝血块，经常用肝素盐水冲洗，冲洗时压力曲线应为垂直上下，提示径路畅通。⑥测压装置的延长管不宜长于 100 cm，直径应大于 0.3 cm，质地需较硬，以防压力衰减，同时应固定好换能器和管道。⑦注意观察，一旦发现血栓形成和远端肢体缺血，必须立即拔除测压导管。

5. 临床意义

动脉血压反映心脏后负荷、心肌氧耗、做功及脏器和周围组织血流灌注，是判断循环功能的重要指标。组织灌注除了取决于血压外，还与周围血管阻力有关。若周围血管收缩，阻力增高，虽血压不低，但组织血流灌注仍然不足。不宜单纯追求较高血压。

（1）正常值：随年龄、性别、精神状态、活动情况和体位姿势而变化。各年龄组的血压正常值见表 1-2。

表 1-2　各年龄组的血压正常值

年龄（岁）	血压（mmHg）	
	收缩压（SBP）	舒张压（DBP）
新生儿	70～80	40～50
<10	110	60～80
10～60	140	70～80
>60	150	80～90

注　小儿 SBP = 80 +（年龄×2），DBP 为 SBP 的 1/3～1/2；<1 岁 SBP = 68 +（月龄×2）（公式按 mmHg 计）。

（2）动脉血压组成成分：①收缩压（SBP），代表心肌收缩力和心排血量，主要特性是克服脏器临界关闭血压，以维持脏器血流供应。SBP <90 mmHg 为低血压；<70 mmHg 脏器血流减少；<50 mmHg 窦房结灌注减少，易发生心搏骤停。②舒张压（DBP），与冠状动脉血流有关，冠状动脉灌注压（CPP）= DBP – PCWP。③脉压，脉压 = SBP – DBP，正常值为 30～40 mmHg，代表每搏量和血容量。④平均动脉压（MAP），是心动周期的平均血压，MAP = DBP + 1/3（SBP – DBP）。

（3）有创血压监测的价值：①提供正确、可靠和连续的动脉血压数据；②可进行动脉压波形分析，粗略估计循环状态；③便于抽取动脉血进行血气分析。

6. 创伤性测压的并发症

（1）血栓形成与动脉栓塞：血栓形成率为 20%～50%，手部缺血坏死率 <1%。其原因有：置管时间过长；导管过粗或质量差；穿刺技术不熟练或血肿形成；重症休克和低心排血量综合征；动脉栓塞发生率桡动脉为 17%，颞动脉和足背动脉发生率较低。防治方法：用超声测定尺动脉血流；注意无菌操作；减少动脉损伤；经常用肝素稀释液冲洗；多发动脉病变患者，术前应关注病变血管的位置，选择无血管病变的肢体进行动脉压监测，包括无创和有创；避免选择病变侧血管进行动脉压测量，因其可影响血压监测的准确性；发现末梢循环欠佳时，应停止测压并拔除动脉导管，必要时可急诊手术取出血块等。现采用一次性压力换能器，带有动脉管路持续冲洗功能，安全性已大大提高。

（2）动脉空气栓塞：严防动脉空气栓塞，换能器和管道必须充满肝素盐水，排尽空气，应选用袋装盐水，外围用气袋加压冲洗装置。

（3）渗血、出血和血肿。

（4）局部或全身感染：严格无菌技术，置管时间最长 1 周，如需继续，应更换测压部位。

近年来，动脉压的变异在动态反映容量反应性方面的意义逐渐得到越来越多的认识。收缩压变异性（SPV）和脉压变异性（PPV）以及其他相关测定可预测机械通气患者的心脏前负荷及患者对容量治疗的反应性。SPV 及 PPV 作为动态反映指标更有临床参考价值。目前此类方法仅在机械通气患者中得到证实，在临床应用方面还缺少确切的阈值和统一的技术标准。

三、中心静脉压

中心静脉压（CVP）指胸腔内上腔和下腔静脉即将进入右心房的位置测得的右心房内的

压力,主要反映右心室前负荷,其高低与血容量、静脉张力和右心功能有关,需采取中心静脉穿刺置管的方法进行测量。

(一)适应证和禁忌证

1. 适应证

严重创伤、休克及急性循环衰竭的危重患者;需长期输液、全胃肠外营养治疗或需接受大量快速输血补液的患者;心血管代偿功能不全的患者行危险性较大的手术或预期术中有血流动力学显著变化的患者;经导管安置临时起搏器。

2. 禁忌证

穿刺部位感染;上腔静脉综合征,不能行上肢静脉或颈内静脉穿刺置管;近期安装过起搏器的患者慎用;凝血功能障碍患者为相对禁忌证。

(二)穿刺置管方法

中心静脉导管插入到上、下腔静脉与右房交界处,常用的方法是采用经皮穿刺技术,将特制的导管通过颈内静脉、锁骨下静脉或股静脉插入至上述部位。

1. 颈内静脉穿刺置管

右颈内静脉是最常选用的穿刺部位,因右颈内静脉与右头臂静脉的角度较平直,导管易于进入,到右心房入口最近。左颈内静脉后方有胸导管,易损伤,因此一般不作首选。

(1)穿刺方法:颈内静脉从颅底颈静脉孔内穿出,颈内静脉、颈动脉与迷走神经包裹在颈动脉鞘内,颈内静脉位于颈内动脉后侧,然后在颈内动脉与颈总动脉的后外侧下行。当进入颈动脉三角时,颈内静脉位于颈总动脉的外侧稍偏前方,胸锁乳突肌锁骨头下方位于稍内侧。右颈内静脉穿刺径路分前侧、中间和后侧,而以中间径路为首选,即在颈动脉三角顶点穿刺进针,必要时让患者抬头,使三角显露清楚,于胸锁乳突肌锁骨头内侧缘,向同侧乳头方向穿刺。通常先用细针试探颈内静脉,待定位无误,再改用 14 ~ 18G 针,当回抽确认为静脉血后,置入导引钢丝,再将专用静脉导管沿钢丝插入颈内静脉,并将静脉内导管与测压装置连接,进行中心静脉压(CVP)监测。

(2)优点:技术熟练穿刺易成功,在重危患者中,可通过静脉快速输血、补液和给药,导管位于中心循环,药物起效快,并可测量 CVP;并发症少,较安全,出现血肿可以进行局部压迫,穿破胸膜机会少;一侧失败可经对侧再穿刺;可经导管鞘插入漂浮导管。

(3)缺点:颈内静脉插管后颈部活动受限,固定不方便。

(4)注意事项:①操作前需签署知情同意书;②判断导管插入上、下腔静脉或右心房,绝非误入动脉或软组织内;③将换能器或玻璃管零点置于第 4 肋间腋中线水平(右心房水平);④确保静脉内导管和测压管道系统内畅通,无凝血、空气,管道无扭曲等;⑤严格遵守无菌操作;⑥操作完成后常规听诊双侧呼吸音,怀疑气胸者及 ICU 患者需拍摄胸部 X 线片;⑦穿刺困难时,可能有解剖变异,应用超声引导,以提高穿刺成功率和减少并发症。

2. 锁骨下静脉穿刺置管

锁骨下静脉是中心静脉穿刺的重要部位。尤其适用于紧急容量治疗、需要长期经静脉治疗或透析,而不是短时间内监测。

(1)穿刺方法:锁骨下静脉是腋静脉的延续,起于第 1 肋骨外侧缘,于前斜角肌的前方,在锁骨下内 1/3 及第 1 肋骨上行走,在前斜角肌内缘与胸锁关节后方,与颈内静脉汇合，右侧形成右头臂静脉，左侧形成左头臂静脉。穿刺置管操作时患者轻度头低位，双臂内收，头稍偏向对侧。在两肩胛骨之间放置一个小卷，以完全显露锁骨下区域。常规消毒铺巾，穿刺点用1%利多卡因行局部麻醉。在锁骨中、内1/3段交界处下方1 cm处定点，右手持针，保持注射器和穿刺针与额面平行，左手示指放在胸骨上切迹处定向，穿刺针指向内侧稍上方，紧贴在锁骨后，对准胸骨上切迹进针，进针深度一般为3~5 cm。如果第一次没有探到，将针退出，调整针方向，略偏向头侧，使针紧贴锁骨背侧面继续穿刺，避免增加穿刺针向下的成角。穿刺针进入静脉后，即可抽到回血，旋转针头，斜面朝向尾侧，以便导管顺利转弯，通过头臂静脉进入上腔静脉。其他操作步骤与颈内静脉穿刺插管相同。

（2）优点：相对于颈内静脉和股静脉，其感染率较低；头颈部活动受限的患者容易操作，增加舒适度，特别适用于需要长期留置导管者。

（3）缺点：并发症较多，易穿破胸膜，易发生出血和血肿，不易压迫止血。

3. 股静脉

股静脉是下肢最大静脉，位于腹股沟韧带下股动脉内侧，外侧为股神经。在无法行颈静脉和锁骨下静脉穿刺的情况下，如烧伤、外伤或者手术区域位于头颈部、上胸部等，可行股静脉穿刺。

（1）穿刺方法：穿刺置管时选择穿刺点在腹股沟韧带下方2~3 cm、股动脉搏动的内侧1 cm，穿刺针与皮肤呈45°角，如臀部垫高，则穿刺针与皮肤呈30°角。也可选择低位股静脉穿刺，穿刺点在腹股沟韧带下10 cm左右，针尖对向股动脉搏动内侧穿刺，便于消毒隔离和固定，注药、护理方便，值得推荐使用。股静脉置管既可在心电监护或荧光镜引导下将长的导管（40~70 cm）置入下腔静脉接近心房的位置，也可以将一根较短的导管（15~20 cm）置入到髂总静脉。

（2）优点：即使是股动脉搏动微弱或摸不到的情况下也易穿刺成功，迅速建立输液通道。股静脉穿刺可以避免很多中心静脉穿刺常见的并发症，特别是气胸，但是会有股动脉损伤甚至更罕见的股神经损伤的风险。

（3）缺点：易发生感染，下肢静脉血栓形成的发生率也高，不宜用于长时间置管或高营养治疗。还可能有血管损伤，从而引起腹腔内或腹膜后血肿。另外，股静脉置管会影响患者恢复期下床活动。

（三）中心静脉压的监测

用一直径0.8~1.0 cm的玻璃管和刻有cmH_2O的标尺一起固定在盐水架上，接上三通开关，连接管内充满液体，排空气泡，一端与输液器相连，另一端接中心静脉穿刺导管，标尺零点对准腋中线右心房水平，阻断输液器一端，即可测得CVP。这种测量CVP装置可自行制作，操作简易，结果准确可靠。有条件的单位也可用心血管系统监护仪，通过换能器、放大器和显示仪，显示和记录数据、波形。

CVP部分反映血容量与静脉系统容积的相称性，还可反映右心室的功能性容积。因此，临床上监测CVP用于评估血容量和右心功能。清醒患者自主呼吸时，CVP的正常值在1~7 mmHg，临床上应动态观察CVP的变化，同时结合动脉血压综合判断。CVP降低表示心肌收缩力增强，回心血量降低或血容量降低。如CVP降低同时血压升高，血管阻力不变，考虑是心肌收缩力增强；血压降低，则考虑血容量不足或回心血量减少。CVP升高表示心肌收缩力降低、回心血量增加或血容量增加。

（四）中心静脉穿刺置管注意事项

（1）判断导管插入上、下腔静脉或右房，绝非误入动脉或软组织内。

（2）导管尖端须位于右心房或近右心房的上、下腔静脉，确保静脉内导管和测压管道系统内畅通，无凝血、空气，管道无扭曲等。若导管扭曲或进入异位血管，则测压不准。

（3）因 CVP 仅为数厘米水柱，零点发生偏差将显著影响测定值的准确性，测压标准零点应位于右心房中部水平线，仰卧位时基本相当于第 4 肋间腋中线水平，侧卧位时位于胸骨右缘第 4 肋间水平。

（4）严格遵守无菌操作。

（5）操作完成后常规听诊双侧呼吸音，怀疑气胸者及 ICU 患者拍摄胸片。

（6）穿刺困难时，可能有解剖变异，应使用超声引导，可提高穿刺成功率和减少并发症。

（五）临床意义

1. 正常值

CVP 的正常值为 5 ~ 12 cmH$_2$O，CVP < 5 cmH$_2$O 提示心腔充盈欠佳或血容量不足，CVP > 15 cmH$_2$O 提示右心功能不全或容量超负荷。临床上应动态地观察 CVP 的变化，同时结合动脉血压等综合判断。CVP 不能反映左心功能，左心房压（LAP）和 CVP 的相关性较差。

2. 影响 CVP 的因素

（1）病理因素：CVP 升高见于右心衰竭、心房颤动、肺梗死、支气管痉挛、输血或补液过量、纵隔压迫、张力性气胸及血胸、慢性肺部疾患、心脏压塞、缩窄性心包炎、腹内压增高等。CVP 降低的原因有低血容量及周围血管扩张，如神经性和过敏性休克等。

（2）神经体液因素：交感神经兴奋，儿茶酚胺、抗利尿激素、肾素和醛固酮等分泌增加，血管张力增加，使 CVP 升高。相反，扩血管活性物质可使血管张力减小，血容量相对不足，CVP 降低。

（3）药物因素：快速输液及应用去甲肾上腺素等血管收缩药可使 CVP 明显升高；用扩血管药或心功能不全患者用强心药后，CVP 下降。

（4）其他因素：缺氧和肺血管收缩、患者挣扎和骚动、气管插管和切开、正压通气时胸膜腔内压增加、腹腔手术和压迫等均使 CVP 升高，麻醉过深或椎管内麻醉时血管扩张，则 CVP 降低。

3. CVP 与动脉血压相关变化的意义

表 1-3 显示了动脉血压与 CVP 相关变化的意义。通过其相关变化能反映循环改变，有助于指导临床治疗。

表 1-3 中心静脉压与动脉血压相关变化的意义

中心静脉压	动脉压	原因	处理
低	低	血容量不足	补充血容量
低	正常	心功能良好，血容量轻度不足	适当补充血容量

中心静脉压	动脉压	原因	处理
高	低	心功能差，心排血量减少	强心、供氧、利尿、纠正酸中毒，适当控制补液或谨慎选用血管扩张药
高	正常	容量血管过度收缩，肺循环阻力增高	控制补液，用血管扩张药扩张容量血管及肺血管
正常	低	心脏排血功能减低，容量血管过度收缩，血容量不足或已足	强心，补液试验，血容量不足时适当补液

（六）中心静脉置管的并发症

中心静脉置管的并发症包括机械性损伤、血栓形成和感染等。

1. 机械并发症

主要包括血管损伤、心律失常、血气胸、神经损伤、心脏穿孔等，其中最常见的是意外穿刺动脉。

（1）意外穿刺动脉：颈内静脉穿刺时，穿刺点和进针方向偏内侧时易穿破颈动脉，进针太深可能穿破颈横动脉、椎动脉或锁骨下动脉，在颈部可形成血肿，凝血机制不好或肝素化后的患者更易发生，如两侧穿刺形成血肿可压迫气管，造成呼吸困难，故应尽量避免穿破颈动脉等。穿刺时可摸到颈动脉，并向内推开，穿刺针在其外侧进针，并不应太深，一旦发生血肿，应进行局部压迫，不要急于再穿刺。锁骨下动脉穿破可形成纵隔血肿、血胸或心脏压塞等，所以需按解剖关系准确定位，穿刺针与额状面的角度不可太大，避免损伤动脉。

（2）心律失常：为常见并发症，主要原因为钢丝或导管刺激引起。应避免钢丝或导管插入过深，并防止体位变化所致导管移动，操作过程应持续监测 ECG，发生心律失常时可将导管退出 1~2 cm。

（3）血气胸：主要发生在锁骨下静脉穿刺时，国外文献报道气胸发生率为 1% 左右，国内也有报道。因胸膜圆顶突起超过第 1 肋水平以上 1 cm，该处与锁骨下静脉及颈内静脉交界处相距仅 5 mm，穿刺过深或穿刺针与皮肤角太大时较易损伤胸膜。所以操作时要倍加小心，有怀疑时听诊两侧呼吸音，早期发现，并及时应用胸腔引流和输血、补液等措施，以免生命危险。为了减少气胸和血胸的发生，应注意以下事项：没有经验者必须在有经验的上级医师的指导下行锁骨下静脉穿刺；慢性阻塞性肺疾病（COPD）、肺大疱或机械通气使用较高 PEEP 的患者穿刺过程中应注意避免进针过深；在穿刺过程中应吸氧，如发生呼吸困难，必须停止操作，并检查原因。

（4）神经和淋巴管损伤：中心静脉穿刺置管也能造成神经损伤，包括臂丛神经、膈神经、颈交感干、喉返神经和迷走神经等。此外，还可能导致慢性疼痛综合征。损伤胸导管可并发乳糜胸。

（5）血管和心脏穿孔：中心静脉置管并发症中最致命的是急性心脏压塞，其原因包括心包内上腔静脉、右心房或右心室穿孔导致心包积血，或静脉补液误入心包内。导管造成心脏穿孔从而引起急性心脏压塞时，起病急骤，发展迅速。因此，放置中心静脉导管的患者出现严重低血压时，应该高度怀疑是否出现心脏压塞。该并发症的临床表现一般出现较迟（穿刺后 1~5 d），这说明与穿刺操作本身相比，中心静脉导管的留置使用与该并发症的发生更有关系。心脏穿孔的原因可能为：导管太硬而插入过深；穿刺导管被针尖切割而损坏，边缘锐利；心脏收缩时，心脏壁与导管摩擦；心脏原有病变，心腔壁薄脆。预防方法：导管顶端位于上腔静脉与右心房交界处，不宜太深；妥善固定导管，尽量不使其移位；导管不可太硬，用硅化聚乙烯导管者未见并发心脏穿孔。

2. 栓塞性并发症

（1）血栓形成和栓塞：与导管相关的血栓并发症发生率与导管置入的位置相关，股静脉明显高于锁骨下静脉。中心静脉导管置入右心房则更易引起血栓，这可能与导管对心内膜的机械刺激有关。血栓形成与长期置管及高营养疗法有关，应注意液体持续滴注和定期用肝素生理盐水冲洗。

（2）气栓：中心静脉在吸气时可能形成负压，穿刺过程中更换输液器、导管或接头脱开时，尤其是头高半卧位时，容易发生气栓。预防方法：穿刺和更换输液器时应取头低位，避免深呼吸和咳嗽，导管接头脱开后应立即接上或暂时堵住，穿刺置管时应尽可能避免中心静脉与空气相通。

3. 感染性并发症

是中心静脉穿刺置管后较晚期最常见的并发症，包括局部感染和血源性感染，后者会明显增加住院费用和病死率。

防止感染的首要条件是严格执行无菌操作。如需长时间放置中心静脉导管，最好选择锁骨下静脉，双腔导管比单腔导管发生感染的风险更大。

导管的材质及表面涂层也影响感染的发生率，肝素涂层的中心静脉导管可以减少与导管相关的血栓和感染的发生。抗微生物药物如氯己定和磺胺嘧啶银或米诺环素和利福平涂层的导管可减少细菌定植率以及血源性感染的发生。中心静脉导管放置时间越短越好，并需每天加强护理，一般 1~2 周应更换导管，如有发热，则必须拔除。

四、肺动脉压及肺动脉楔压监测

经皮穿刺置入肺动脉 Swan-Ganz 漂浮导管，可测量右房压、右室压、肺动脉压及肺动脉楔压，用于评估左心室功能、肺循环状态，估计疾病进程，以及诊断治疗心律失常等。在临床上常应用于心脏病等危重患者或心血管手术患者。

（一）适应证和禁忌证

肺动脉导管的置入可能引起并发症并给患者带来较大危险，因此，应充分衡量肺动脉漂浮导管在诊断和治疗中的益处与其并发症带来的危险之后谨慎应用。

1. 适应证

（1）左心功能不全 ［EF < 40% 或 CI < 2.0L/（min·m^2）］。

（2）心源性休克、低血容量休克、感染性休克或多脏器功能衰竭。

（3）近期心肌梗死或不稳定性心绞痛。

（4）心脏大血管手术估计伴大出血或大量体液丧失。

（5）右心衰竭、肺高压、严重腹腔积液和慢性阻塞性肺疾病。

（6）血流动力学不稳定，需用强心药或 IABP 维持。

（7）主动脉手术需钳闭主动脉者。

2. 禁忌证

对于三尖瓣或肺动脉瓣狭窄、右心房或右心室内肿块、法洛四联症等病例一般不宜使用。严重心律失常、凝血功能障碍、近期放置起搏导管患者常作为相对禁忌证。根据病情需要和设备及技术力量，权衡利弊，决定取舍。

（二）肺动脉导管置入方法

右颈内静脉是置入漂浮导管的最佳途径，导管可直达右心房，从皮肤到右心房的距离最短，操作方法易于掌握，并发症少。当颈内静脉穿刺成功后，将特制的导引钢丝插入，沿钢丝将导管鞘和静脉扩张器插入静脉，然后拔除钢丝和静脉扩张器，经导管鞘将肺动脉导管插入右心房，气囊部分充气后继续推进导管，导管通过三尖瓣进入右心室后，压力突然升高，下降支又迅速回到零点，出现典型的平方根形右室压力波形，舒张压较低。此时，使气囊完全充气，穿过肺动脉瓣进入肺动脉，最后到达嵌入位置。上述每个位置的特征性波形可用于确定导管的位置和正确走向（图1-5）。最佳嵌入位置在左心房水平的肺动脉第一分支，导管已达满意嵌入部位的标准是：①冲洗导管后，呈现典型的肺动脉压力波形；②气囊充气后出现肺动脉楔压（PAWP）波形，放气后又再现肺动脉压（PAP）波形；③PAWP低于或等于肺动脉舒张压。

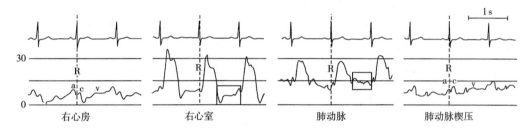

图1-5 肺动脉置管过程中右心房、右心室及肺动脉的压力波形

（三）肺动脉导管监测的临床意义

通过肺动脉导管可监测一系列血流动力学参数，包括PAP、PAWP、混合静脉血氧饱和度（SvO_2）和心排血量（CO）。

1. 肺动脉压

肺动脉压波形与动脉收缩压波形相似，但波幅较小，反映右心室后负荷及肺血管阻力的大小。正常肺动脉收缩压为15～30 mmHg，肺动脉舒张压为5～12 mmHg。肺动脉平均压超过25 mmHg时为肺动脉高压症。肺动脉压降低常见于低血容量，肺动脉压升高多见于COPD、原发性肺动脉高压、心肺复苏后、心内分流等。缺氧、高碳酸血症、急性呼吸窘迫综合征（ARDS）、肺栓塞等可引起肺血管阻力增加而导致肺动脉压升高。左心功能衰竭、输液超负荷可引起肺动脉压升高，但肺血管阻力并不增加。

2. 肺动脉楔压

气囊充气后，阻断肺小动脉内前向血流，导管远端感传的是肺小动脉更远处肺毛细血管和静脉系统的压力，此时测得的肺小动脉远处的压力称为肺动脉楔压，反映左心房和左心室舒张末压。肺动脉楔压正常值为5～12 mmHg，呼气末这个值近似于左房压，和左心室舒张末容积相关，常反映肺循环状态和左心室功能；可鉴别心源性或肺源性肺水肿，判定血管活性药物的治疗效果，诊断低血容量以及判断液体治疗效果等。

3. 心排血量

利用温度稀释法可经肺动脉导管进行心排血量的测定。将 10 mL 凉盐水从导管的中心静脉端快速匀速注入，肺动脉导管开口附近的热敏电阻将检测到温度变化，通过记录温度—时间稀释曲线并分析后可测得心排血量。心排血量正常范围 4 ~ 8 L/min，心指数 2.4 ~ 4.0 L/(min·m²)。心排血量大小受心肌收缩力、心脏的前负荷、后负荷及心率等因素影响。

4. 混合静脉血氧饱和度（SvO₂）

通过肺动脉导管测定肺动脉血中的氧饱和度为 SvO_2，可反映组织氧供给和摄取关系。SvO_2 与心排血量的变化密切相关，吸入空气时 SvO_2 正常值为 75%。在脓毒血症、创伤和长时间手术等情况下，组织摄氧的能力下降，仅根据 SvO_2 很难对病情做出正确判断。

（四）肺动脉置管常见并发症

包括心律失常、气囊破裂、肺栓塞、肺动脉破裂和出血以及导管打结。

五、心排血量监测

心排血量又称心输出量，是反映心脏泵功能的重要指标。可判断心力衰竭和低排综合征，评估患者预后。根据 Startling 曲线，临床上能指导输血、补液和心血管药物治疗。

（一）监测方法

1. 有创心排血量监测方法

（1）Fick 法：Fick 于 1870 年提出由于肺循环与体循环的血流量相等，故测定单位时间内流经肺循环的血量可确定心排血量。当某种物质注入流动液体后的分布等于流速乘以物质近端与远端的浓度差。直接 Fick 法是用耗氧量和动、静脉氧含量差来计算 CO 的，具体公式为：

$$CO = \frac{\dot{V}O_2}{CaO_2 - C\bar{v}O_2}$$

其中 $\dot{V}O_2$ 为耗氧量，$C\bar{v}O_2$ 为混合静脉血氧含量，CaO_2 为动脉血氧含量。直接 Fick 法测定 CO 需要设备测定耗氧量，同时通过肺动脉导管采集混合静脉血测定 $C\bar{v}O_2$，采集动脉血测定 CaO_2。

直接 Fick 法被认为是 CO 监测的金标准。在实际应用中，直接 Fick 法也有一定的误差。如导管尖端的位置不当，或者是存在左向右分流时，肺动脉采血的氧含量不能完全代替实际的混合静脉血氧含量。机体正常情况下有一部分静脉血流绕过肺泡经支气管静脉和心内最小静脉直接流入左心室与体循环（即右向左分流）。这部分血流占 CO 的 20%。故肺循环血量不能完全代替体循环血量。研究表明，采用这种方法测出的 CO，平均误差范围为 2.6% ~ 8.5%。

（2）温度稀释法：利用肺动脉导管，通过注射冷生理盐水导致的温差及传导时间计算 CO 的方法为温度稀释法，是常用的有创心血管功能监测方法。

1）温度稀释法：利用 Swan-Ganz 导管施行温度稀释法测量心排血量，是创伤性心血管功能监测方法，结果准确可靠，操作简便，并发症少。适用于心血管和急诊危重的患者。测量时，将 2 ~ 10 ℃冷生理盐水作为指示剂，经 Swan-Ganz 导管注入右心房，随血流进入肺动脉，由温度探头和导管前端热敏电阻分别测出指示剂在右心房和肺动脉的温差及传导时间，经心排血量计算机描记时间温度曲线的面积，自动计算心排血量，并显示和记录其数字及波形。注射应尽可能快速和均匀，理想速度为 2 mL/s。连续注射和测量 3 次，取平均值。

2）连续温度稀释法：采用物理加温作为指示剂来测定心排血量，可以连续监测心排血量。连续温度稀释法采用与 Swan-Ganz 导管相似的导管（CCOmbo）置于肺动脉内，在心房及心室这一段（10 cm）有一加温系统，可使周围血液温度升高，然后由热敏电阻测定血液温度变化，加热是间断进行的，每 30 s 加热 1 次，故可获得温度—时间曲线来测定心排血量。开机后 3 ~ 5 min 即可报出心排血量，以后每 30 s 报出以前所采集的 3 ~ 6 min 的平均数据，连续性监测。该仪器不需定标，加温系统是反馈自控的，温度恒定，导管加温部位表面温度为 44 ℃，功率为 7.5 W，仅有一薄层血液与之接触，至热敏电阻处血液温度仅高于体温 0.05 ℃（这微小温差在常规热敏电阻是无法测出的）。血液和心内膜长时间暴露在 44 ℃未发现有任何问题。目前导管增加了混合静脉血氧饱和度（SvO_2）测定。

（3）脉搏轮廓分析连续心排血量测定（PiCCO）：采用成熟的温度稀释法测量单次心排血量（CO），并通过分析动脉压力波型曲线下面积与 CO 存在的相关关系，获取连续 CO。PiCCO 技术从中心静脉导管注射室温水或冰水，在大动脉（通常是主动脉）内测量温度—时间变化曲线，因而可测量全心的相关参数；更为重要的是其所测量的全心舒张末期容积（GEDV）、胸腔内血容积（ITBV）能更充分反映心脏前负荷的变化，避免了以往以中心静脉压（CVP）、肺动脉阻塞压（PAOP）等压力代替容积的缺陷。根据温度稀释法可受肺间质液体量（即血管外肺水，EVLW）影响的特点（染料稀释法则无此特点），目前应用单指示剂（热稀释）法还可测量 EVLW，即 EVLW = 胸腔总热容积（ITTV） - ITBV。

PiCCO 技术测量参数包括 AP、SVR、GEDV、ITBV、不间断容量反应（SVV，PPV）、全心射血分数（GEF）、心功能指数（CFI）、EVLW、肺血管通透性指数（PVPI）。PiCCO 技术还有以下优点：①损伤小，只需建立一中心静脉导管和动脉通路，不需要使用右心导管，更适合儿科患者；②各类参数更直观，不需要加以推测解释（如右心导管测量的 PCWP 等）；③可实时测量 CO，使治疗更及时；④导管放置过程简便，不需要行胸部 X 线定位，容易确定血管容积基线，避免了仅凭胸部 X 线片判断是否存在肺水肿引起的争论；⑤使用简便，结果受人为干扰因素少；导管留置可达 10 d，有备用电池便于患者转运。PiCCO 技术禁用于股动脉移植和穿刺部位严重烧伤的患者。对存在心内分流、主动脉瘤、主动脉狭窄者及肺叶切除和体外循环等手术易出现测量偏差。当中心静脉导管置入股静脉时，测量 CO 过高，偏差 75 mL/min，应予以注意。

2. 无创或微创心排血量监测法

（1）生物阻抗法心排血量监测（TEB）：TEB 是利用心动周期中胸部电阻抗的变化来测定左心室收缩时间并通过计算获得心搏量。TEB 操作简单、费用低，并能动态连续观察 CO 的变化趋势。但由于其抗干扰能力差，不能鉴别异常结果是由于患者的病情变化引起，还是由于仪器本身的因素所致，另外计算 CO 时忽略了肺水和外周阻力的变化，因此，在监测危重症和脓毒症患者时与有创监测 CO 相关性较差，在一定程度上限制了其在临床上的广泛使用。心阻抗血流图 Sramek 改良了 Kubicek 公式，应用 8 只电极分别安置在颈根部和剑突水平，根据生物电阻抗原理，测量胸部电阻抗变化，通过微处理机自动计算 CO。

（2）食管超声心动图（TEE）：TEE 监测参数包括：①每搏量（SV） = 舒张末期容量（EDV） - 收缩末期容量（ESV）；②左室周径向心缩短速率（VCF），正常值为每秒 0.92 ±

0.15 周径；③左室射血分数（EF）；④舒张末期面积（EDA），估计心脏前负荷；⑤根据局部心室壁运动异常，包括不协调运动、收缩无力、无收缩、收缩异常及室壁瘤，监测心肌缺血。TEE 监测心肌缺血较 ECG 和肺动脉压敏感，变化出现较早。

（3）动脉脉搏波形法连续心排血量监测：通过外周动脉置管监测患者动脉波形，并根据患者的年龄、性别、身高及体重等信息计算得出每搏量（SV）。通过 SV×心率得出心排血量。以 FloTrac 为例，SV 与动脉压的标准差成正比，血管顺应性和血管阻力对 SV 的影响合成一个变量 χ（搏动性），即 SV =动脉压力标准差（SDAP）×搏动性。动脉压以 100 Hz 的频率来取样，其标准差每 20 s 更新 1 次。χ 通过主动脉顺应性、平均动脉压、压力波形的偏度和峰度及体表面积各参数的多元回归方程推算，不需要定标。血管张力是决定每搏量与动脉压力之间关系的主要决定因素。

动脉脉搏波形分析法测定心排血量中，还可以显示每搏量变异性（SVV），而 SVV 则是通过（SV_{max}-SV_{min}）/SV_{mean}计算；每搏量变异性（SVV）的分析，如机械通气时，有助于对患者进行目标导向的液体治疗。主动脉阻抗的个体差异可能导致心排血量计算不准确。动脉压力波形的假象或变更，如动脉瓣膜疾病、运用主动脉球囊反搏装置或体循环血管阻力大量减小，都可能影响心排血量测定的准确性。

（4）部分 CO_2 重复吸入法心排血量监测：该技术采用的是转换的 Fick 公式：以 CO_2 消耗量为参数，而不是氧摄取量。

$$\dot{Q} = \frac{\dot{V}CO_2}{C\bar{v}CO_2 - CaCO_2}$$

该方法通过计算机控制的气动阀门每 3 min 间歇性关闭 50 s 导致部分呼出气体被重复吸入。将重复吸入引起的 CO_2 生成量和呼气末 CO_2 量（近似于混合静脉血 CO_2 量）的变化代入上述方程，可计算出心排血量。

初期的临床研究表明，该方法与温度稀释法有较好的一致性，但该方法仅限于机械通气且无明显肺内分流的患者，临床应用有较大局限性。

（二）临床意义

（1）诊断心力衰竭和低心排血量综合征，估计病情预后。

（2）绘制心功能曲线，分析 CI 和 PAWP 的关系，指导输血、补液和心血管治疗。

（薄丰山）

第四节　肾功能监测

一、肾小球滤过功能测定

肾小球滤过率（GFR）是指单位时间（min）内从双肾滤过的血浆的毫升数。GFR 无法直接测定，只能通过测定某种标志物的清除率计算得出。内生肌酐清除率（Ccr）是目前临床上最常用的估计 GFR 的方法。正常参考范围：男性为（105±20）mL/min，女性为（95±20）mL/min。根据 Ccr 一般可将肾功能分为 4 期。Ccr 51～80 mL/min 为肾衰竭代偿期，Ccr 50～20 mL/min 为肾衰竭失代偿期，Ccr 19～10 mL/min 为肾衰竭期，Ccr <10 mL/min 为尿毒症期或终末期肾衰竭。

血肌酐是判断肾小球功能的简便而有效的指标。正常参考范围男性 44 ~ 133 μmol/L，女性 70 ~ 106 μmol/L。当肾小球滤过功能减退时，理论上讲，血肌酐的浓度会随内生肌酐清除率下降而上升，但研究显示，当肾功能下降到正常的 1/3 时，血肌酐才略微上升，并且严重肾脏疾病患者约 2/3 的肌酐从肾外排出，因此，在肾脏功能下降的早期和晚期都不能直接应用血肌酐来判断 GFR 的实际水平。

二、肾小管功能测定

肾小管的主要功能是通过重吸收和分泌使原尿变成终尿。

1. 尿比重试验

尿比重是在 4 ℃条件下同体积尿液与纯水重量的比值，反映肾小管的浓缩与稀释功能。正常在 1.015 ~ 1.030。成人夜尿或昼尿中至少 1 次尿比重 >1.018，昼尿最高和最低尿比重差 >0.009。

2. 尿渗透压测定

反映尿中溶质分子和离子的总数，自由状态下尿渗透压波动幅度大，高于血浆渗透压。禁饮后尿渗透压为 600 ~ 1 000 mOsm/（kg·H_2O）。血浆渗透压平均为 300 mOsm/（kg·H_2O）。尿/血浆渗透压比值为（3 ~ 4.5）：1。低渗尿提示远端肾小管浓缩功能下降。

3. 肾小管葡萄糖最大重吸收量试验

最大重吸收量减少，表示近曲小管重吸收葡萄糖能力下降，称为肾性糖尿。

4. 酚磺酞排泄试验

作为反映肾近曲小管的分泌功能的指标之一，健康人 15 min 总排泄量 >25%，2 h 总排泄量为 55% ~ 75%。

5. 肾小管标志性蛋白测定

N-乙酰-β-D-氨基葡萄糖苷酶（NAG）、β_2-微球蛋白等。

三、血中含氮物质浓度的测定

血尿素氮（BUN）是血中非蛋白氮（NPN）的主要成分。蛋白质摄入过多、发热、感染、中毒、组织大量破坏、急性肾功能不全少尿期或慢性肾功能不全晚期，BUN 均增高。

（周　波）

第五节　体温、肌张力和麻醉深度监测

一、体温监测

人体通过体温调节系统，维持产热和散热的动态平衡，使中心体温维持在（37.0 ± 0.4）℃。麻醉手术过程中，患者的体温变化除与其疾病本身相关外，还受到手术室内温度、手术术野和体腔长时间大面积暴露、静脉输血或输注大量低温液体、体腔内冲洗等因素影响。此外，全身麻醉药物可抑制下丘脑体温调节中枢的功能，使机体随环境温度变化调节体温的能力降低，一些麻醉期间常用药物（如阿托品）也可影响机体体温调节导致体温升高。因此，体温监测是麻醉期间监测的重要内容之一，对危重患者、小儿和老年患者尤为重要。

（一）测量部位

麻醉期间常用中心体温监测部位是鼻咽部、鼓膜、食管、直肠、膀胱和肺动脉等，前二者反映大脑温度，后四者反映内脏温度。人体各部位的温度并不一致。直肠温度比口腔温度高 $0.5 \sim 1.0$ ℃，口腔温度比腋窝温度高 $0.5 \sim 1.0$ ℃。体表各部位的皮肤温度差别也很大。当环境温度为 23 ℃时，足部温度为 27 ℃，手为 30 ℃，躯干为 32 ℃，头部为 33 ℃。中心温度比较稳定。由于测量部位不同，体温有较大的变化。长时间手术、危重及特殊患者的体温变化更大。因此，围手术期根据患者需要可选择不同部位连续监测体温。

（二）体温降低和升高

1. 围手术期低温

体温低于 36 ℃称体温过低。当体温在 $34 \sim 36$ ℃时为轻度低温，低于 34 ℃为中度低温。麻醉期间体温下降可分为 3 个时相，第 1 时相发生早且体温下降快，通常发生在全身麻醉诱导后 40 min 内，中心体温下降近 1 ℃。第 2 时相是之后的 $2 \sim 3$ h，约每小时丢失 $0.5 \sim 1.0$ ℃。第 3 时相是患者体温与环境温度达到平衡状态时的相对稳定阶段。

常见围手术期低温的原因如下。

（1）术前体温丢失，手术区皮肤用冷消毒，以及裸露皮肤的面积大、时间长。

（2）室温过低，＜21 ℃时。

（3）麻醉影响：吸入麻醉药和肌肉松弛药。

（4）患者产热不足。

（5）年龄：老年、新生儿和小儿。

（6）术中输冷库血和补晶体液。

（7）术后热量丢失，运送至病房，保暖欠佳。

2. 围手术期体温升高

（1）手术室温度及湿度过高。

（2）手术时无菌巾覆盖过多。

（3）麻醉影响：阿托品抑制汗腺分泌，影响蒸发散热。麻醉浅时，肌肉活动增加，产热增加，二氧化碳潴留，更使体温升高。

（4）患者情况：术前有发热、感染、菌血症、脱水、甲亢、脑外科手术在下视丘附近手术。骨髓腔放置骨水泥可因化学反应引起体温升高。

（5）保温和复温过度。

（6）恶性高热。

在体温监测的指导下，术中应重视对患者体温的调控，具体方法包括：①调节手术室温度在恒定范围；②麻醉机呼吸回路安装气体加温加湿器，减少呼吸热量丢失；③使用输血、输液加温器对进入人体的液体进行加温；④使用暖身设备对暴露于术野之外的头部、胸部、背部或四肢进行保温；⑤麻醉后恢复室使用辐射加热器照射。

二、肌张力监测

全身麻醉期间使用肌肉松弛剂时，传统判断神经肌肉传递功能的方法有观察腹肌的紧张度、抬头试验、握手试验、睁眼试验和吸气负压试验等，但这些方法均缺乏科学的、量化的依据。进行神经肌肉传递功能的监测可为判断神经肌肉传递功能提供客观的参考指标，是麻醉期间监测的重要内容。据我国多中心研究显示，全身麻醉气管拔管时肌松药残余作用（TOF<0.9）发生率为57.8%，因此，肌张力监测十分必要，尤其是老年和肝肾功能不全等患者的麻醉。

（一）目的和适应证

1. 目的

（1）决定气管插管和拔管时机。

（2）维持适当肌松，满足手术要求，保证手术各阶段顺利进行。

（3）指导使用肌松药的方法和追加肌松药的时间。

（4）避免琥珀胆碱用量过多引起的Ⅱ相阻滞。

（5）节约肌松药用量。

（6）决定肌松药逆转的时机及拮抗药的剂量。

（7）预防肌松药的残余作用所引起的术后呼吸功能不全。

2. 适应证

（1）肝、肾功能明显减退，严重心脏疾病，水与电解质紊乱及全身情况较差和极端肥胖患者。

（2）特殊手术需要，如颅内血管手术、眼科或其他精细手术等。

（3）血浆胆碱酯酶异常的患者。

（4）恢复室内患者尚未清醒。术毕呼吸抑制延长可区别原因，如果是肌松药残余作用引起，则应使用拮抗药。

（二）监测方法

1. 神经刺激器

脉冲宽度0.2~0.3 ms，单相正弦波，电池使用时间长。输出电压限制在300~400 V，当皮肤阻抗为0~2.5 Ω时，输出电流25~50 mA，最大电流60~80 mA。使用一次性涂胶氯化银表面电极，直径7~8 mm。安放电极位置十分重要，远端电极放在距近端腕横纹1 cm尺侧屈腕肌桡侧，近端电极置于远端电极近侧2~3 cm处（图1-6）。对腕部尺神经进行超强刺激，产生拇指内收和其余4指屈曲，凭视觉或触觉估计肌松程度。

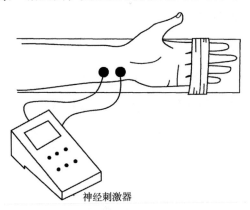

神经刺激器

图1-6 尺神经刺激时表面电极的贴放位置

2. TOF-WATCH

应用加速度仪基本原理，根据牛顿第二定律，即力等于质量和加速度的乘积，公式为：$F = ma$。因质量不变，力的变化与加速度成正比，即加速度可以反映力的变化。测定时应用压电陶瓷薄片制成微型加速度换能器，体积 11mm×26mm×25 mm。用胶布粘贴在拇指端腹侧，同时将其他 4 指和前臂用弹性绷带固定在木板上，将温敏电极置于鱼际处，监测时体温不低于 32 ℃；另用 2 个一次性涂胶氯化银表面电极置于尺神经表面，刺激方法与神经刺激器相同，技术要求恒流 60 mA，阻抗 <5 kΩ，脉冲时间 4.2 ~ 4.3 ms，重复刺激无危险。输入加速度仪进行分析，可选择手控或自动，显示各项参数并有图像、数据、趋向，连续打印。

（三）监测类型

1. 单次颤搐刺激

应用单次超强电刺激，频率 0.1 ~ 1.0 Hz，刺激时间 0.2 ms，一般每隔 10 s 刺激 1 次，以使神经肌肉终板功能恢复至稳定状态。90% 受体被阻滞时才完全消失。但单次颤搐刺激恢复到对照值水平时，仍有可能存在非去极化肌松药的残余作用。单次颤搐刺激可用于监测非去极化和去极化肌松药对神经肌肉功能的阻滞作用，特别适用于强直刺激后计数。

2. 四个成串刺激（TOF）

TOF 又称连续 4 次刺激，频率 2 Hz，每 0.5 s 进行 1 次 4 个超强刺激，波宽 0.2 ~ 0.3 ms，每组刺激是 2 s，两个刺激间相隔 12 s，以免影响 4 次颤搐刺激的幅度。在给肌松药前先测定对照值，4 次反应颤搐幅度相同，即 TOF（T_4/T_1）= 1.0。用非去极化肌松药和琥珀胆碱引起的 II 相阻滞时，出现颤搐幅度降低，第 4 次颤搐反应（T_4）首先发生衰减，第 1 次颤搐反应（T_1）最后发生衰减，根据 TOF（T_4/T_1）比值，判断神经功能阻滞类型和深度。T_4 消失，表明阻滞程度达 75%，T_3 和 T_2 消失，阻滞程度分别达到 80% 和 90%，最后 T_1 消失，表明阻滞程度达到 100%。如 4 次颤搐反应都存在则表明阻滞程度不足 75%。去极化肌松药阻滞时，使 4 次颤搐反应同时降低（图 1-7），不发生顺序衰减，如剂量过大，可发生 II 相阻滞，T_4/T_1 比值 <50% 并有强直后增强现象。TOF 是临床应用最广的刺激方式，可在清醒时取得对照值，即使没有对照值，也可直接读数。

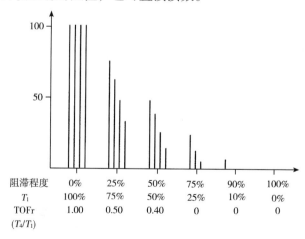

图 1-7 四个成串刺激（TOF）

3. 强直刺激

临床上采用 50 Hz 持续 5 s 的强直刺激。非去极化阻滞及琥珀胆碱引起 II 相阻滞时，强直刺激开始，神经末梢释放大量乙酰胆碱，神经肌肉功能阻滞被部分拮抗，肌肉收缩反应增强，然后，乙酰胆碱释放量下降，肌松作用增强，出现衰减现象。停止强直刺激后，乙酰胆碱的合成量增多，颤搐反应增强，称为强直后增强。但在部分非去极化阻滞时，用强直刺激后，因乙酰胆碱的合成和消除率加快，肌颤搐幅度可增强 1 倍以上，即谓强直后易化现象（PTF），强直刺激通常在 60 s 内消失。因强直刺激能引起刺激部位疼痛，清醒患者难以忍受。

4. 强直刺激后计数（PTC）

当肌松药作用使 TOF 和单次颤搐刺激反应完全消失时，在此无反应期间，先给 1 Hz 单次颤搐刺激 1 min，然后用 50 Hz 强直刺激 5 s，3 s 后用 1 Hz 单次刺激共 16 次，记录强直刺激后单次颤搐刺激反应的次数，称为 PTC，每隔 6 min 进行 1 次。PTC 与 T_1 开始出现时间之间的相关性很好，可以预计神经肌肉收缩功能开始恢复的时间。PTC 的临床意义包括：①判断非去极化肌松药的阻滞深度；②指导非去极化肌松药的连续输注；③了解肌松药作用的恢复时间。

5. 双短强直刺激（DBS）

连续 2 组 0.2 ms 和频率 50 Hz 的强直刺激，每 2 次间相隔 20 ms，两组强直刺激间相隔 750 ms，如每次短阵强直刺激有 3 个脉冲，则称为 $DBS_{3,3}$。应用 DBS 便于临床在没有记录装置时能更敏感地用拇指感觉神经肌肉功能的恢复程度。

（四）临床意义

1. 神经肌肉功能监测时程的术语及意义（图 1-8）

（1）TOFr（TOF ratio）为 T_4/T_1 比值。

（2）显效时间：从注药毕到 T_1 第 1 次发生明显下降（降幅为 5%）的时间。代表从肌松药进入体内到神经肌肉接头开始发生阻滞的时间。

（3）起效时间：从注药毕到 T_1 达到最大抑制程度的时间。代表从肌松弛药进入体内到神经肌肉接头达到最大阻滞程度的时间。

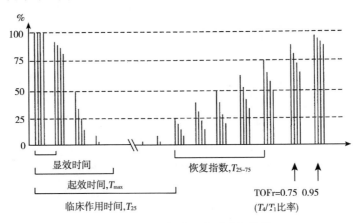

图 1-8 神经肌肉功能监测时程术语

（4）最大阻滞程度：给予肌松药后，T_1 颤搐幅度受到最大抑制的程度，如 $T_1 > 0$，T_1 颤搐幅度需在同一水平稳定出现 3 次以上才能作为最大阻滞程度。如 $T_1 < 0$，则用 PTC 或 PTBC 表示最大阻滞程度。最大阻滞程度代表肌松药对终板的阻滞深度。

（5）临床作用时间：从注药毕到 T_1 恢复到基础值 25% 的时间。代表肌松药临床有效作用时间。

（6）恢复指数（RI）：T_1 从基础值的 25% 恢复到 75% 的时间。如恢复指数采用其他量度，RI 后必须用右下标注明量程，例如：$RI_{5\sim95}$ 代表该恢复指数是 T_1 从基础值的 5% 恢复到 95% 的时间；$RI_{20\sim80}$ 代表该恢复指数是 T_1 从基础值的 20% 恢复到 80% 的时间。

2. 指示肌松程度，颤搐高度

与肌松程度的关系见表 1-4。

表 1-4　颤搐高度与肌松程度的关系

与对照值比较（%）	肌松程度
100	无肌松现象
50	轻度肌松，VT 与 VC 减少
40	轻度肌松，可施行不需充分肌松的手术
25	中度肌松，腹肌松弛，可施行腹部手术
5	横膈无活动，下颌及咽肌松弛，可施行气管插管
0	横膈活动完全消失，呼吸停止

3. 判断肌松消退情况

患者能抬头 5 s 以上、伸舌、睁眼及咳嗽，V_c 及最大通气量已恢复至正常的 90%，常提示肌松消退。非去极化神经肌肉功能阻滞，主要用 TOF 监测，一般从注药到 TOF 完全消失为起效时间，TOF 消失期间为无反应期，T_1 消失为中度阻滞，注药到 T_4 出现为 T_1 高度 25% 恢复，T_1 高度 25%～75% 的时间为恢复率或称恢复指数（RI）。TOF 仅有一次反应为 90%～95% 阻滞，TOF 的 4 次反应都出现，指示神经肌肉功能 60%～95% 恢复（表 1-5）。应把 TOF 恢复标准提高到 0.9，以确保应用肌松药后患者的安全。

表 1-5　TOF 比值恢复与临床征象的关系

TOF 比值（%）	临床征象
25	T_4 出现，肌松作用开始恢复，可以用拮抗药
40	不能抬头和举臂
50	开始睁眼、伸舌
60	能咳嗽、抬头和举臂 3 s，V_c 及用力吸气负压仍低于正常
70～75	能咳嗽、完全睁眼和伸舌、抬头、举臂 5 s
80	V_c、用力吸气负压及呼气流速基本正常，神经肌肉功能恢复正常

（五）肌张力监测的注意事项

（1）适当选用刺激方法。

（2）非去极化肌松药对不同肌群的作用如下。①膈肌：所需非去极化肌松药的剂量比拇内收肌所需的剂量大，非去极化肌松药对膈肌作用的起效时间比拇内收肌短，达到最大阻滞的时间仅为拇内收肌的 1/3，膈肌反应的速度比拇内收肌快得多。②咬肌：咬肌达到最大阻滞比拇内收肌快，这对选择气管内插管的时机有重要意义。③喉部肌群：维库溴铵、米库氯铵和罗库溴铵阻滞声带肌群的起效时间和 T_1 恢复时间都比拇内收肌早且快，但最大阻滞程度却比拇内收肌明显低，提示喉部肌群对非去极化肌松药的敏感性比拇内收肌低。④其他横纹肌：腹直肌达到最大阻滞程度所需时间及恢复速度都比拇内收肌早且快。综上所述，应考虑与其他肌群敏感性差异，以便较好地掌握气管插管时机，调整肌松药剂量及判断肌松恢复程度。

（3）熟悉肌张力监测仪性能：多数情况下应用神经刺激器、目测和拇指感觉判断肌松程度，但需备有能记录神经肌肉功能的分析仪，尤其适用于肝肾疾患和神经肌肉病变以及肌松药持续输注的患者。

（4）电极安放部位必须正确：皮肤表面先用乙醇擦净，并可涂电极胶，减小皮肤阻抗，刺激后可取得良好反应，使结果正确可靠。刺激神经最常选用尺神经。

（5）先测定对照值：在使用肌松药前先测定单次颤搐刺激和 TOF 反应的对照值，以便与恢复期的肌松程度进行比较。

（6）注意其他药物对肌松作用的影响：在监测结果指导下，正确使用肌松药拮抗药。

三、麻醉深度监测

麻醉镇静深度监测的目的是指导全身麻醉诱导和维持时调节麻醉深度以及预防麻醉过深和术中知晓，从而达到理想的麻醉状态。也可用于 ICU 镇静深度监测。目前临床上主要用脑电双频指数（BIS）、Narcotrend 指数和听觉诱发电位（AEP）。

（一）判断麻醉深度的临床体征（表 1-6）

表 1-6　判断麻醉深度的临床体征

监测项目	浅麻醉	深麻醉
呼吸系统		
每分通气量	增加	减少
呼吸频率和节律	快而不规则	慢而规则—抑制
心血管系统		
血压	升高	下降
心率	增快	减慢
眼征		
瞳孔	扩大	复合麻醉时变化不明显
眼球运动	运动增多	运动减少直至固定
流泪	泪液增多，溢出眼眶	减少
皮肤体征	出汗，以颜面和手掌多见	
消化道体征		
吞咽和呕吐	常发生	受抑制
肠鸣音	减弱	进行性抑制
唾液及其他分泌物	减少	进行性抑制
骨骼肌反应	体动	无体动

以上所列各种变化并非绝对，也受肌松药、系统疾病、失血量、升压药和抗胆碱能药等影响，麻醉中应综合分析各种因素，才能正确判断麻醉深浅。

（二）脑电双频指数分析（BIS）

BIS 通过测定脑电图线性成分（频率和功率），分析成分波之间的非线性关系（位相和谐波），把能代表不同镇静水平的各种脑电信号挑选出来，进行标准化和数字化处理，最后转化为一种简单的量化指标。BIS 监测目前在临床应用广泛，BIS 值范围从 0（脑电图的基线）～100（清醒），数值越小，麻醉深度越深。能记忆语言和图画的 BIS 值在 70～75，清晰的记忆明显消失时 BIS 值降低到 70 以下，全麻时相应的 BIS 值是 40～60。低于 40 可能出现暴发性抑制。BIS 与麻醉剂和镇静剂产生的催眠和麻醉程度的变化密切相关。

（三）Narcotrend 指数

Narcotrend 指数是基于定量脑电图模式识别的新指数，将原始的脑电图时间点分为从 A（清醒）～F（渐增的对等电位的爆发抑制）6 个阶段（ABCDEF），重新形成从 0（清醒）～100（等电位）的指数。在屏幕显示波形、ABCDEF 双 0～100，形象化指示麻醉深度，如显示 D 为麻醉深度适当。Narcotrend 指数和预测的异丙酚效应室浓度之间密切相关。Narcotrend 分级和指数能更好地反映药物浓度变化。采用预测概率（PK 值）衡量，Narcotrend 和 BIS 在预测麻醉诱导时从有意识到无意识或者麻醉恢复时从无意识到有意识的效能是相似的。

（四）听觉诱发电位（AEP）

当耳膜受到声音刺激时，听觉系统从末梢神经到中枢这一通道上会诱发出一系列电位变化，用仪器记录这些电位变化的方法称为听觉诱发电位，用计算机技术整理听觉诱发电位（AEP）波形的形态得以数量化，得到听觉诱发电位指数，反映麻醉深度变化。AEPindex 是预测体动的可靠指标，50% 患者发生体动时的 AEPindex 值为 45.5，其值＜33 时发生体动的可能性不到 5%。AEPindex 与 BIS 用于监测麻醉深度的区别是 BIS 只监测镇静催眠药的作用，即只监测镇静深度；而 AEPindex 能提供手术刺激、镇痛、镇静催眠等多方面的信息，能预测体动和术中知晓。

（五）临床意义

1. 镇静程度的评估

对意识水平和脑电镇静深度监测有一定价值，可用来测定药物的镇静和催眠作用，BIS 值越小，镇静程度越大，两者的相关性良好。

（1）咪达唑仑：随着镇静程度的加深，BIS 呈进行性下降，两者相关性良好。

（2）丙泊酚：麻醉时 BIS 值较丙泊酚血浆浓度能更准确地预测患者对切皮刺激的体动反应。BIS 与镇静水平相关程度较丙泊酚血药浓度好。

（3）BIS 不能反映氯胺酮的麻醉深度。

（4）BIS 与吸入麻醉药之间存在线性相关，但 BIS 不能用于评价 N_2O 的镇静效果。

（5）BIS 与芬太尼、阿芬太尼等麻醉性镇痛药的相关性较差。BIS 不能预测芬太尼的镇静和麻醉深度。

2. 判断意识恢复

BIS＜71 时，在 50 s 内意识恢复的可能性不到 5%，没有一个对指令有反应的患者能回忆起这段情节。BIS 上升 > 60 时，意识恢复是同步的，BIS 在 70 左右时，拔除气管导管，血流动力学变化较小。BIS > 80 时，50% 以上的患者能唤醒。BIS > 90 时，几乎所有患者都可唤醒。但丙泊酚麻醉后恢复期的 BIS 值会突然恢复至基础水平，预计性较差。

3. 促进新型手术的开展，提高心肺脑复苏患者的救治成功率

皮质脑电信号的强弱与脑组织的氧供水平密切相关。

（1）特殊手术的安全开展：如颈动脉内膜剥离术、心脏和大血管手术、特殊体位手术等存在脑缺氧损伤的手术操作以及脑外科需要术中唤醒的手术。

（2）临床急救和心、肺、脑复苏过程中，床旁持续的脑电图监测能够实时、客观评价患者的脑功能恢复程度和治疗效果，指导调整治疗方案，提高早期救治的成功率。

4. 预防术中知晓

术中知晓的发生率为 0.1% ~ 0.2%，心脏手术患者术中知晓的发生率为 0.4% ~ 1.0%，儿童术中知晓的发生率为 0.8% ~ 1.1%。创伤性休克患者手术、全身麻醉剖宫产、支气管镜手术患者及心脏手术患者易发生术中知晓，气管插管及肌松药过量时术中知晓比较常见。

5. 术后短期转归均具有积极的作用

指导麻醉手术期间合理使用全身麻醉药，术后睁眼时间和气管导管拔除时间，以及出麻醉后在苏醒室的时间都缩短。术后恶心、呕吐的发生率降低。

（龚秀萍）

第二章

围手术期用药

第一节 吸入麻醉药

一、概述

吸入全身麻醉药应用方便，能通过临床征象和呼气末浓度监测判断其效应，因而广泛应用于全身麻醉。

1. 理化性质

吸入麻醉药的理化性质决定其麻醉强度、给药方法、摄取速率、分布与排除，因此，也关系到全身麻醉（全麻）工具、给药方法、诱导和苏醒的快慢、全麻深度的调节，以及患者和手术室工作人员的安全等。根据吸入麻醉药在常温常压下是挥发性液体还是气体，分别称为挥发性吸入麻醉药和气体吸入麻醉药。气体麻醉药通常以液态贮存于高压钢瓶内，挥发性麻醉药在室温时易挥发成蒸气。例如 N_2O 的沸点为 $-88\ ℃$，室温下为气体，必须加压贮于钢瓶备用。

分配系数是指分压相等，即达到动态平衡时，麻醉药在两相中浓度的比值，血气分配系数是吸入麻醉药的一个重要性质，血气分配系数大，药物在血中的溶解度大，诱导慢，停药后苏醒期变长，血气分配系数小，则诱导、苏醒均较迅速。

2. 溶解度

在一定温度和压强下，气体在一定量溶剂中溶解的最高量称为气体的溶解度。常用定温下 1 体积溶剂中所溶解的最大体积来表示。气体的溶解度除与气体本性、溶剂性质有关外，还与温度、压强有关。

（1）麻醉药在体内不同组织的溶解度是麻醉药的重要物理特性。

（2）分配系数是麻醉药分压在两相中达到平衡时的麻醉药浓度比，血/气、脑/血、肌肉/血和油/血分配系数是决定吸入麻醉药摄取、分布和排除的重要因素。

（3）影响吸入麻醉药溶解度的因素。

1）麻醉药本身的影响。

2）溶剂的影响：麻醉药溶解度由小到大排列顺序是水、血液、脂肪。麻醉药在血液中溶解越多，其分压升高就越慢，也就是说气体的溶解度越大，麻醉起效越慢。血/气分配系数也因年龄的不同而变化。

· 31 ·

3）温度的影响：温度越高，溶解度越低。麻醉气体在水和油介质中的温度系数与麻醉药的溶解性有关，即麻醉药越易溶解，负性温度系数就越大。也就是说，油/气分配系数随着温度下降而增加。

吸入麻醉药的药代动力学受溶解度的影响很大。麻醉诱导与苏醒的速度多与含水组织的溶解度有关，如与血/气分配系数成正比；而油/气分配系数多与麻醉药的强度成正比。

3. 饱和蒸汽压

在一定温度下，在密闭的容器中，随着液相向气相变化，气相分子数增多，蒸气压上升，气相向液相变化，液相分子数也会上升，最后两者达到平衡，形成饱和蒸汽，此时的压力就称为饱和蒸气压。当蒸气压强小于饱和压强时，为达到饱和蒸气压，液相将继续蒸发为气相。蒸汽压的高低表明了液体中的分子离开液体汽化或蒸发的能力大小，蒸汽压越高，说明液体越容易汽化。

4. 蒸发热

（1）蒸发热是在一个特定温度下，单位质量的某种液体变成气体时吸收的热量。

（2）在一个较小的温度范围内（例如室温的变化），蒸发热可以看作是恒定的。

（3）温度变化大，则蒸发热的变化也相对大。蒸发热的热量与被蒸发物质的量成正比，蒸发的速度过快，所需要的热量就大于实际能供给的热量，此时温度就下降。

二、最低肺泡有效浓度

最低肺泡有效浓度（MAC）是指一个大气压下，使50%受试对象对伤害性刺激无体动反应时，肺泡中该吸入麻醉药的浓度（与注射药物的ED_{50}类似）。MAC是衡量麻醉效能强度的指标。临床中常用1.2~1.3MAC维持麻醉，以防止切皮刺激时患者发生体动反应；常用0.4~0.5MAC防止自主清醒和记忆恢复。

标准MAC值可粗略相加，如0.5MAC的吸入麻醉药和0.5MAC的氧化亚氮合用，其效能等于1MAC的吸入麻醉药。

很多因素可以升高或降低MAC。升高MAC的因素有中枢神经系统神经递质增加、体温升高、长期酗酒、高钠血症。降低MAC的因素有老年人、低体温、急性饮酒、α_2受体激动剂、中枢神经系统神经递质减少、代谢性酸中毒、$PaO_2 < 38$ mmHg、低血压（平均动脉压<50 mmHg）、低钠血症、妊娠。

三、吸入麻醉药药物代谢动力学

药物药理学通常分为药物效应动力学（主要研究药物如何作用于机体）和药物代谢动力学（主要研究机体如何处置药物）。

1. 吸入麻醉药的特点

（1）吸入麻醉药的特点有起效快、以气体方式存在（氧化亚氮仅为气态，其他均为挥发性液体的蒸气）和经由肺应用等。

（2）起效快、气体状态和肺应用途径为吸入麻醉药的主要优点，保证了吸入麻醉药血浆药物浓度的减少与增加一样迅速、方便。

2. 吸入麻醉药的生理作用特征

（1）肺内吸入麻醉药达到预期浓度（分压）后，最终与脑和脊髓麻醉分压达平衡，吸入麻醉药在中枢神经系统（CNS）建立分压而发挥麻醉作用。

（2）平衡状态时，CNS 吸入麻醉药分压等于血液分压，也等于肺泡气分压。

3. 吸入麻醉药的输送

吸入麻醉药通过多步途径从麻醉机输送至患者（表 2-1）。

表 2-1　人体组织脏器的血流量

组织或器官	占体重（%）	占心排血量（%）	血流量［mL／（min·100 g）］
血管丰富组织、器官	10	75	75
肌肉	50	19	3
脂肪组织	20	6	3

4. 摄取和分布

（1）评价吸入麻醉药的摄取通常遵循肺泡麻醉药浓度（F_A）与吸入麻醉药浓度（F_I）的比值（F_A/F_I）。

（2）增快或减慢 F_A/F_I 上升速率的因素均影响麻醉诱导的速度。增快 F_A/F_I 升速的因素有血液溶解度低、心排血量小、肺泡通气量大。减慢 F_A/F_I 升速的因素有血液溶解度高、心排血量大、肺泡通气量小。

5. 过度加压和浓度效应

（1）过度加压使患者麻醉药 F_I 高于实际预期的 F_A，犹如静脉注入一次麻醉药剂量，从而加快麻醉诱导。

（2）浓度效应指一种吸入麻醉药的 F_I 越高，则 F_A/F_I 的上升速率越快，为加快麻醉诱导的一种方法。

6. 第二气体效应

第二气体效应为浓度效应的一种特例，指同时应用两种气体（氧化亚氮和一种强效吸入麻醉药）时，大量摄取氧化亚氮可增加吸入麻醉药的 F_A。

7. 通气效应

（1）麻醉诱导时，血液溶解度低的吸入麻醉药 F_A/F_I 上升速率快，因而，增加或减少通气极少改变 F_A/F_I 的上升速率。

（2）吸入麻醉药 F_I 增加，一定程度上抑制通气，肺泡通气降低，F_A/F_I 的上升速率也减慢。该负反馈可致呼吸暂停，应防止麻醉药吸入过量。

8. 灌注效应

（1）与通气一样，心排血量不明显影响溶解度低的吸入麻醉药 F_A/F_I 的上升速率。

（2）F_I 过高引起的心血管抑制减少麻醉药从肺内摄取，增加 F_A/F_I 的上升速率，该正反馈可导致严重的心血管抑制。

9. 吸入麻醉药的排出与麻醉苏醒

（1）吸入麻醉药的消除可以通过呼出、生物转化以及经皮肤、内脏表面丢失。其中以原形经肺呼出为吸入麻醉药消除的主要途径。在体内，吸入麻醉药最终可有不同程度的代谢（氟烷，15% ～20%；恩氟烷，2% ～5%；七氟烷，3%；异氟烷，＜0.2%；地氟烷，0.1%）。当达到麻醉浓度时，因肝脏酶饱和，代谢作用很少影响肺泡浓度。

（2）麻醉苏醒与麻醉诱导一样，主要取决于药物的溶解度（F_A 降低速率的主要决定因素）、肺泡通气量和心排血量。

（3）麻醉结束时，决定体内麻醉药蓄积的因素有吸入麻醉药溶解度、浓度和应用时间（可延缓 F_A 的下降速率）。

（4）麻醉苏醒和诱导的药物代谢动力学差异包括苏醒期间停止过度加压（不可能低于0）和苏醒开始时组织内存在一定的药物浓度（诱导开始时组织内药物浓度为0）。

四、临床常用吸入麻醉药

（一）恩氟烷

恩氟烷（安氟醚），1963年由 Terrell 合成后，于20世纪70年代应用于临床，目前在世界范围内已得到广泛应用。

1. 理化性质

恩氟烷是一种卤化甲基乙烷，为异氟烷的异构体。化学性质稳定，临床使用浓度不燃不爆，无刺激性气味。

2. 药理学作用

（1）中枢神经系统。

1）对中枢神经系统的抑制与剂量相关：恩氟烷高浓度吸入时，脑电图可出现惊厥性棘波，并伴有面颈部和四肢肌肉的强直性或阵挛性抽搐。

2）可扩张脑血管，增加脑血流量，升高颅内压，降低脑代谢率。

3）恩氟烷可通过影响中枢神经系统和神经肌肉接头处的接头后膜，产生肌松作用，可与非去极化肌松药产生协同作用，新斯的明不能完全对抗。

4）有中等程度的镇痛作用。

（2）循环系统：对循环系统产生与吸入浓度相关的抑制作用。恩氟烷可抑制心肌收缩力，降低心排血量，引起血压下降。

（3）呼吸系统：临床应用的恩氟烷浓度，对呼吸道无刺激作用，不增加气道分泌。可扩张支气管，较少引起咳嗽或喉痉挛等并发症。

（4）其他：可抑制胃肠道蠕动和腺体分泌，麻醉后恶心、呕吐较少；抑制子宫平滑肌，深麻醉时增加分娩和剖宫产的出血。

3. 药物代谢动力学

被吸入的恩氟烷80%以上以原形经肺排出，仅2%~5%主要经肝脏微粒体代谢，由尿排出。

4. 临床应用

恩氟烷吸入麻醉适应于各部位、各年龄的手术，重症肌无力手术，嗜铬细胞瘤手术等。

5. 不良反应

（1）对心肌有抑制作用。

（2）在吸入浓度过高及低 $PaCO_2$ 时可产生惊厥。

（3）深麻醉时抑制呼吸及循环。

6. 禁忌证

严重的心、肝、肾脏疾病，癫痫患者，颅内压过高患者。

（二）异氟烷

异氟烷（异氟醚）自 20 世纪 70 年代问世以来，一直为"黄金标准"麻醉药。

1. 理化性质

异氟烷是一种卤化甲基乙烷，稳定性高，有刺激性气味，血气分配系数较低，麻醉深度易于调节。

2. 药理学作用

（1）中枢神经系统。

1）异氟烷对中枢神经系统的抑制作用与吸入浓度相关：在 1MAC 以内，脑电波频率及波幅均增高；1.5MAC 出现暴发性抑制，2MAC 出现等电位波。

2）在任何麻醉深度，异氟烷对迷走神经活性的抑制都强于对交感神经活性的影响。

3）异氟烷可明显增强非去极化肌松药的神经肌肉阻滞作用，应用异氟烷麻醉时，非去极化肌松药通常仅需常用量的 1/3。

（2）循环系统。

1）异氟烷对心肌的抑制小于恩氟烷及氟烷，可降低周围血管阻力，引起血压下降。

2）异氟烷舒张冠状动脉，因而冠状动脉疾病患者可出现冠状动脉窃血现象，但少见。

（3）呼吸系统。

1）可产生剂量依赖性呼吸抑制，可降低通气量，增高 $PaCO_2$，且抑制对 $PaCO_2$ 升高的通气反应。

2）降低正常人的功能余气量和肺顺应性，增加呼吸道阻力。可扩张支气管，有利于慢性阻塞性肺疾病和支气管哮喘患者。

（4）其他：深麻醉时可抑制子宫平滑肌，可降低成人眼内压。

3. 药物代谢动力学

（1）异氟烷化学性质稳定，在体内代谢极少（<0.2%），代谢物经尿排出。

（2）主要在肝脏由肝微粒体酶催化，最终代谢为无机氟化物和三氟醋酸。

4. 临床应用

适用于各种年龄、各个部位以及各种疾病的手术，包括一些其他麻醉药不宜使用的疾病，如癫痫、颅内压增高、重症肌无力、嗜铬细胞瘤、糖尿病、支气管哮喘等。

5. 不良反应

（1）对呼吸道有刺激性，诱导期可出现咳嗽、屏气，故一般不用于麻醉诱导。

（2）苏醒期偶可出现肢体活动或寒战。

（3）深麻醉时可使产科手术出血增多。

6. 禁忌证

不适用于产科手术。

（三）七氟烷

七氟烷（七氟醚）为完全卤化甲基异丙基烷，蒸气压与异氟烷相似，可应用标准蒸发器。

1. 理化性质

七氟烷为无色透明液体，无刺激性气味。临床使用的浓度不燃不爆，但在氧气中浓度达

11%，在 N_2O 中达到 10% 时可燃烧。其血气分配系数 0.69，化学性质不够稳定，碱石灰可吸收、分解七氟烷。

2. 药理作用

（1）七氟烷可增加脑血流，升高颅内压，降低脑耗氧量。

（2）七氟烷有一定肌松作用，能增强并延长非去极化肌松药的作用。

（3）对循环系统有剂量依赖性的抑制作用，抑制心肌收缩力，降低心排血量，扩张阻力血管。

（4）七氟烷略带香味，无刺激性，可通过面罩进行麻醉诱导。随着麻醉加深，呼吸抑制加重，对呼吸道无刺激性，不增加呼吸道分泌物，诱导时很少引起咳嗽。七氟烷也是一种强效支气管舒张剂。

（5）七氟烷与恩氟烷一样，代谢产生氟化物，但不同于恩氟烷的是不会引起肾损害。

3. 药物代谢动力学

七氟烷大部分以原形从肺呼出，小部分经肝代谢。七氟烷在体内的代谢率约为 3%。

4. 临床应用

适用于各种年龄、各部位的大、小手术。由于诱导迅速、无刺激性、苏醒快，尤其适用于小儿和门诊手术。

5. 不良反应

以恶心、呕吐、心律失常和低血压较多见。

6. 禁忌证

（1）1 个月内施用吸入全身麻醉，有肝损害者。

（2）本人或家属对卤化麻醉药有过敏或有恶性高热因素者。

（3）肾功能差者慎用。

（四）氧化亚氮

氧化亚氮（N_2O）是气体麻醉药，俗名笑气。

1. 理化性质

氧化亚氮是一种无色、有甜味、无刺激性气味的气体，化学性质稳定，麻醉作用强度低，血液和组织溶解度低，因而常与其他吸入麻醉药或麻醉性镇痛药联合应用。

2. 药理作用

（1）氧化亚氮可扩张脑血管，增加脑血流量，升高颅内压。与氟化麻醉药降低脑代谢不同，氧化亚氮可增强脑代谢。

（2）麻醉作用极弱，吸入 30% ~50% 氧化亚氮有镇痛作用，吸入 80% 以上时有麻醉作用，氧化亚氮 MAC 为 105。

（3）对心肌无直接抑制作用，对心率、心排血量、血压、静脉压、周围血管阻力等均无影响。

（4）对呼吸道无刺激性，也不引起呼吸抑制，但术前应用镇痛药的患者，硫喷妥钠诱导时产生呼吸抑制，再吸入氧化亚氮时可增强呼吸抑制作用。

3. 药物代谢动力学

氧化亚氮在体内经肠道内细菌与维生素 B_{12} 反应生成氮气（N_2）。N_2O 在细菌中的降解是以单纯电子传递形式产生 N_2 和自由基。

4. 临床应用

（1）与其他吸入麻醉药、肌松药复合可行各类手术的麻醉。

（2）对循环功能影响小，可用于严重休克或重危患者。

（3）分娩镇痛。

5. 不良反应

（1）弥散性缺氧：N_2O 的吸入浓度高，体内贮存量大，停止吸入 N_2O 后的最初几分钟内，体内大量 N_2O 迅速从血液弥散至肺泡，使肺泡内氧被稀释而使氧分压下降，造成弥散性缺氧。因此，停止 N_2O 麻醉后应继续吸纯氧 5 ~ 10 min。

（2）闭合空腔增大：由于氧化亚氮弥散率大于氮，氧化亚氮麻醉可以使体内含气腔隙容积增大，麻醉 3 h 后容积增大最明显。

1）吸入75%氧化亚氮，10 min 内气胸容积增大1倍。

2）氧化亚氮在中耳内蓄积，术后患者听力下降。

（3）骨髓抑制：吸入50% N_2O 达24 h，骨髓就会出现巨幼细胞抑制。维生素 B_{12} 可部分对抗 N_2O 的骨髓抑制作用。

6. 禁忌证

肠梗阻、空气栓塞、气胸、气脑造影等体内有闭合性空腔的患者，麻醉装置的氧化亚氮流量计、氧流量计不准确时禁用。

（刘思洋）

第二节 静脉麻醉药

经静脉作用于全身，主要是中枢神经系统（CNS）而产生全身麻醉的药物称为静脉麻醉药。静脉麻醉药多用于全身麻醉（全麻）诱导、麻醉维持和局部麻醉（局麻）或区域麻醉时的镇静。理想的静脉麻醉药应具有催眠、遗忘、镇痛和肌肉松弛作用，且无循环和呼吸抑制等不良反应；在体内无蓄积，代谢不依赖肝功能；代谢产物无药理活性；作用快、强、短，诱导平稳，苏醒迅速；安全范围大，不良反应少而轻；麻醉深度易于调控等特点。目前还没有一种理想的静脉麻醉药。药物的药理特性在不同的临床情况下其重要性不同，因而麻醉医师必须做出最佳选择，以适应患者和手术的需要。

一、静脉麻醉药的一般药理学

1. 药物代谢动力学

（1）静脉麻醉药的主要药理作用是产生剂量依赖性 CNS 抑制，表现为镇静和催眠。

（2）获得稳态血药浓度时，可以认为血药浓度与受体作用部位药物浓度达到平衡。

1）静脉麻醉药的效能是对 CNS 功能的最大抑制作用。对抑制脑电活动而言，苯二氮䓬类的效能低于巴比妥类。

2）强度是获得 CNS 最大抑制作用时所必需的药物剂量。

（3）多数镇静催眠药（氯胺酮除外）减少脑氧代谢率（$CMRO_2$）和脑血流量（CBF），后者引起颅内压（ICP）下降。

1）从脑电图（EEG）可以观察到：镇静剂量可引起高频活动的活化，而麻醉剂量可产生一种暴发抑制模式。

2）多数镇静催眠药尽管可作为抗惊厥药，但仍可偶然引起 EEG 惊厥样活动（区别于癫痫活动与肌痉挛样现象）。

（4）多数镇静催眠药（氯胺酮除外）降低眼内压，与对 ICP 和血压的影响一致。

（5）静脉麻醉药可引起剂量依赖性呼吸抑制，首先呼吸暂停，随后潮气量减少。

（6）静脉麻醉诱导时，许多因素促使血流动力学发生变化，这些因素包括药物、组织器官血流量、交感神经紧张性、注药速度、麻醉前用药、应用心血管药物和直接影响心脏收缩和（或）周围血管系统的因素。

（7）大部分静脉镇静催眠药缺乏内源性镇痛活性。但氯胺酮除外，具有镇痛作用。

2. 药物效应动力学

（1）多数静脉麻醉药脂溶性高及脑血流量较高，可解释其对 CNS 的快速作用。

（2）静脉催眠药的药物效应动力学特点为快速分布，再分布到几个假设房室，随后被消除。

1）终止静脉麻醉诱导药物 CNS 作用的主要机制为药物从血供量大的中央室（脑）再分布到血供量小而分布广的周边室（肌肉、脂肪）。

2）多数静脉麻醉药通过肝脏代谢（一些代谢产物有活性），随后大部分水溶性代谢产物由肾脏排泄。

3）对于多数药物而言，临床药物浓度不能饱和肝脏代谢酶系统，血浆药物浓度是按指数衰减的恒比消除（一级动力学过程），因而药物消除速率减慢。

4）长期输注使血浆药物浓度达稳态，肝脏代谢酶系统可被饱和，药物消除速率与血浆药物浓度无关（零级动力学过程）。

5）灌注限制清除率描述主要通过肝脏摄取的药物（丙泊酚、依托咪酯、氯胺酮、咪达唑仑）的肝脏清除率。上腹部手术、年龄增加可使肝血流量减少。

（3）消除半衰期是指血浆药物浓度减少 50% 所需要的时间。

1）消除半衰期的广泛变异反映分布容积（V_d）和（或）清除率的差异。

2）静脉滴注某种麻醉药在获得所需的临床效果的同时，必须避免药物蓄积以及停止输注后 CNS 作用时间延长。

（4）静脉输注即时半衰期是指与药物静脉输注时间有关的血浆药物浓度减少 50% 所需的时间，对镇静催眠药物输注后的苏醒时间起决定作用。

（5）许多因素促使患者静脉镇静催眠药的药效动力学发生变异，这些因素包括蛋白结合率，肾脏和肝脏清除效能，衰老，并存的肝脏、肾脏、心脏疾病，药物相互作用和体温。

3. 超敏（变态）反应

（1）静脉麻醉药和（或）其溶剂的过敏反应虽然少见，但可致命。

（2）除依托咪酯外，所有静脉麻醉诱导药物均可引起组胺释放。

（3）虽然丙泊酚一般不引起组胺释放，但仍有引起致命过敏反应的报道，尤其有其他药物（多为肌松药）过敏史的患者。

（4）巴比妥类可促使卟啉病易感患者急性、间歇发病。据报道，苯二氮䓬类、丙泊酚、依托咪酯和氯胺酮为安全药物。

二、临床常用静脉麻醉药

（一）苯二氮䓬类药物

1. 理化性质

（1）地西泮不溶于水，含有丙二醇，有刺激性，静脉注射可致疼痛和静脉炎。

（2）咪达唑仑是一种水溶性苯二氮䓬类药物，pH 为 3.5，静脉或肌内注射刺激轻微。处于生理 pH 环境中时，出现分子内重排，理化特性改变，脂溶性更高。

2. 药理学作用

（1）苯二氮䓬类药物与苯二氮䓬受体结合，促进 γ-氨基丁酸（GABA）与 $GABA_A$ 受体的结合而使 Cl^- 通道开放的频率增加，使更多的 Cl^- 内流，产生超极化和突触后神经元的功能性抑制。

（2）苯二氮䓬类降低 $CMRO_2$ 和 CBF，类似于巴比妥类和丙泊酚，但没有证据表明此类药物对人类具有脑保护活性。

1）与其他化合物相比，咪达唑仑不产生等电位脑电图（EEG）。

2）与其他镇静催眠药一样，苯二氮䓬类为强效抗惊厥药，常用于治疗癫痫持续状态。

3）有中枢性肌松作用，可缓解局部病变引起的骨骼肌反应性痉挛、脑性瘫痪、手足抽动症以及僵人综合征引起的肌痉挛和风湿性疼痛。

4）不产生明显镇痛作用。

（3）苯二氮䓬类药物产生剂量依赖性呼吸抑制，慢性呼吸疾病患者更为严重，与麻醉性镇痛药合用时出现协同抑制效应。

（4）咪达唑仑和安定大剂量用于麻醉诱导时，均可降低周围血管阻力和全身血压（血容量不足可加重），但封顶效应显示，影响达一定程度时，动脉血压很难进一步变化。

3. 药物代谢动力学

苯二氮䓬类经由氧化和与葡糖醛酸结合而在肝内代谢，氧化反应易受肝功能障碍和 H_2 受体拮抗剂等合用药物的影响。

（1）静脉注射咪达唑仑和地西泮后 2～3 min，对中枢神经系统的作用达峰值。

（2）咪达唑仑的肝清除率为地西泮的 10 倍。地西泮的消除半衰期为 25～50 h，而咪达唑仑的消除半衰期为地西泮的 1/10，仅为 2～3 h，因此，仅咪达唑仑可用于静脉持续输注。

（3）地西泮的代谢产物有药理活性，能延长其残余镇静效应。而咪达唑仑的主要代谢产物 1-羟基咪达唑仑有一定 CNS 抑制作用。

（4）地西泮的消除半衰期随着年龄的增长而延长，因而老年人应用时应减少剂量，延长用药间隔。肥胖患者应用苯二氮䓬类药物初始剂量要加大，但清除率无显著性差异。

4. 临床应用

（1）麻醉前用药，可有效消除焦虑和恐惧。地西泮 5～10 mg 口服，咪达唑仑肌内注射 5～10 mg，静脉注射 2.5 mg，或口服均有效。小儿还可采用直肠注入，剂量为 0.3 mg/kg。

（2）全身麻醉诱导和维持：见表 2-2。

表 2-2 常用静脉麻醉药诱导特点和需用剂量

药物	诱导剂量（mg/kg）	起效时间（s）	维持时间（min）	兴奋性活动	注射部位疼痛	心率
硫喷妥钠	3 ~ 5	< 30	10 ~ 15	+	0/ +	+
丙泊酚	1.5 ~ 2.5	15 ~ 45	10 ~ 15	+	+ +	0/ −
咪达唑仑	0.2 ~ 0.4	30 ~ 90	10 ~ 30	0	0	0
地西泮	0.3 ~ 0.6	45 ~ 90	15 ~ 30	0	+ + +	0
劳拉西泮	0.03 ~ 0.06	60 ~ 120	60 ~ 120	0	+ +	0
依托咪酯	0.2 ~ 0.4	15 ~ 45	12 ~ 13	+ + +	+ + +	0
氯胺酮	1 ~ 2	45 ~ 60	10 ~ 20	+	0	+ +

注 0代表无变化，+代表增加，−代表减少。

1）地西泮静脉注射可用于全身麻醉诱导，对心血管影响轻微，但因其起效慢，效果不确切，现已不常用。

2）咪达唑仑复合丙泊酚、麻醉性镇痛药以及肌松药，是目前临床上常用的全身麻醉诱导方法之一。全身麻醉诱导时其用量为 0.05 ~ 0.2 mg/kg，年老、体弱及危重患者应适当减少剂量。咪达唑仑可采用分次静脉注射或持续静脉输注的方式用于静脉复合或静吸复合全身麻醉的维持。

（3）局部麻醉和部位麻醉时作为辅助用药，可产生镇静、松弛、遗忘作用，并可提高局部麻醉药的惊厥阈。

（4）可用于控制肌痉挛和抽搐以及心脏电复律治疗。

（5）ICU 患者镇静：咪达唑仑可用于需机械通气治疗的患者，保持患者镇静，控制躁动。

5. 不良反应

（1）中枢神经反应：小剂量连续应用可致头晕、乏力、嗜睡及淡漠等，大剂量可致共济失调。

（2）静脉注射速度过快时易发生呼吸及循环抑制。地西泮静脉注射时可发生血栓性静脉炎。

（3）剂量过大时可引起急性中毒，出现昏迷及呼吸、循环衰竭，可用苯二氮䓬受体阻断药氟马西尼救治。

（4）长期服用可产生耐受性及依赖性。

（5）可通过胎盘屏障，有致畸作用。

6. 禁忌证

精神分裂症、抑郁症和妊娠妇女禁用。

（二）氟马西尼

1. 理化性质

氟马西尼是苯二氮䓬受体阻断药，为可溶于水的白色粉末。

2. 药理学作用

（1）与所有其他镇静催眠药相比，苯二氮䓬类有特异性拮抗剂，氟马西尼对 CNS 苯二氮䓬类受体有高度亲和力，但内源性活性轻微。

1）苯二氮䓬类激动剂存在时，氟马西尼起竞争性拮抗剂的作用。

2）对巴比妥类及羟丁酸钠引起的中枢抑制则无拮抗作用。

3）静脉注射单次剂量氟马西尼后，由于消除缓慢的激动剂的残余作用，苯二氮䓬类 CNS 效应可重新出现。

（2）氟马西尼对呼吸和循环无明显影响。

1）氟马西尼并不完全拮抗苯二氮䓬类药引起的呼吸抑制作用。

2）对巴比妥类和麻醉性镇痛药引起的呼吸抑制无拮抗作用。

3. 药物代谢动力学

（1）氟马西尼静脉注射后 5 min，血药浓度达峰值，消除半衰期为 48 ~ 70 min，短于常用的苯二氮䓬类药物，故必要时可重复使用。

（2）氟马西尼在肝脏内迅速代谢为无活性的代谢物，仅 0.12% 以原形从尿中排出。

4. 临床应用

（1）麻醉后拮抗苯二氮䓬类药物的残余作用，促使手术后早期清醒。首次剂量为 0.1 ~ 0.2 mg 静脉注射，以后 0.1 mg/min，直至患者清醒或总量达 1 mg。

（2）用于苯二氮䓬类药物过量中毒的诊断与救治。每次 0.1 mg，每分钟 1 次，直至苏醒或总量达 2 mg。

（3）用于 ICU 患者。

5. 不良反应

氟马西尼常见的不良反应有恶心、呕吐、烦躁和焦虑不安。有癫痫病史者可诱发癫痫发作，长期应用苯二氮䓬类药的患者使用氟马西尼可诱发戒断症状。

6. 禁忌证

应用三环抗抑郁药过量和应用苯二氮䓬类药治疗癫痫或颅内高压的患者禁用。

（三）巴比妥类药物

巴比妥类药主要产生中枢神经系统抑制作用，小剂量镇静，中剂量催眠，大剂量抗惊厥或引起麻醉，过量则呈呼吸、循环抑制状态。硫喷妥钠、硫戊巴比妥钠和甲己炔巴比妥均为巴比妥类药物。

硫喷妥钠和硫戊巴比妥钠均为硫喷妥类静脉麻醉药，它们的药理性能和作用强度基本相同。甲己炔巴比妥作用强度大于硫喷妥类，药理作用与硫喷妥钠基本相似。

1. 理化性质

这些药物为外消旋混合物，呈碱性，2.5% 硫喷妥钠的 pH > 9，加入酸性溶液（林格液）时，将产生沉淀。

2. 药理学作用

（1）巴比妥类麻醉药作用于中枢神经系统 GABA 受体，增强 GABA 的抑制活性。

（2）脑电图呈等电位时，巴比妥类降低脑代谢率最高达 55%，同时伴有相应的脑血流减少和颅内压降低。

1）硫喷妥钠 4 ~ 6 mg/（kg·h）持续静脉输注可维持等电位脑电图。

2）尽管颅脑损伤后常用巴比妥类控制颅内压，但治疗结果的研究发现，其效果并不优于其他抗颅内高压治疗方法。

3）巴比妥类不用于心搏骤停患者的复苏治疗。

4）巴比妥类可改善大脑对不完全缺血的耐受性，颈动脉内膜切除术、深度控制性降压或体外循环期间，常用于脑保护。中度低温（33~34℃）可提供良好的脑保护作用，而并不延长苏醒时间。

5）巴比妥类具有强效抗惊厥活性，但甲己炔巴比妥用于癫痫患者可诱发癫痫发作。

（3）巴比妥类产生剂量依赖性呼吸抑制，减慢呼吸频率，减少潮气量，甚至出现呼吸暂停。支气管痉挛和喉痉挛通常为麻醉不完善时气道管理的结果。

（4）巴比妥类的心血管作用包括血压下降（静脉回流减少、直接心肌抑制）和代偿性心率增快。容量不足时可加重低血压。

3. 药物代谢动力学

（1）单次静脉注射后能快速产生意识消失，然后通过药物再分布又快速苏醒。

（2）主要在肝脏代谢，甲己炔巴比妥的清除率高于硫喷妥钠，甲己炔巴比妥在肝内代谢为无活性产物，硫喷妥钠代谢为半衰期较长的活性代谢产物戊巴比妥。

1）老年人中央室容积较普通成人低，硫喷妥钠从血流灌注丰富的组织再分布于肌肉组织也较慢，因而，老年人用药需减量30%~40%。

2）硫喷妥钠即时半衰期长、苏醒慢，很少用于麻醉维持。

4. 临床应用

（1）硫喷妥钠目前主要用于全身麻醉诱导、抗惊厥和脑保护。

1）全身麻醉诱导：成人诱导剂量为静脉注射3~5 mg/kg。

2）短小手术麻醉：可用于切开引流、烧伤换药及心脏电复律等短小手术。但有镇痛不全、易发呼吸抑制和喉痉挛等危险，现已少用。

3）控制痉挛和惊厥：可快速控制局部麻醉药中毒、破伤风、癫痫和高热引起的痉挛或惊厥。

4）颅脑手术：可抑制脑代谢，减少脑耗氧量，降低颅内压，对缺氧性脑损害有一定的防治作用。

（2）甲己炔巴比妥成人诱导剂量为1.5 mg/kg静脉注射，阵挛样肌颤和呃逆等其他兴奋性活动的发生率高，目前已基本不用。

5. 不良反应

（1）变态反应或类变态反应：硫喷妥钠偶可致过敏样的反应（荨麻疹、面部水肿、低血压）。

（2）巴比妥类药物可引起卟啉病患者急性发作。

（3）硫喷妥钠误注入动脉，可导致小动脉和毛细血管内结晶形成，引起强烈的血管收缩、血栓形成，甚至组织坏死。处理方法为动脉应用罂粟碱、臂丛神经阻滞和肝素化。

（4）应用甲己炔巴比妥时肌痉挛和呃逆较常见。

6. 禁忌证

（1）呼吸道梗阻或难以保证呼吸道通畅的患者。

（2）支气管哮喘患者。

（3）卟啉病患者。

（4）严重失代偿性心血管疾病和其他心血管功能不稳定的患者，如未经处理的休克、脱水等。

（5）营养不良、贫血、电解质紊乱、氮质血症患者。

（6）肾上腺皮质功能不全或长期使用肾上腺皮质激素患者。

（四）丙泊酚

丙泊酚又称异丙酚，因其起效迅速、作用时间短、苏醒快而完全、持续输注无蓄积等特点，是目前最常用的静脉麻醉药。

1. 理化性质

丙泊酚是一种烷基酚化合物，不溶于水，具有高度脂溶性。丙泊酚溶液中含有 1%（w/v）丙泊酚、10% 大豆油、1.2% 纯化卵磷脂及 2.25% 甘油，使用前需振荡均匀，不可与其他药物混合静脉注射。

2. 药理学作用

（1）丙泊酚主要是通过与 γ-氨基丁酸（GABA）A 受体的 β 亚基结合，增强 GABA 介导的氯电流，从而产生镇静催眠作用。

（2）诱导剂量的丙泊酚经 1 次臂脑循环即可使意识消失，$90 \sim 100$ s 作用达峰，持续 $5 \sim 10$ min，苏醒快而完全。

（3）丙泊酚降低 $CMRO_2$、CBF 和 ICP，但也降低全身血压，从而显著减少脑灌注压。

1）丙泊酚引起的皮质 EEG 变化与硫喷妥钠相似。

2）丙泊酚诱导麻醉，偶可伴随兴奋性活动（非癫痫样肌阵挛）。

3）该药为一种抗惊厥药，癫痫发作时，抗惊厥治疗期丙泊酚短于甲己炔巴比妥。丙泊酚可有效终止癫痫持续状态。

4）丙泊酚与脑电双频谱指数（BIS）呈血药浓度依赖性相关，BIS 随镇静的加深和意识消失逐渐下降。

（4）丙泊酚产生剂量依赖性呼吸抑制，表现为呼吸频率减慢、潮气量减少，甚至呼吸暂停。

1）呼吸暂停的发生率和持续时间与使用剂量、注射速度及术前用药有关。麻醉诱导后，$25\% \sim 35\%$ 的患者出现呼吸暂停，并且其所致的呼吸暂停时间可达 30 s 以上。

2）丙泊酚静脉持续输注期间，呼吸中枢对 CO_2 的反应性减弱。

3）慢性阻塞性肺疾病患者可出现支气管舒张。

4）丙泊酚不抑制低氧性肺血管收缩。

（5）丙泊酚对心血管系统的抑制作用呈剂量依赖性。

1）丙泊酚的心血管抑制作用强于硫喷妥钠，反映周围血管阻力降低（动静脉舒张）和直接心肌抑制。

2）对心率的影响很小，抑制压力感受器反射。

（6）丙泊酚具有止吐特性，丙泊酚麻醉后呕吐发生率低，$10 \sim 20$ mg 亚麻醉剂量可用于治疗术后早期的恶心、呕吐。假设的止吐机制包括抗多巴胺活性以及对化学感受器触发区和迷走神经核的抑制作用。

（7）丙泊酚抑制麻醉性镇痛药引起的瘙痒，可以缓解胆汁淤积性瘙痒。

3. 药物代谢动力学

丙泊酚静脉注射后达峰效应的时间为 90 s，分布广泛，呈三室模型。丙泊酚通过肝代谢，从中央室迅速清除，持续静脉输注 8 h，即时半衰期 <40 min。即使延长输注时间，苏

醒仍迅速、完全。

（1）在肝脏经羟化反应和与葡糖醛酸结合反应，迅速代谢为水溶性的化合物，由肾脏排出。

（2）清除率（1.5~2.5 L/min）大于肝血流，提示丙泊酚有肝外消除途径（肺），有助于其清除，对肝移植手术无肝期尤为重要。

4. 临床应用

（1）普遍用于麻醉诱导、麻醉维持及镇静。成人诱导剂量为 1.5~2.5 mg/kg 静脉注射，推荐静脉输注速率：催眠，100~200 μg/（kg·min）；镇静，25~75 μg/（kg·min）。在老年人、危重患者或与其他麻醉药合用时应减量。

（2）适用于门诊患者的胃、肠镜诊断性检查、人工流产等短小手术的麻醉。

（3）ICU 患者的镇静。

5. 不良反应

（1）诱导时可出现呼吸与循环系统抑制，呈剂量相关性，持续时间短暂，及时予以辅助呼吸，不致产生严重后果。

（2）过敏反应：临床发生率低，既往对双丙基类药物敏感者可能发生丙泊酚过敏。

（3）静脉注射时，可产生局部注射疼痛。注入手背静脉，疼痛发生率高，注入大静脉或预注 1% 利多卡因可显著减少疼痛。

（4）丙泊酚输注综合征较为罕见，但可危及患者生命。多发生在危重患者（多为儿童）长时间大剂量输注后。其临床表现有急性顽固性心动过缓以致心脏停搏，伴以下 1 项或多项：代谢性酸中毒（碱缺失 > 10 mmol/L）、横纹肌溶解、高脂血症、肝大或脂肪肝。其他表现还伴有急性心力衰竭的心肌病、骨骼肌病、高钾血症和高脂血症。

6. 禁忌证

对丙泊酚过敏者，严重循环功能不全者，妊娠与哺乳期妇女，高脂血症患者，有精神病、癫痫病史者。对有药物过敏史及对大豆、鸡蛋清过敏者应慎用。

（五）依托咪酯

依托咪酯为非巴比妥类静脉麻醉药，具有麻醉效能强、起效快、作用时间短、血流动力学稳定、呼吸抑制小、苏醒迅速的特点，被广泛应用于麻醉诱导、维持和患者镇静。

1. 理化性质

依托咪酯是一种羟化咪唑，仅其右旋异构体具有麻醉作用，结构上与其他任何静脉麻醉药无关，但如咪达唑仑一样，生理 pH 时分子内重排，产生增高脂溶性的闭环结构。该药物用丙烯乙二醇配方，注射疼痛发生率高，且偶致静脉炎。

2. 药理学作用

（1）依托咪酯通过与抑制性神经递质 γ-氨基丁酸（GABA）相互作用而产生催眠作用。

（2）不产生镇痛作用，常与阿片类药合用。

（3）与巴比妥类相似，依托咪酯降低 $CMRO_2$、CBF 和 ICP，但血流动力学稳定，从而维持充足的脑灌注压。

1）依托咪酯为一种抗惊厥剂，可有效终止癫痫持续状态，但是依托咪酯也可诱发癫痫样脑电活动。

2）依托咪酯可显著增高体感诱发电位振幅，信号质量差时，有助于分析体感诱发电位。

（4）产生剂量依赖性呼吸频率和潮气量降低，可出现一过性呼吸暂停，其呼吸抑制作用较丙泊酚及巴比妥酸盐弱。不引起组胺释放，适用于气道高反应性疾病患者。

（5）依托咪酯对心血管系统影响很小，不影响交感神经张力或压力感受器功能，不抑制血流动力学对疼痛的反应，推荐用于心血管疾病高危患者的麻醉诱导。

（6）依托咪酯对肾上腺皮质功能有一定的抑制作用。

3. 药物代谢动力学

（1）静脉注射后约 1 min，脑内浓度达峰值，3 min 后达最大效应，其初始分布半衰期为 2.9 min，再分布半衰期为 29 min，消除半衰期为 2.9 ~ 5.3 h。

（2）依托咪酯主要在肝内经酯酶水解为无活性的代谢产物。

4. 临床应用

依托咪酯主要用于麻醉诱导及人工流产等门诊诊断性检查与小手术麻醉，用于麻醉维持须与麻醉性镇痛药、肌松药复合应用。常用诱导剂量为 0.2 ~ 0.4 mg/kg，年老体弱和危重患者应减量。麻醉维持，100 μg/（kg·min）静脉输注。

5. 不良反应

（1）诱导时常出现肌阵挛，主要原因是抑制和兴奋丘脑皮质束的平衡发生改变。

（2）应用依托咪酯后，呕吐发生率高，尤其合用麻醉性镇痛药时。

（3）静脉注射时，可产生局部注射疼痛，多发生在小静脉，预注 1% 利多卡因可显著减少疼痛。

（4）抑制肾上腺皮质功能，单次应用后其抑制作用可持续数小时，反复使用后进一步加重。

6. 禁忌证

（1）肾上腺皮质功能不全、免疫功能低下、卟啉病和器官移植术后的患者不应使用。

（2）严重创伤、脓毒性休克患者慎用。

（六）氯胺酮及右氯胺酮

氯胺酮是目前临床所用的静脉用全身麻醉药中可产生较强镇痛作用的药物。对于某些短小手术，单独使用氯胺酮即可满足手术要求。

1. 理化性质

氯胺酮是一种苯环利定类药，为白色结晶，易溶于水，水溶液 pH 为 3.5 ~ 5.5，pKa 为 7.5。临床所用氯胺酮为外消旋合剂，但 S（+）氯胺酮即右氯胺酮与 N-甲基-D-门冬氨酸（NMDA）受体结合部位的亲和力为外消旋合剂的 4 倍，具有更强的麻醉和镇痛特性。

2. 药理学作用

（1）氯胺酮的中枢神经系统（CNS）作用主要与其对 NMDA 受体的拮抗作用有关。氯胺酮抑制神经元钠离子通道（适度的局部麻醉药活性）和钙离子通道（脑血管舒张）。

（2）S（+）氯胺酮对 NMDA、阿片受体、M 胆碱受体的亲和力比 R（-）的高 3 ~ 4 倍、2 ~ 4 倍和 2 倍，而对 5-HT 的抑制仅 R（-）的一半，且右氯胺酮可作用于阿片类的 μ 受体，产生部分镇痛作用。

（3）氯胺酮产生剂量依赖性 CNS 抑制，产生一种所谓的分离麻醉状态，其特征为显著镇痛和遗忘。镇痛浓度较催眠浓度低，因此镇痛作用持续到苏醒后。

（4）S（＋）氯胺酮的镇痛作用是 R（－）氯胺酮的 3 倍，催眠作用是 R（－）氯胺酮的 1.5 倍。在镇痛等效剂量下，S（＋）氯胺酮比消旋氯胺酮和 R（－）氯胺酮拟精神病反应发生率低，造成的注意力不集中和记忆力障碍程度也最轻，并且恢复快。

（5）氯胺酮增加 $CMRO_2$、CBF 和 ICP，但可通过肺过度通气和预先应用苯二氮䓬类药抑制。合用苯二氮䓬类、巴比妥类或丙泊酚时，氯胺酮麻醉苏醒期少有拟精神病反应。咪达唑仑可降低右氯胺酮的致幻觉作用。

（6）氯胺酮可激活癫痫患者的致癫痫灶，但不具有抗惊厥活性。

（7）临床剂量的氯胺酮可对呼吸频率和潮气量产生轻度抑制，但影响较小。若剂量过大，尤其是与麻醉性镇痛药复合应用，则可引起显著的呼吸抑制，甚至呼吸暂停。

1）可通过拟交感神经效应舒张支气管，常被推荐用做麻醉诱导。

2）增加口腔分泌物，可能诱发喉痉挛。

（8）氯胺酮有显著的心血管兴奋效应，临床表现为血压增高、心率增快和肺动脉压增高，很可能是由于此药对交感神经系统的直接兴奋。此药不宜用于冠心病患者。氯胺酮具有内在心肌抑制作用，仅儿茶酚胺耗竭的危重患者表现显著。右氯胺酮的心血管兴奋性与外消旋合剂相似。

3. 药物代谢动力学

（1）静脉注射诱导剂量后 1 min，肌内注射后 5 min，血药浓度可达峰值。

（2）氯胺酮在肝内代谢为去甲氯胺酮，其作用强度为氯胺酮的 $1/5 \sim 1/3$。

（3）等剂量的右氯胺酮血药浓度较消旋氯胺酮低 $2 \sim 3$ 倍，其肝脏生物转化作用更为迅速，代谢物由肾脏排出。

（4）多次重复给药或静脉滴注可导致蓄积。

4. 临床应用

（1）氯胺酮主要适用于短小手术、烧伤清创，以及麻醉诱导、静脉复合麻醉与小儿麻醉，也可用于小儿镇静与疼痛治疗。先天性心脏病，尤其是右向左分流的先天性心脏病患者常用氯胺酮麻醉诱导。

（2）可经静脉注射、肌内注射、口服途径给药。

1）静脉注射 $0.5 \sim 2$ mg/kg 或肌内注射 $4 \sim 6$ mg/kg 施行麻醉诱导，作用持续 $10 \sim 20$ min。小儿可口服 6 mg/kg。

2）$2 \sim 4$ mg/kg 肌内注射或 $0.2 \sim 0.8$ mg/kg 静脉注射，用于镇静与镇痛。

3）静脉注射 $0.15 \sim 0.25$ mg/kg 亚麻醉剂量的氯胺酮，可用于超前镇痛。

（3）用于神经病理性疼痛的治疗。

5. 不良反应

（1）精神运动反应：氯胺酮会导致苏醒期出现精神激动和梦幻现象，如谵妄、狂躁、肢体乱动等，成人较儿童更易发生，合用苯二氮䓬类药物或异丙酚可明显减轻。

（2）口腔分泌物显著增多，术前应用抗胆碱药物。

（3）可产生随意的肌阵挛运动，特别是有刺激存在时，肌张力通常增高。

（4）可增高眼内压与颅内压。

（5）暂时失明：主要见于本身存在眼内压升高的患者，一般持续 $30 \sim 60$ min，可自行恢复。

6. 禁忌证

（1）禁用于严重高血压、肺心病、肺动脉高压、颅内压升高、心功能不全、甲状腺功能亢进、精神病等患者。

（2）咽喉或口腔手术、气管内插管或气管镜检查时严禁单独使用此药。

（七）右美托咪定

右美托咪定（DEX）是高度选择性的α_2肾上腺素能受体激动剂，具有镇静、抗焦虑、催眠、镇痛和抗交感作用。该药不良反应少，主要用于 ICU 机械通气患者的短时镇静，还用于术中镇静和辅助镇痛，以及诊断性操作的镇静。

1. 理化性质

右美托咪定是美托咪定的右旋异构体，为一种新型的α_2肾上腺素能受体激动剂，对α_2受体的选择性较α_1受体高 1 600 倍，可在水中完全溶解。

2. 药理学作用

（1）右美托咪定通过作用于脑干蓝斑核的α_2受体，产生镇静、催眠作用，还通过作用于蓝斑和脊髓内的α_2受体产生镇痛作用。

1）右美托咪定可减少蓝斑投射到腹外侧视前核的活动，使结节乳头核的 GABA 能神经递质和促生长激素神经肽释放增加，从而使皮质和皮质下投射区组胺的释放减少。

2）可抑制 L 型及 P 型钙通道的离子电导，增强电压门控钙离子激活的钾通道电导。

（2）右美托咪定具有"可唤醒镇静药"的特性，逐渐成为神经外科麻醉和危重监护病房的辅助药和镇静药。

（3）可增强丙泊酚、挥发性麻醉药、苯二氮䓬类药物和阿片类药物对中枢神经系统的作用。

（4）右美托咪定对呼吸的抑制作用轻微，当血药浓度达到明显镇静作用时，每分通气量减少，但二氧化碳通气反应曲线的斜率可维持在正常范围内。

（5）对心血管系统的主要作用是减慢心率，降低全身血管阻力，间接降低心肌收缩力、心排血量和血压。单次静脉注射右美托咪定时，血流动力学可出现双相变化。

（6）肌内注射或静脉给药时可出现严重的心动过缓（<40 次/分），偶可发生窦性停搏，通常可自行缓解，给予抗胆碱药物治疗有效。

3. 药物代谢动力学

（1）右美托咪定分布迅速，绝大部分在肝脏代谢，经尿和粪便排泄。

（2）右美托咪定的血浆蛋白结合率为 94%，其全血与血浆药物浓度比值为 0.66。

（3）右美托咪定的分布半衰期约为 5 min，消除半衰期为 2~3 h。其药代动力学参数不受年龄、体重或肾衰竭的影响，但与患者身高有关。

4. 临床应用

右美托咪定不仅用于 ICU 机械通气患者的短时镇静，还用于术中镇静和辅助镇痛，以及诊断性操作的镇静。其不宜单独用于麻醉诱导和维持，但可作为麻醉辅助用药，减少镇静、催眠和阿片类药的用量。

（1）右美托咪定用于术后机械通气患者的镇静时优于丙泊酚，可改善 PaO_2/FiO_2 的比值。负荷剂量 0.5~1.0 μg/kg，后继续以 0.1~1.0 μg/（kg·h）的速度输注可维持充分的镇静。持续输注时间应小于 24 h。缓慢注射可以减少严重心动过缓和其他血流动力学紊乱的发生。

（2）右美托咪定作为麻醉前用药，其静脉剂量为 0.33 ~ 0.67 μg/kg，于术前 15 min 给药，也可于术前 45 ~ 90 min 肌内注射给药，剂量为 2.5 μg/kg，可有效减轻低血压和心动过缓等心血管不良反应，并可减少吸入麻醉药的用量，减轻气管插管时的血流动力学反应。

（3）静脉输注右美托咪定可用于麻醉维持，其负荷剂量为 170 ng/（kg·min），10 min 输完，然后以 10 ng/（kg·min）速度持续输注，可减少吸入麻醉药和镇痛药的用量，但应注意可能出现低血压和心动过缓。

（4）短小手术的镇静可予以右美托咪定 2 μg/kg 肌内注射，或以 0.7 μg/（kg·min）平均速度输注时可维持 BIS 指数在 70 ~ 80，停止输注后，其镇静恢复时间长于丙泊酚，但术后 1 h 阿片类药物的用量较低。

5. 不良反应

（1）主要的不良反应是低血压、心动过缓，甚至心脏停搏，阿托品可改善心动过缓。

（2）可引起口干，主要为唾液分泌减少所致。

6. 禁忌证

心脏传导阻滞、严重心功能不良患者慎用。

（刘思洋）

第三节　肌肉松弛药

肌肉松弛药，简称肌松药。这类药物选择性地作用于骨骼肌神经肌肉接头，暂时阻断了神经肌肉间的兴奋传递，产生肌肉松弛作用。肌松药的应用使外科手术不再依靠深麻醉来满足肌松要求，从而减少了深麻醉带来的诸多弊端，现已成为全身麻醉中重要的辅助用药。

一、作用机制与分类

神经肌肉传导涉及神经肌肉接头的超微结构、乙酰胆碱的合成、储存、释放、代谢等环节。

神经肌肉接头的结构由 3 部分组成：①运动神经元轴突末梢（称为突触前膜或接头前膜）；②肌纤维在该部相应的增厚部分（称为突触后膜或接头后膜）；③介于突触前膜与突触后膜之间的间隙（称为突触间隙或接头间隙）。骨骼肌收缩源于神经肌肉接头（NMJ）的乙酰胆碱（ACh）释放，解剖上，NMJ 为运动神经末梢突触前膜与骨骼肌纤维突触后膜之间的突触。在运动神经元末梢聚集着很多囊泡，囊泡中包含 ACh 分子，动作电位传至神经末梢时，ACh 释放，进入突触间隙。

（一）肌松药的作用机制

1. 突触后膜变化

（1）突触后烟碱受体的两个蛋白亚基同时与 ACh 结合后，受体即被激活，肌细胞膜通透性改变，Na^+ 内流，膜内电位负值减少（去极化），产生动作电位，骨骼肌收缩。

（2）Ca^{2+} 从肌浆网释出，促使动作电位传播，肌球蛋白三磷酸腺苷激活，引发肌丝"兴奋—收缩"偶联。

（3）乙酰胆碱酯酶（真性胆碱酯酶）仅需数毫秒即可将 ACh 水解为胆碱和醋酸盐，阻止突触后膜持续去极化。胆碱再用以合成新的 ACh。

2. 突触前膜变化

（1）生理状态下高频刺激，ACh 库中 ACh 消耗快于再充满，ACh 正常释放减少。肌松药存在时，ACh 释放减少，使每一刺激对应的骨骼肌反应出现渐进性衰减。

（2）衰减为非去极化肌松药的重要特征，可用于非去极化肌松药的监测。

（二）肌松药的分类

1. 根据肌松药的药效分类

根据等效剂量的肌松药的起效时间可分为超快速、快速、中速和慢速 4 类，根据肌松药的作用时间可分为超短效、短效、中效和长效 4 类。

（1）肌颤搐 25% 恢复时间短于 8 min 的为超短效肌松药，如琥珀胆碱。

（2）肌颤搐 25% 恢复时间在 8～20 min 的为短效肌松药，如米库氯铵。

（3）肌颤搐 25% 恢复时间在 20～50 min 的为中时效，如阿曲库铵、顺阿曲库铵、维库溴铵和罗库溴铵。

（4）肌颤搐 25% 恢复时间超过 50 min 的为长时效，如泮库溴铵、哌库溴铵和杜什氯铵。

肌松药选择性的松弛骨骼肌，但不同部位的骨骼肌对肌松药的敏感性不同。躯体肌和四肢肌对肌松药的敏感性高于喉内收肌和膈肌。肌松药在喉内收肌和膈肌的起效时间比拇内收肌快，可能与喉内收肌和膈肌的血液供给比外周肌群丰富有关。

2. 根据作用机制分类

按作用机制不同，肌松药可分为去极化肌松药与非去极化肌松药。

（1）去极化肌松药与非去极化肌松药的主要作用部位均在接头后膜，两者均与 ACh 竞争 N_2 受体 α 亚基上的 ACh 结合部位，不同的是阻滞方式。

去极化肌松药是 N_2 受体激动药，与受体结合后可使受体构型改变，离子通道开放，产生与 ACh 相似但较持久的去极化作用。目前临床上应用的去极化肌松药只有琥珀胆碱。

（2）非去极化肌松药是 N_2 受体阻断药，与受体上 2 个 ACh 结合部位之一结合或 2 个均被结合后，受体构型不改变，离子通道不开放，不能产生去极化，从而阻滞了神经肌肉兴奋传递。

1）非去极化肌松药与突触受体结合（必须至少与 1 个 α 蛋白亚基结合），竞争性产生肌松作用。

2）ACh 过多，尤其应用抗胆碱酯酶药时，可影响正常神经肌肉传递功能。

3）常用的非去极化肌松药有米库氯铵、维库溴铵、顺阿曲库铵、罗库溴铵、哌库溴铵等。

二、临床常用肌松药

（一）去极化肌松药

去极化肌松药的作用机制复杂且有许多因去极化作用引起的不良反应和并发症，因而去极化肌松药在临床中的应用受到了限制，目前临床中应用的去极化肌松药只有琥珀胆碱。

琥珀胆碱具有起效快、时效短的特征，不能为任何非去极化肌松药所替代，是一种非常有用的肌松药。

1. 琥珀胆碱的药理学

（1）琥珀胆碱被血浆胆碱酯酶（假性胆碱酯酶）迅速水解为胆碱和琥珀酰单胆碱，消除半衰期为 2~4 min，琥珀酰单胆碱的肌松作用约为琥珀胆碱的一半。

（2）麻醉性镇痛药—氧化亚氮复合麻醉时，琥珀胆碱的 ED_{95} 为 0.30~0.35 mg/kg。

（3）静脉注射大剂量 1~2 mg/kg 琥珀胆碱，通常 1 min 内起效。静脉注射琥珀胆碱 1 mg/kg，肌张力完全恢复需 10~12 min。

（4）少部分（1/1 500~1/3 000）患者具有遗传性不典型血浆胆碱酯酶，该酶不能水解琥珀胆碱。静脉注射 1.0~1.5 mg/kg 琥珀胆碱，持续作用时间为 3~6 h。

2. 对骨骼肌的作用

琥珀胆碱与突触后烟碱受体结合，表现出 ACh 样作用。琥珀胆碱还与接头外受体和突触前受体结合。

（1）琥珀胆碱引起的去极化作用为不协调的骨骼肌纤维成束收缩。

（2）琥珀胆碱增加咬肌张力，可能为气管内插管带来困难，咬肌痉挛可能与恶性高热有关。

（3）预先静脉注射少量非去极化肌松药，可防止琥珀胆碱引起强烈去极化表现，提示突触前受体主要与肌纤维成束收缩有关。

（4）琥珀胆碱对 NMJ 的阻断作用大概是由于其脱敏作用，即琥珀胆碱持续作为受体激动剂，以致敏感受体缺乏，使机体处于脱敏状态。

3. 去极化阻滞特点

（1）琥珀胆碱最初产生的阻滞为Ⅰ相阻滞。

（2）持续、大剂量应用琥珀胆碱，可能发生Ⅱ相阻滞，出现非去极化阻滞特点。Ⅱ相阻滞的出现与琥珀胆碱效应的快速减敏表现相一致。

4. 琥珀胆碱的不良反应

（1）Ⅱ相阻滞：其发生与用量、维持时间、用药方式和配伍用药等有关。长时间静脉滴注或反复静脉注射容易发生Ⅱ相阻滞。重症肌无力、电解质紊乱和血浆胆碱酯酶异常等患者易发生。

（2）心血管反应：可引起窦性心动过缓、交界性心律和各种室性心律失常。

（3）高钾血症：琥珀胆碱引起肌纤维去极化使细胞内 K^+ 释放，可导致高钾血症，引起严重心律失常。大面积烧伤、多发性创伤、严重腹腔感染、脊髓或神经损伤等患者应避免使用琥珀胆碱。

（4）肌纤维成束收缩：在用药前 3~5 min，静脉注射小剂量非去极化肌松药可消除。

（5）眼内压增高：由于琥珀胆碱对眼外肌的痉挛性收缩作用，预先静脉注射少量非去极化肌松药也不能完全防止。

（6）颅内压升高：琥珀胆碱可使 $PaCO_2$ 升高，致颅内血管扩张、脑血流量增加，引起颅内压升高。

（7）胃内压升高：对饱胃患者可能引起胃内容物反流误吸。

（8）术后肌痛：肌纤维成束收缩并非其决定因素。

（9）恶性高热：咬肌痉挛可为其早期征象。

（10）类过敏反应：可能与琥珀胆碱的组胺释放作用有关。

（二）非去极化肌松药

非去极化肌松药根据化学结构的不同可分为甾类、苄异喹啉类和其他复合物类。根据等效剂量的起效时间和作用时程可以分为长效、中效和短效类肌松药。

非去极化肌松药的特点：给予持续强直刺激和四个成串刺激时，肌颤搐出现衰减；强直刺激后出现易化；无肌纤维成束收缩；可被抗胆碱酯酶药拮抗；可被其他非去极化肌松药强化。

1. 阿曲库铵

（1）阿曲库铵为苄异喹啉类、中时效非去极化肌松药。

（2）快速静脉注射大剂量（$>2ED_{95}$）阿曲库铵，因组胺释放出现低血压和心动过速，若注药时间在 1 min 以上，可减弱组胺释放所致的不良反应。

（3）阿曲库铵不经肝脏或肾脏代谢，所有年龄组患者需用剂量相似。阿曲库铵同所有非去极化肌松药一样，用于消瘦患者时均应减量。

2. 顺阿曲库铵

（1）顺阿曲库铵为苄异喹啉类、中时效非去极化肌松药。

（2）顺阿曲库铵的效能比阿曲库铵强，ED_{95} 为 0.05 mg/kg。大剂量（$8ED_{95}$）不引起组胺释放，无心血管不良反应。

（3）以恒定速率持续静脉输注顺阿曲库铵，易于维持稳定的肌松作用。顺阿曲库铵不经肝脏和肾脏消除，肌张力恢复不依赖药物用量或持续用药时间。

（4）抗胆碱酯酶药促进肌张力恢复。

3. 米库氯铵

（1）米库氯铵是短时效非去极化肌松药，其为 3 种同分异构体混合物，由血浆胆碱酯酶分解。不典型血浆胆碱酯酶患者，米库氯铵较琥珀胆碱起效更慢，时效更长。

（2）静脉注射 0.25 mg/kg，起效时间约 30 s。95% 肌颤搐恢复时间为 30 min，若肌张力迅速自然恢复，则不必拮抗。

（3）应用 2 倍 ED_{95} 剂量，心血管反应不明显；但应用 3 倍 ED_{95} 剂量，则使组胺充分释放，短暂降低平均动脉压约 15%。

（4）抗胆碱酯酶药促进肌张力自然恢复，没有证据证明其抑制了血浆胆碱酯酶。

4. 泮库溴铵

（1）泮库溴铵为长时效甾类非去极化肌松药，但无任何内分泌效应。

（2）泮库溴铵代谢为 3 羟基化合物，其肌松作用约为泮库溴铵的 50%。

（3）泮库溴铵可适度（通常 15%）增快心率，升高血压，增加心排血量。

（4）泮库溴铵不释放组胺。

（5）应用大剂量阿片类药物麻醉的患者，用泮库溴铵进行肌松优于对心血管无影响的肌松药。

（6）与新型、价格更昂贵的短、中时效非去极化肌松药相比，泮库溴铵一直以来更广泛应用于临床，主要是基于其价格优势，可用于时间超过 2 h 手术的非去极化肌松药，其价格最低廉，但常规应用可增加术后骨骼肌无力的发生率。

（7）泮库溴铵的肌松作用比中时效非去极化肌松药更难以逆转。

5. 罗库溴铵

（1）罗库溴铵为氨基甾类非去极化肌松药，起效较维库溴铵更快，而时效和药代动力学特点相似。静脉注射 1 mg/kg 后 60 s 即可得到良好的插管条件，与静脉注射 1 mg/kg 琥珀胆碱相似。

（2）与其他短、中时效非去极化肌松药相比，罗库溴铵对膈肌和喉肌的肌松作用快于拇内收肌，产生相同的肌松程度约需 2 倍剂量。

（3）静脉注射大剂量（4ED$_{95}$）无血流动力学变化或组胺释放。

6. 维库溴铵

（1）维库溴铵为中时效氨基甾类非去极化肌松药，无组胺释放或心血管不良反应。

（2）维库溴铵为泮库溴铵分子去甲基生成的单季铵化合物，这使其 ACh 样作用减弱，脂溶性增强，促进了肝吸收。

（3）维库溴铵经自发脱乙酰基作用代谢，代谢产物中 3 羟基维库溴铵的肌松作用最强，约为维库溴铵的 60%，经肾脏排泄。长期用于机械通气患者，肌无力时间延长。

（4）维库溴铵用于男性的效能较女性差，时效亦较短，大概由于女性分布容积低，导致血药浓度高所致。

（5）维库溴铵在静脉套管中与硫喷妥钠意外混合，可形成巴比妥酸混合物，阻塞静脉套管。

（6）维库溴铵时效短、无阻断心脏迷走神经作用，所以适用于缺血性心脏病患者或时间较短的门诊手术。

三、临床应用

肌松药主要用于辅助气管内插管和提供外科手术所需的肌肉松弛。所需的神经肌肉阻滞强度因外科操作的不同而不同。临床中，应用肌松药需要考虑的重要安全因素是肌松药对心血管和呼吸系统的不良反应以及神经肌肉阻滞作用是否充分恢复到正常水平。

（一）肌松药在麻醉期间的应用

快速静脉注射较大剂量的肌松药虽可较快地完全抑制肌颤搐，但常伴有时效的延长和不良反应的增加，尤以长效肌松药更为明显。

1. 影响肌松药起效的因素

肌松药的起效速度是满足快速安全气管内插管的必要条件，其起效时间受多种因素的影响，包括药物到达神经肌肉接头的速度、受体的亲和力、血浆清除率和肌松药的作用机制等。

（1）非去极化肌松药的起效速度和药物的效能成反比：ED$_{95}$高（效能低）则起效快，反之亦然。

（2）肌松药在与插管条件有关的肌肉部位（喉内收肌、膈肌和咬肌）比经典监测肌松效应的部位（拇内收肌）起效更为迅速。

1）与插管条件有关的肌肉中，肌松药效应发生速度更快，持续时间更短，恢复速度也更快。

2）肌肉的血流更能决定非去极化肌松药的起效时间和消退时间。

2. 肌松药用于快速气管内插管

（1）琥珀胆碱在 60 ~ 90 s 内能提供持续肌松状态，可用于快速气管内插管。罗库溴铵起效较快，一般插管量用 $2ED_{95}$ 量，90 s 左右即可达到良好的气管插管条件。

（2）通过预给药方法或增大肌松药量可使起效时间加速。

1）预注原则：在注入插管剂量的非去极化肌松药之前 2 ~ 4 min，可以先预注小剂量的肌松药（大约是 ED_{95} 的 20% 或者插管剂量的 10%）。预注的方法可使大部分非去极化肌松药的起效时间提前 30 ~ 60 s，在第二剂量后约 90 s 内即可完成气管内插管。但预注法增加了误吸和吞咽困难的危险，少数会出现呼吸困难，应加强监测，预防反流误吸。

2）增大肌松药量：90 s 内必须完成气管内插管时通常建议采用增大肌松药的药量。增大药量在缩短起效的同时延长时效与增加潜在性心血管不良反应。常用气管插管时的肌松药量一般为该药的 $2ED_{95}$ 量，而在紧急气管插管时肌松药量要增大至 3 ~ $4ED_{95}$ 量。

（3）行快速麻醉诱导和气管内插管应注意：须预先充分氧合；要给予足够剂量的静脉麻醉药以确保患者有足够的麻醉深度；注射诱导药物后要压迫环状软骨。

3. 小剂量肌松药用于气管内插管

（1）小剂量肌松药不适用于快诱导插管。

（2）小剂量肌松药可用于常规气管内插管。

（3）应用小剂量肌松药的优点：①缩短神经肌肉阻滞作用的恢复时间；②减少抗胆碱酯酶药的需要量。

4. 肌松药用于麻醉维持

在手术期间，应根据外科手术对肌松的要求追加肌松药，并且使用能满足外科肌松要求的最低剂量来维持所需的肌松深度，以避免残余肌松作用时间延长或参与肌松作用拮抗不充分。

（1）肌松药的维持剂量只需初始剂量的 1/4（中效或短效肌松药）或 1/10（长效肌松药），而且只在初始剂量的肌松作用已经明显恢复时才有必要给予补充剂量。

（2）持续输注或静脉滴注中效或短效肌松药来维持肌松水平对于保持肌松水平稳定和快速调整肌松水平以满足外科要求非常实用。可维持稳态的血药浓度，避免给药过量，且停药后一般恢复迅速、恒定。

（3）维持肌松最常用的方法是间断静脉注射，根据肌松药消除半衰期的长短，间隔一定时间追加初量的 1/5 ~ 1/3。间断静脉注射使血药浓度难以维持在稳定状态，肌松程度随着血药浓度变化而改变。尤其是时效短的肌松药用间断静脉注射，其肌颤搐抑制难以维持在相对恒定的水平。

（4）影响术中肌松的因素很多，在术中肌松不佳时应用肌松药是首要的措施，但同时要考虑麻醉深度，及时增加吸入全身麻醉药或麻醉性镇痛药，以及复合硬膜外阻滞或蛛网膜下隙阻滞等。

5. 肌松药的复合应用

（1）琥珀胆碱与非去极化肌松药合用：去极化和非去极化肌松药合用时其作用是互相拮抗的。琥珀胆碱与非去极化肌松药合用临床中常见于 3 种情况：①全身麻醉过程为了减轻琥珀胆碱的不良反应，在静脉注射琥珀胆碱前数分钟先静脉注射小剂量的非去极化肌松药，其后静脉注射琥珀胆碱的作用被减弱，但泮库溴铵可增强琥珀胆碱的作用；②全身麻醉诱导时用琥珀胆碱行气管内插管，随后肌松维持用非去极化肌松药，此时琥珀胆碱增强其后的非去极化肌松药作用；③麻醉诱导和手术过程中用非去极化肌松药，在手术结束时为满足短时深肌松要求而静脉注射琥珀胆碱，这种方法可导致恢复状况难以预料，临床上应避免应用。

（2）非去极化肌松药的复合应用。

1）前后复合应用：两种不同时效的肌松药前后复合应用时，前者将影响后者的时效。如长效肌松药后加用中时效或短时效肌松药，前者使后者的作用时间延长。

2）同时复合应用：化学结构属同类的两种肌松药复合应用会出现叠加作用，不同类的两种肌松药复合应用会出现协同作用。

（二）肌松药在 ICU 中的应用

1. 肌松药在 ICU 中应用范围

（1）消除患者自发呼吸与机械通气不同步产生的抵抗。

（2）治疗痉挛性疾病，如破伤风、肉毒杆菌中毒及癫痫持续状态等。

（3）降低气管插管行机械通气时的气道峰压，减少发生气压伤的危险。

（4）防止降温时产生寒战，控制咳嗽和自主活动，降低氧耗。

2. ICU 中肌松药的选择与应用

（1）首先要考虑的是该药的临床特性，尤其是时效、不良反应和消除途径。

（2）考虑病情，尤其是肝、肾功能。

（3）肌张力抑制控制在 80% 左右，这样停药后可避免因用药过量而延迟肌张力恢复。

3. 不良反应

（1）不能有效咳嗽，下气道分泌物排出困难。

（2）ICU 中患者长期应用肌松药最大的问题是引起严重肌病，以致患者脱机后，自发呼吸不能维持最低的有效分钟通气量。

（三）与其他药物相互作用

药物间的相互作用是指给予一种药物以后改变了另一种药物的药理效应或药代动力学在体内的现象。术前及术中应用的许多药可以通过不同途径与肌松药产生相互作用，从而增强和减弱肌松药作用及其不良反应。

1. 非去极化肌松药的相互作用

两种非去极化肌松药联合应用会出现叠加作用或者协同作用。

（1）化学结构属同类的两种肌松药复合应用会出现叠加作用。

（2）复合应用化学结构不同（如甾类和苄异喹啉类）的肌松药会产生协同作用。

（3）时效不同的非去极化肌松药前后复合应用，后用的肌松药的时效受前一肌松药时效的影响，要使前一肌松药对其后追加的另一种肌松药的时效没有明显影响，其间隔时间至少要相当于前一种肌松药 3~4 个消除半衰期的时间。

2. 琥珀胆碱与非去极化肌松药的相互作用

琥珀胆碱与非去极化肌松药的相互作用取决于给药的顺序和药物的剂量。

（1）先应用非去极化肌松药，后应用琥珀胆碱，则琥珀胆碱的作用被减弱。

（2）先应用琥珀胆碱，后应用非去极化肌松药，则后者作用加强。

（3）泮库溴铵可抑制血浆胆碱酯酶，增强琥珀胆碱的作用。

3. 与吸入麻醉药的相互作用

吸入麻醉药可增强非去极化肌松药的神经肌肉阻滞作用。

（1）吸入麻醉药可减少肌松药的剂量，延长肌松药的作用时间和神经肌肉阻滞作用的恢复时间。

（2）吸入麻醉药对非去极化肌松药的神经肌肉阻滞作用的增强作用与麻醉过程、特定的吸入麻醉药和麻醉药的使用浓度相关。

（3）吸入麻醉药对肌松药的神经肌肉阻滞作用的增强顺序为：地氟烷＞七氟烷＞异氟烷＞氟烷＞氧化亚氮。

（4）弱效的麻醉药具有更高水溶性，能产生较强的临床肌肉松弛效应。地氟烷和七氟烷的血/气和组织/气溶解度低，因此，这两种药物更容易达到呼气末浓度和神经肌肉接头处的平衡。

（5）挥发性麻醉药和肌松药之间的相互作用是药效动力学的相互作用。

4. 与抗生素的相互作用

（1）在不用肌松药的情况下，大多数抗生素可引起神经肌肉阻滞作用。

（2）氨基糖苷类抗生素主要抑制突触前膜中乙酰胆碱的释放，也可降低突触后膜 nAChR 对乙酰胆碱的敏感性，因而与肌松药合用时可增强肌松药的作用。

（3）使用氨基糖苷类抗生素后，肌松药的神经肌肉阻滞作用会难以拮抗。

（4）抗生素与肌松药合用时，钙不能使神经肌肉阻滞作用快速恢复。

1）钙产生的神经肌肉阻滞拮抗作用不能持久。

2）钙会影响抗生素的抗菌效应。

5. 与局部麻醉药和抗心律失常药的相互作用

（1）静脉应用大量局部麻醉药时，会阻滞神经肌肉的传导。局部麻醉药的剂量较小时可增强去极化及非去极化肌松药的神经肌肉阻滞作用。

1）局部麻醉药对突触前膜、突触后膜和肌膜都有作用。

2）普鲁卡因还能抑制丁酰胆碱酯酶，可能通过降低丁酰胆碱酯酶对琥珀胆碱和美维库铵的水解，增强这两种药物的神经肌肉阻滞作用。

（2）有些抗心律失常药可增强肌松药的阻滞作用，如维拉帕米，但其相互作用的临床意义不大。

6. 与镁和钙的相互作用

（1）硫酸镁能增强非去极化肌松药的神经肌肉阻滞作用。

1）高浓度的镁能抑制位于突触前神经末梢的钙通道，而钙能激发乙酰胆碱的释放。

2）镁离子对接头后电位有抑制效应，引起肌纤维膜兴奋性降低。

（2）钙能刺激运动神经末梢释放乙酰胆碱，增强肌肉兴奋—收缩偶联作用。钙浓度增加会降低肌肉神经模型对 dTc 和泮库溴铵的敏感性。

7. 与抗癫痫药物的相互作用

抗惊厥药物在神经肌肉接头处抑制乙酰胆碱的释放。长期接受抗惊厥药物治疗的患者对非去极化肌松药有抵抗作用，临床表现为神经肌肉阻滞作用恢复速度快，需增大药物剂量以获得完全神经肌肉阻滞效果。

（刘思洋）

第四节　阿片类药物

阿片类药物主要作用于中枢神经系统，选择性地消除或缓解痛觉，并改变因疼痛导致的情绪反应。阿片类药物的主要效应为镇痛，因而常作为全身麻醉诱导和维持的辅助用药，并用于术后镇痛，但阿片类药物反复应用可导致耐受性和成瘾性。

一、药理学作用

1. 中枢神经系统

（1）产生剂量依赖性的镇静和镇痛作用，大剂量时可使患者的意识消失，产生遗忘作用，但其遗忘作用不可靠。

（2）在保持二氧化碳分压正常的前提下，阿片类药可降低脑血流量和脑代谢率。

（3）大部分阿片类药物对脑电图的影响很小，但哌替啶可引起脑电图兴奋。

（4）可刺激延髓化学感受器触发带，引起恶心、呕吐。

（5）反复给予阿片类药物，身体可产生依赖性。

（6）可通过对副交感神经支配的瞳孔产生兴奋作用而引起瞳孔收缩。

2. 呼吸系统

（1）可产生剂量依赖性呼吸抑制，先是呼吸频率的减少，增大剂量时潮气量明显减少，当与其他呼吸抑制药物合用时，呼吸抑制作用加强。

（2）降低通气对高碳酸血症和低氧血症的反应。

（3）阿片类药物可有效抑制气管插管等气道刺激引起的支气管收缩反应。敏感患者给予吗啡和哌替啶可出现组胺诱发的支气管痉挛。

（4）阿片类药物（特别是芬太尼、舒芬太尼和阿芬太尼）可引起胸壁强直，严重时可以阻止有效的通气。其发生率与药物的效价、剂量、注射速度等有关。给予肌松药可有效缓解肌强直，镇静剂量的苯二氮䓬类药物或丙泊酚预处理，可减少发生率。

3. 心血管系统

（1）对心肌收缩力的影响较小，除哌替啶外，其他阿片类药物不抑制心肌收缩力。但阿片类药物和其他麻醉药（如氧化亚氮、苯二氮䓬类、巴比妥类药物和吸入麻醉药）复合应用可引起严重的心肌抑制。

（2）除哌替啶外的其他阿片类药物可引起剂量依赖性心动过缓，哌替啶可引起心率增快。

（3）心动过缓、静脉血管扩张和交感反射降低，可引起血管阻力降低、血压下降。大剂量的吗啡和哌替啶可引起组胺释放，引起体循环血管阻力和血压下降。

4. 内分泌系统

（1）可通过减弱伤害性感受以及影响中枢介导的神经内分泌反应来降低应激反应，并抑制垂体—肾上腺素轴的分泌。

（2）内源性阿片肽除自身发挥应激性激素的作用外，还可作为其他激素分泌的调节剂。

（3）芬太尼及其同类药物可呈剂量依赖性地控制应激反应引起的激素水平变化。

5. 消化系统

（1）减慢胃排空，减少肠分泌，增加胃肠平滑肌张力，减少胃肠蠕动。

（2）收缩奥迪括约肌，增加胆管压力，诱发胆绞痛。

6. 泌尿系统

抑制膀胱括约肌和降低排尿意识，可发生尿潴留。

二、分类

阿片类药物的分类可以按药物的来源进行分类，也可以按照阿片类药物与阿片受体的关系进行分类。

（一）按药物的来源分类

阿片类药物按其药物来源可分为天然型、半合成形和合成形 3 类，其中天然型又可分为 2 类，合成形阿片类药物又可分为 4 类。

1. 天然的阿片生物碱

按化学结构分为：①烷基菲类，如吗啡、可待因；②苄基异喹啉类，如罂粟碱。

2. 半合成的衍生物

如二乙酰吗啡（海洛因）、双氢可待因。

3. 合成的麻醉性镇痛药

按其化学结构不同，又分为：①苯基哌啶类，如哌替啶、苯哌利定、芬太尼族；②吗啡南类，如羟甲左吗南；③苯并吗啡烷类，如喷他佐辛；④二苯甲烷类，如美沙酮。

（二）按药物与阿片受体的相互作用分类

按照药物与阿片受体的相互作用可将阿片类药物分为阿片受体激动药、阿片受体激动—拮抗药和阿片受体拮抗药（表2-3）。

表 2-3　阿片类药物分类

分类	药物代表
阿片受体激动药	吗啡、哌替啶、苯哌利定、芬太尼族
阿片受体激动—拮抗药	
以激动为主的药物	喷他佐辛、丁丙诺啡、布托啡诺、纳布啡
以拮抗为主的药物	烯丙吗啡
阿片受体拮抗药	纳洛酮、纳曲酮、纳美芬

1. 阿片受体激动药

主要激动 μ 受体，如吗啡、哌替啶等。

2. 阿片受体激动—拮抗药

又称部分激动药，主要激动 κ 和 σ 受体，对 μ 受体有不同程度的拮抗作用，如喷他佐辛等。

3. 阿片受体拮抗药

主要拮抗 μ 受体，对 κ 和 δ 受体也有一定的拮抗作用。

三、耐受、成瘾与依赖

（一）药物的耐受性与依赖性

药物依赖性是指药物与机体相互作用造成的一种精神状态，有时也包括身体状态，表现出一种强迫性地要连续或定期使用该药的行为和其他反应，为的是要感受它的精神效应，有时也是为了避免由于戒断引起的不适。

药物耐受性是指机体对药物的敏感性降低，需增大药物剂量才能达到原有效应。

同一个人可以对 1 种以上药物产生依赖性。产生依赖性的过程多数伴有耐受性产生，少数可不产生耐受性。产生耐受性的药物不一定引起依赖性。

（二）依赖性物质的分类

1. 麻醉药品

①阿片类，阿片 μ 受体激动药，如吗啡、海洛因、哌替啶、美沙酮等；②可卡因类，包括可卡因、古柯叶等；③大麻类。

2. 精神药品

①镇静催眠药和抗焦虑药，如巴比妥类、苯二氮䓬类等；②中枢兴奋药，如苯丙胺类、咖啡因等；③致幻剂，如麦角二乙胺等。

3. 其他

烟草、乙醇、挥发性有机溶剂等。

（三）阿片类药物依赖性的发生机制

长期接受阿片类药后，G 蛋白-cAMP 系统发生适应，逐渐上调，形成稳态。当骤然撤药时，上调的 G 蛋白-cAMP 系统失去阿片类药的抑制而导致稳态失衡，G 蛋白-cAMP 系统急剧增高，引发 cAMP 依赖蛋白激酶（PKA）的活性升高；随之一些 PKA 底物蛋白（如儿茶酚胺生物合成的限速酶酪氨酸羟化酶）的磷酸化增加，从而出现一系列的戒断症状，尤以去甲肾上腺素能系统紊乱为明显。

（四）药物依赖的临床表现

长期使用依赖性药物，可造成精神和身体上的严重损害，临床表现包括精神、心理障碍、戒断症状和其他相关并发症。

1. 精神、心理障碍

（1）精神障碍是吸毒所致的最主要和最严重的身心损害，可表现为幻觉、思维障碍、人格改变等。

（2）渴求与强迫性觅药行为：是精神依赖的特征性表现。

（3）人格改变和社会功能丧失。

2. 戒断综合征

戒断综合征是指突然停止或减量使用依赖性药物，或使用依赖性药物的拮抗剂引起的一系列心理、生理功能紊乱的临床症状和体征。主要变现为流涕、流泪、打哈欠、恶心、呕吐、腹痛、出汗、冷热交替出现、血压升高、脉搏增快、抽搐等，严重者可出现自残行为。

3. 中毒反应

一次性过量使用可引起急性中毒反应，严重者如不及时治疗可导致死亡。

四、临床常用阿片类药物

阿片类药物可分为阿片受体激动药、阿片受体激动—拮抗药和阿片受体拮抗药 3 大类。

（一）阿片受体激动药

阿片受体激动药是指主要作用于 μ 受体的激动药。其典型代表是吗啡。自哌替啶合成以来，又相继合成了一系列药物，其中在临床麻醉应用最广的是芬太尼及其衍生物。所谓麻醉性镇痛药主要也是指这类药物。

1. 吗啡

吗啡是阿片中的主要生物碱，在阿片中的含量约为 10%，临床所用的制剂为其硫酸盐或盐酸盐。

（1）临床应用。

1）镇痛：吗啡主要用于急性疼痛患者，晚期癌症患者的三阶梯止痛。

2）急性左心衰竭：吗啡在临床上还常作为治疗急性左心衰竭所致急性肺水肿的综合措施之一，以减轻呼吸困难，促进肺水肿消失。

3）吗啡起效慢，与快速起效的阿片样物质相比，难以作为麻醉辅助药。

（2）不良反应。

1）一般不良反应有眩晕、恶心、呕吐、呼吸抑制、便秘、排尿困难、心动过缓等。

2）可产生耐受性，易成瘾。

3）过量可引起急性中毒：主要表现为昏迷、深度呼吸抑制、瞳孔极度缩小呈针尖样、血压下降甚至休克。

（3）禁忌证：①支气管哮喘；②上呼吸道梗阻；③严重肝功能障碍；④伴颅内高压的颅内占位性病变；⑤诊断未明确的急腹症；⑥待产妇和哺乳妇女；⑦1 岁以内婴儿。

2. 哌替啶

哌替啶又称度冷丁，为苯基哌啶的衍生物。

（1）临床应用。

1）代替吗啡用于各种剧痛，治疗胆绞痛宜与阿托品等解痉药合用。

2）麻醉前辅助用药。

3）治疗寒战：静脉注射 25 ~ 50 mg 哌替啶可有效减轻术后寒战，而等效镇痛剂量的吗啡、芬太尼则无效。

（2）不良反应。

1）应用大剂量哌替啶可出现中枢神经系统兴奋现象，表现为癫痫样发作；也可抑制心肌收缩力，表现为低血压。

2）与等效镇痛剂量的吗啡、芬太尼相比，哌替啶引起胆管压力增高的程度较低。

（3）禁忌证：与吗啡基本相同。

3. 芬太尼

芬太尼及其衍生物阿芬太尼、舒芬太尼均为临床上最常用的阿片样物质。芬太尼的镇痛强度为吗啡的 50 ~ 100 倍，血浆药物浓度和镇痛作用直接相关。

（1）临床应用。

1）芬太尼可用作术前镇静或镇痛药，麻醉诱导前静脉注射或经黏膜给予 25 ~ 50 μg，患者可能出现呼吸抑制，必须密切监护。

2）芬太尼抑制喉镜和插管刺激引起的血流动力学反应，最常用于麻醉诱导。芬太尼的峰值效应较峰值血浆药物浓度滞后 3～5 min，因而置入喉镜前约 3 min 时应用芬太尼。

3）芬太尼及其衍生物最常用作平衡全身麻醉的镇痛成分。手术刺激强烈时，静脉注射 0.5～2.5 μg/kg 或 2～10 μg/（kg·h）持续静脉输注。

4）静脉注射大剂量芬太尼 50～150 μg/kg，可用作心脏手术的单一麻醉药，但对 ASA Ⅰ～Ⅱ级患者可能不产生完全遗忘作用。

5）静脉注射芬太尼 50～150 μg/h，可用于术后疼痛和癌性疼痛的镇痛。经黏膜给药可有效减轻癌性疼痛。

（2）不良反应。

1）静脉快速应用大剂量阿片类药物可产生骨骼肌僵硬。

2）阿片样物质复合应用氧化亚氮、苯二氮䓬类等抑制性药物，可改变阿片样物质血流动力学的稳定性，引起低血压。

3）静脉注射过快或大剂量易致呼吸抑制。

4）反复应用可产生依赖性。

5）不宜与单胺氧化酶抑制药合用。

（3）禁忌证：禁用于支气管哮喘、重症肌无力、颅脑肿瘤或颅脑外伤引起昏迷的患者。

4. 舒芬太尼

（1）临床应用。

1）舒芬太尼同芬太尼一样，最常用于平衡麻醉或大剂量（最高静脉注射 50 μg/kg）用于心脏手术。

2）置入喉镜前 1～3 min，静脉注射 0.3～1.0 μg/kg，可有效抑制插管刺激引起的血流动力学反应。

3）间断静脉注射 0.1～0.5 μg/kg 或持续静脉注射 0.3～1.0 μg/（kg·h），可用于维持平衡麻醉。

（2）不良反应。

1）舒芬太尼快速滴注可引起胸壁和腹壁肌肉僵硬而导致影响通气，可用非去极化型神经肌肉阻断药或阿片受体拮抗药处理。

2）舒芬太尼反复注射或大剂量注射后，可在用药后 3～4 h 出现呼吸抑制。

（3）禁忌证：肝、肾功能不全者慎用。

5. 阿芬太尼

（1）临床应用。

1）起效快，常用于麻醉诱导，静脉注射 120 μg/kg，2.0～2.5 min 内意识消失。

2）可迅速达到血脑平衡，直接置入喉镜前 60～90 s 静脉注射 30 μg/kg，即可抑制插管刺激引起的循环反应。

3）持续静脉输注 25～100 μg/（kg·h）阿芬太尼复合氧化亚氮或丙泊酚，用于维持麻醉。

（2）不良反应：可引起呼吸抑制。

（3）禁忌证：肝、肾功能不全者慎用。

（二）阿片受体激动—拮抗药

1. 地佐辛

（1）临床应用：地佐辛主要用于疼痛治疗和麻醉前给药。

1）肌内注射：推荐成人单剂量为 5～20 mg，应根据患者的体重、年龄、疼痛程度、身体状况及服用其他药物的情况调节剂量。必要时每隔 3～6 h 给药 1 次，最高剂量每次 20 mg，最多不超过 120 mg/d。

2）静脉注射：初剂量为 5 mg，以后 2.5～10 mg/2～4 h。

（2）不良反应：可致恶心、呕吐、头晕、尿潴留等，可出现注射部位疼痛。

（3）禁忌证：对阿片类镇痛药过敏者禁用。

2. 喷他佐辛

（1）临床应用：适用于慢性中度疼痛和麻醉前给药。

（2）不良反应：可致恶心、呕吐、头晕、便秘、尿潴留等。大剂量可引起呼吸抑制、血压上升及心率加速。肌内注射时可有注射区疼痛，严重者可发生组织坏死。

（3）禁忌证：急性心肌梗死、心绞痛患者。

3. 布托啡诺

（1）临床应用。

1）常用于镇静，治疗中、重度术后疼痛，也可用作麻醉前给药。

2）不升高胆管内压，对治疗术后寒战有效。

（2）不良反应：常见不良反应为嗜睡。镇痛剂量可引起心脏兴奋、肺动脉压升高。

（3）禁忌证：禁用于心肌梗死的疼痛治疗。

4. 丁丙诺啡

（1）临床应用：此药主要用于中度至重度的止痛，也可用作戒毒的维持治疗。

（2）不良反应：常见有头晕、嗜睡、恶心、呕吐等。呼吸抑制出现较晚，持续时间较长，需较大剂量纳洛酮才能对抗。长期应用可产生耐受性与成瘾性，戒断症状较轻。

（三）阿片受体拮抗剂

1. 纳洛酮

（1）临床应用。

1）主要用于麻醉性镇痛药急性中毒或手术后因阿片类药物引起的中枢抑制的解毒，也可用于成瘾者或复吸者的诊断及用戒毒药后的支持疗法。

2）纳洛酮作用时间为 1～4 h，若应用大剂量阿片类药或长效阿片受体激动剂，则可能重新出现呼吸抑制，因而估计呼吸抑制时间长时，给予负荷量后，再以 3～10 μg/（kg·h）持续静脉输注。

（2）不良反应：可出现恶心、呕吐等不良反应。

2. 纳屈酮

（1）纳屈酮为长效口服阿片受体拮抗剂，药理作用与纳洛酮相似，为阿片受体拮抗药，其拮抗强度为纳洛酮的 2 倍。作用持续时间可长达 24 h。

（2）口服后吸收迅速，1 h 血浆浓度达峰值，生物转化途径主要是还原后再与葡糖醛酸结合，最后从尿中排出。

（3）口服后消除半衰期 4～10 h，其差别与个体之间肠肝循环的变异有关。

（4）此药主要用于阿片类药成瘾者的治疗，先停用阿片类药 7～10 d，再试用纳洛酮证实不再激发戒断症状后可开始用纳曲酮治疗。

（5）由于此药目前只有口服制剂，临床麻醉中无应用价值。

五、临床应用

阿片类药物静脉注射后起效快，镇痛效果好，广泛应用于各种手术的麻醉和疼痛治疗，尤其适用于严重创伤、急性心肌梗死等引起的急性疼痛，以及手术后疼痛。

1. 阿片类药物在临床麻醉中的应用

（1）阿片类药单独应用或复合镇静药、抗胆碱药等其他药物，可作为术前用药。

（2）全身麻醉诱导：芬太尼及其衍生物舒芬太尼、阿芬太尼、瑞芬太尼可有效抑制伤害性刺激引起的血流动力学反应，在临床麻醉中与静脉全身麻醉药、镇静药和肌肉松弛药复合，麻醉诱导后行气管内插管。常用剂量芬太尼 2～6 $\mu g/kg$，阿芬太尼 25～52 $\mu g/kg$，舒芬太尼 0.3～0.5 $\mu g/kg$，瑞芬太尼 2～4 $\mu g/kg$，可有效抑制气管插管时的应激反应。

（3）全身麻醉维持：用于全凭静脉麻醉或静吸复合麻醉的镇痛，根据药物的药代动力学特点，采用分次静脉注射或持续输注的方式给药。在中、小手术，芬太尼可于手术开始前及手术过程中每 15～30 min 间断静脉注射 25～50 μg，或以 0.5～5.0 $\mu g/$（kg·h）的速度持续输注；舒芬太尼间断静脉注射 0.1～0.25 $\mu g/kg$，或以 0.5～1.5 $\mu g/$（kg·h）的速度持续输注；瑞芬太尼 0.25～2.0 $\mu g/$（kg·min）；阿芬太尼 0.5～2.0 $\mu g/$（kg·min）用于麻醉维持。

（4）大剂量阿片类药物的麻醉：是目前临床上心脏和大血管手术的主要麻醉方法。吗啡最先被用于大剂量阿片类药物麻醉，随后推荐使用芬太尼和舒芬太尼。

（5）监测下麻醉管理常用于手术刺激小、维持时间短的门诊手术，如人工流产、脓肿切开引流术等。

2. 阿片类药物用于患者镇痛

（1）在麻醉性监护和区域麻醉中常用阿片类药物缓解疼痛，单次应用阿片类药可缓解疼痛。吗啡起效慢，不能快速静脉滴注以产生作用。哌替啶 50～100 mg，可产生不同程度的镇痛作用。单次静脉注射芬太尼（1～3 $\mu g/kg$）、阿芬太尼（10～20 $\mu g/kg$）或舒芬太尼（0.1～0.3 $\mu g/kg$），能产生强效的、持续时间较短的镇痛作用。

（2）手术后镇痛、癌性患者镇痛：阿片类药物是治疗术后急性疼痛最常用、最有效的药物，这类药物对各种疼痛均有效，但对持续性钝痛的镇痛效力大于间断性锐痛，同时具有镇静、抗焦虑作用，能显著提高患者对疼痛的忍耐力。给药途径有肌内注射、静脉注射、经胃肠道给药、患者自控镇痛、椎管内镇痛等。依照癌性疼痛的三阶梯治疗原则，阿片类药物可用于癌症患者镇痛。

（刘思洋）

第五节　局部麻醉药

局部麻醉药（简称局麻药）能可逆地阻断神经冲动的发生和传导，使其相应的分布区域暂时失去感觉，尤其是痛觉，还可使运动和自主神经功能消失，从而为外科手术创造了手术条件。其临床应用极为广泛，临床麻醉中，局麻药的用法有多种，包括直接注入组织、表面应用和静脉注射，可产生临床效应的部位有椎管内、周围神经、黏膜、皮肤、心脏和气道。

一、药效动力学

1. 化学特性及其与药物活性和效能的关系

（1）临床常用的局麻药主要由芳香基团、中间链和氨基团这3部分组成，芳香基团为苯核，是局麻药亲脂疏水性的主要结构，这部分结构不同，也就决定了不同脂溶性的局麻药。中间链长 $0.6 \sim 0.9$ nm，由酯键或酰胺键组成，这部分决定了局麻药的代谢途径并影响其作用强度，在一定范围内，链增长则麻醉强度也增加。氨基大部分为叔胺，少部分为仲胺；氨基团决定了局麻药的亲水疏脂性，主要影响药物分子的解离度。

（2）根据中间链的不同，局麻药可分为酯类局麻药和酰胺类局麻药两大类。中间链为酯键者为酯类局麻药，常用的有普鲁卡因、氯普鲁卡因和丁卡因；中间链为酰胺键者为酰胺类局麻药，常用的有利多卡因、布比卡因、丙胺卡因、罗哌卡因和依替卡因等。

按局麻药作用时效分为：①短效局麻药，有普鲁卡因、氯普鲁卡因等；②中效局麻药，有利多卡因、甲哌卡因和丙胺卡因等；③长效局麻药，有丁卡因、布比卡因、罗哌卡因和依替卡因等。

（3）临床应用的局麻药多为弱碱性的叔胺或仲胺，胺不溶于水且不稳定，为了临床应用，必须与酸结合形成可溶于水的盐。在水溶液中，盐可解离为带电荷、可溶于水的阳离子和不带电荷、可溶于脂的碱基。碱基与阳离子的比例取决于局麻药本身的 pKa 与其周围的pH。pKa 为各局麻药所固有。

大多数局麻药的 pKa 为 $7.5 \sim 9.0$。pH 升高，碱基浓度增加，增强局麻药透过神经膜的能力。这就可以解释为什么酸中毒的患者使用局麻药时作用较差，尤其是作用较弱的局麻药。将局麻药的 pH 和 pKa 结合起来，可决定局麻药每一种形式的存在数量。

（4）脂溶性的大小与局麻药的作用强度相关，脂溶性高，其麻醉作用强度也大。增加局麻药的脂溶性，可增强局麻药通透神经膜和其他脂溶性隔室的能力，麻醉作用强度就增加，但减缓了局麻药的起效速度。

（5）蛋白结合影响局麻药活性，蛋白结合率越高，药物作用时间越长，因为局麻药仅非蛋白结合形式有药理活性。

（6）局麻药的分子结构决定其理化性质和药理性质，立体异构体不同，其在麻醉效能、药代动力学和全身毒性方面也有所不同。

2. 局麻药联合应用

（1）局麻药联合应用旨在利用不同药物的优缺点相互补偿，以便于获得较好的临床效果。一般将起效快的短效局麻药与起效慢的长效局麻药联合应用，临床中多先注入起效快的药物，而后在适当时机注入长效药物。例如利多卡因与丁卡因、布比卡因或罗哌卡因合用于硬膜外阻滞。

（2）局麻药联合应用，其全身毒性可能是叠加的。

3. 局麻药的快速耐药性

（1）局麻药的快速耐药性指反复注射相同剂量的局麻药之后，出现神经阻滞效能减弱，时效缩短，连续硬膜外阻滞时甚至有缩小阻滞节段范围的趋势。尤其是上次局麻药消退的第一次体征出现后 15 min 才追加局麻药，更容易出现快速耐药性。反复注药的次数越多就越容易出现耐药。

（2）快速耐药性与局麻药的 pKa 直接相关，如 pKa 接近于 7.4 的局麻药（如甲哌卡因）更易于出现。

（3）可能与注射部位的局部组织反应有关，例如组织水肿和纤维蛋白沉淀可阻碍药物的弥散。

（4）局麻药的快速耐药性可被用药间隔时间影响。及时追加局麻药、联合使用局麻药可有效延缓快速耐药性的发生。痛觉尚未恢复即追加用药，则不易引起快速耐药。

4. 增强局麻药活性的附加药物

（1）局麻药中加入适量肾上腺素，肾上腺素的收缩血管作用可以减慢局麻药在作用部位的吸收，降低血内局麻药的浓度，延长局麻药的作用时间，增强神经阻滞效能，减少全身不良反应。

肾上腺素与脊髓和大脑内的 α_2 肾上腺素受体相互作用，可产生镇痛效应。肾上腺素加入局麻药液中，也可发挥镇痛效应。

肾上腺素的效果取决于局麻药种类、局部麻醉方法和肾上腺素用量。使用方法：在无禁忌证的情况下将肾上腺素配成 1 ∶ 200 000 ~ 400 000 的浓度，肾上腺素一次用量最好在 0.2 ~ 0.25mg，不超过 0.5mg。

下列情况局麻药中不加肾上腺素。

1）手指、足趾和阴茎等处手术。

2）气管内表面麻醉。因为肾上腺素可引起气管平滑肌扩张，加速局麻药的吸收。

3）老年患者、高血压患者、甲状腺功能亢进、糖尿病以及周围血管痉挛性疾病患者。

4）采用氟烷全麻的患者，辅以局麻药时不应加肾上腺素，以防发生严重心律失常。

局麻药中加用肾上腺素，有时可引起肾上腺素反应，患者表现为面色苍白、烦躁不安、心悸、气短、恶心、呕吐、心动过速和血压升高等。应注意与局麻药中毒和过敏反应相区别。

（2）阿片类药物加入局麻药中，用于硬膜外阻滞和蛛网膜下隙阻滞，可产生协同镇痛和麻醉作用，而不增加毒性反应。

1）周围阿片受体使注入关节腔内和手术切口周围的阿片类药—局麻药混合液发挥镇痛效应。

2）阿片类药—局麻药混合液不增强周围神经阻滞效果。

（3）可乐定等 α_2 肾上腺素受体激动剂系通过激活脊髓后角突触后 α_2 受体而产生协同镇痛效应。可乐定还直接抑制周围神经（A 和 C 神经纤维）传导。

二、药代动力学

1. 影响局麻药吸收的因素

影响局麻药吸收的因素包括剂量大小、注药的部位、是否加用血管收缩药，还有理化特性，如脂溶性、血浆蛋白结合率等。在不同部位注射局麻药后，局麻药吸收速率按下列顺序递减：肋间 > 骶管 > 硬膜外 > 臂丛 > 蛛网膜下隙 > 皮下浸润；在同一部位注药时，局麻药的吸收速率与该部位血流灌注是否充足有关。大多数局麻药加入血管收缩药后可明显降低吸收速率，如利多卡因、甲哌卡因等。

2. 分布

（1）局麻药吸收后的局部分布取决于各药理化性质、组织血液灌注量、局麻药在房室间的分配系数和蛋白结合率：时效较短的局麻药（如利多卡因、普鲁卡因）在体内呈二室模式分布；时效较长、脂溶性较高的局麻药（如丁卡因、布比卡因）则属于三室模式。

（2）局麻药毒性反应主要表现为中枢神经系统和心血管系统毒性。

3. 消除

（1）酯类局麻药主要通过血浆胆碱酯酶清除，也有小部分以原形排出。

（2）酰胺类局麻药主要通过肝微粒体酶、酰胺酶分解。不同局麻药在肝脏内代谢速率各不相同，代谢产物主要经肾脏排出，还有小部分通过胆汁排出。

4. 临床药代动力学

（1）掌握局麻药药代动力学知识，有助于了解局麻药最高麻醉浓度（C_{max}），减少了应用中毒剂量的可能。

（2）一些特定情况下，药代动力学难以预测，因为生理和病理生理特点可影响局麻药的药代动力学。

三、毒性

1. 中枢神经系统毒性反应

（1）局麻药易于通过血脑屏障，全身性吸收或误注入血管后，即可产生中枢神经系统毒性反应，多表现为先兴奋后抑制。

（2）局麻药的中枢神经系统毒性反应很可能与局麻药种类有关，毒性反应征象呈剂量依赖性（表2-4）。

表2-4 利多卡因的剂量依赖性全身效应

血浆浓度（µg/mL）	效应
1~5	镇痛
5~10	头晕、耳鸣、舌麻
10~15	惊厥、意识消失
15~25	昏迷、呼吸停止
>25	心血管抑制

（3）增加中枢神经系统毒性反应的因素有血浆蛋白结合率降低、酸中毒、血管收缩和肾上腺素加入局麻药引起的循环高动力。

（4）减少中枢神经系统毒性反应的因素有应用巴比妥类、苯二氮䓬类等药物和肾上腺素加入局麻药液导致局麻药吸收减少。

（5）局麻药用于硬膜外阻滞，中枢神经系统毒性反应的发生率估计为3/10 000；而用于周围神经阻滞，其发生率则为11/10 000。

2. 心血管毒性反应

（1）一般而言，局麻药产生心血管毒性反应所需剂量大于中枢神经系统毒性反应。

（2）低脂溶性、低效能局麻药，如利多卡因，引起的心血管毒性症状为低血压、心动过缓和低氧血症；高脂溶性、高效能局麻药，如布比卡因，引起的毒性症状为室性心律失常和致死性室颤，且难以复苏。

（3）局麻药均呈剂量依赖性阻滞钠通道，进而阻滞心脏传导系统。

（4）布比卡因与利多卡因相比，其与静息和失活钠通道的亲和力更强，因而心脏毒性反应更严重。

（5）心脏收缩期，局麻药与钠通道结合；心脏舒张期，局麻药与钠通道离解。心脏舒张期，布比卡因从钠通道的离解速度较利多卡因显著为慢；心脏舒张期，布比卡因离解缓慢，以至于心率在60～180次/分时，钠通道无充足时间完全恢复，心脏阻滞作用增强；利多卡因在心脏舒张期从钠通道充分离解，极少出现蓄积性传导阻滞。

（6）布比卡因抑制环腺苷酸（cAMP）产生，而肾上腺素的复苏效果由cAMP调节，因而，布比卡因逾量引起的心血管意外，复苏需用大剂量肾上腺素。

3. 局麻药毒性反应的处理

（1）预防局麻药毒性反应，关键在于防止或尽量减少局麻药吸收入血和提高机体的耐受性，包括：使用安全剂量；局麻药中加入血管收缩药；注药时注意回抽；警惕毒性反应先兆，如突然入睡、多语、烦躁、肌肉抽搐等；麻醉前尽量纠正患者的病理状态，如低血容量、高热、心力衰竭、贫血以及酸中毒等，术中避免缺氧和二氧化碳潴留。

（2）局麻药毒性反应的处理主要为支持疗法，包括立即停止注入局麻药；吸氧；辅助呼吸，如有必要，行气管插管和控制呼吸；用硫喷妥钠、咪达唑仑、异丙酚等控制惊厥。

4. 局麻药的神经毒性

（1）临床常用局麻药应用高浓度或时间过长时，可能产生浓度依赖性周围神经损伤。尽管动物研究已经证实，所有局麻药均显示与浓度相关的对周围神经纤维的损害，但临床常用的局麻药浓度对周围神经是安全的，且引起神经组织损害的浓度通常需大于数倍的临床使用浓度。若在神经或神经束内直接注射麻醉药，则可引起神经功能或结构上的改变，这并非单纯药物本身所致，而与物理因素（压力）有关。利多卡因和丁卡因具有典型的浓度依赖性神经毒性，理论上，临床常用浓度也可引起神经毒性反应。

（2）相对于周围神经，脊髓和神经根更易于损伤。有研究显示，脊髓和神经根直接接触局麻药后更易诱发损伤，表现为神经组织病理学、生理学或行为、临床改变，包括疼痛、运动或感觉缺陷以及肠道和膀胱功能障碍。有临床流行病学研究显示，脊髓麻醉后患者术后神经损伤的发病率小于0.7%，但局麻药椎管内阻滞后发生神经根和脊髓功能损伤的临床报道也不少，尤其在某些原发病情况下，如原有神经系统疾病、脊髓外伤或炎症等，神经细胞对麻醉药比较敏感，容易诱发或加重神经并发症。因此，局麻药的潜在神经毒性应引起足够重视。

5. 脊髓麻醉后短暂神经症状（TNS）

（1）短暂神经症状系指腰部和下肢疼痛或感觉异常，所有局麻药用于脊髓麻醉后均可出现。

（2）短暂神经症状的可能病因有浓度依赖性神经毒性、患者体位、过早下床、穿刺损伤、神经缺血和药物分布不均。

6. 局麻药的变态反应

（1）酯类局麻药引起的变态反应较酰胺类多见。合成的局麻药是低分子量物质，并不足以成为抗原或半抗原，但当它或它的降解产物和血浆蛋白等物质结合时，可转变为抗原，这在酯类局麻药较多见。酰胺类局麻药制剂中的防腐剂其代谢产物对羟基苯甲酸甲酯的分子结构与对氨苯甲酸相似，也有可能引起过敏反应。

（2）酰胺类局麻药的变态反应罕见。

（3）局麻药皮试假阳性者达40%，因此不能仅以皮试为依据。患者主诉有局麻药过敏史，应先与毒性反应或血管收缩药的反应相鉴别。同类局麻药，由于结构相似而可能出现交叉变态反应，因此，对酯类局麻药过敏者可改用酰胺类局麻药。

四、临床常用局麻药

（一）酯类局麻药

1. 普鲁卡因

（1）普鲁卡因局麻时效短，一般仅能维持 45～60 min；pKa 高，在生理 pH 范围呈高离解状态，其扩散和穿透力都较差，故不适用于表面麻醉。

（2）具有扩血管作用，能从注射部位迅速吸收，而表面麻醉的效能差。

（3）静脉应用小剂量时中枢神经系统表现为抑制状态，呈嗜睡、对痛觉迟钝等，镇静镇痛，故可与静脉全身麻醉药、吸入全身麻醉药或阿片类药物合用，施行普鲁卡因静脉复合或静吸复合全身麻醉。

（4）普鲁卡因经血浆假性胆碱酯酶水解，代谢速度快，半衰期短，约 10 min，代谢产物多由肾脏排泄。与琥珀胆碱作用于相同的酶，故普鲁卡因与琥珀胆碱复合静脉滴注时，可延长琥珀胆碱的肌松作用。

（5）抗胆碱酯酶药可抑制普鲁卡因降解，从而增加普鲁卡因毒性。先天性血浆胆碱酯酶异常的患者，也将使普鲁卡因代谢发生障碍。

（6）0.25%～1.0% 普鲁卡因适用于局部浸润麻醉，其他神经阻滞可用 1.5%～2.0% 溶液，一次极量为 1 g。在行局部浸润或神经阻滞时，可加入 1：200 000～1：300 000 肾上腺素。静脉复合麻醉则可用 1.0%～1.9% 溶液。

（7）偶可见普鲁卡因导致过敏性休克，使用前应做皮试。

2. 丁卡因

（1）丁卡因为长效局麻药，起效时间为 10～15 min，时效可达 3 h 以上。

（2）麻醉效能为普鲁卡因的 10 倍，毒性为普鲁卡因的 10～12 倍，而其水解速度较普鲁卡因慢 2/3。

（3）脂溶性高，穿透性强，与神经组织结合快而牢固，表面麻醉效果较好。眼科常以 1% 等渗液行角膜表面麻醉；鼻腔黏膜和气管表面麻醉常用 2% 溶液；硬膜外麻醉可用 0.2%～

0.3%溶液，一次用量不超过 60 mg，目前常与利多卡因合用，分别含有 0.1% ~ 0.2%丁卡因与 1.0% ~ 1.5%利多卡因，具有起效快、时效长的优点。一般不单独用于浸润麻醉。

（4）丁卡因毒性大，麻醉指数小，应严格掌握剂量。只要无禁忌，均应加入肾上腺素以延缓药物的吸收。

3. 氯普鲁卡因

（1）氯普鲁卡因与普鲁卡因相似，在血内水解的速度较普鲁卡因快 4 倍，故其毒性低，时效短，时效为 30 ~ 60 min。

（2）不适用于表面麻醉：1%溶液可用于局部浸润麻醉，一次极量为 800 ~ 1 000 mg，加用肾上腺素后时效可达 70 ~ 80 min。2% ~ 3%溶液适用于硬膜外阻滞和其他神经阻滞，具有代谢快、新生儿、胎儿血药浓度低的优点，适用于产科麻醉。

（3）禁用于蛛网膜下隙阻滞：当氯普鲁卡因与丁哌卡因或依替卡因混合应用时，后者有可能抑制氯普鲁卡因的代谢，其所引起的神经毒性，可能与干扰神经的能量供求平衡有关。

（二）酰胺类局麻药

1. 利多卡因

（1）利多卡因为中效局麻药，具有起效快、弥散广、穿透性强、无明显扩血管作用等优点。其毒性随药物浓度增加而增大，在相同浓度下，0.5%利多卡因与普鲁卡因相似；1%溶液则较后者大 40%；2%溶液则增加 2 倍。

（2）口咽和气管表面麻醉可用 4%溶液，幼儿则用 2%溶液；0.5% ~ 1.0%溶液用于局部浸润麻醉；1% ~ 2%溶液用于神经阻滞，起效需 5 ~ 15 min，时效为 60 ~ 120 min；硬膜外和骶管阻滞则用 1% ~ 2%溶液，出现镇痛作用需 5 min 左右，时效为 90 ~ 120 min。

（3）神经阻滞和硬膜外阻滞时，成人一次极量为 400 mg，加用肾上腺素时极量可达 500 mg。硬膜外阻滞用量为 400 mg 时，血药浓度为 2 ~ 4 μg/mL；出现中毒症状时，血药浓度已超过 5 μg/mL；出现惊厥症状时，血药浓度已达 10 μg/mL 以上。

2. 布比卡因

（1）布比卡因为长效局麻药，镇痛作用时间比利多卡因长 2 ~ 3 倍，比丁卡因长 25%。临床常用浓度为 0.25% ~ 0.75%，成人安全剂量为 150 mg，极量为 225 mg。胎儿/母体血的浓度比率为 0.30 ~ 0.44，故对产妇的应用较为安全。

（2）0.25% ~ 0.50%溶液用于神经阻滞，若 0.50%溶液用于硬膜外阻滞，则运动神经阻滞效果不够满意，起效时间为 18 min，时效可达 400 min；0.75%溶液用于硬膜外阻滞，起效时间可稍缩短，运动神经阻滞更趋于完善，适用于外科大手术。0.125%溶液适用于分娩时镇痛或术后镇痛，对运动的阻滞较轻。

3. 罗哌卡因

（1）罗哌卡因与布比卡因、甲哌卡因结构相似。pKa 与布比卡因相似，但脂溶性比布比卡因低。

（2）在低浓度下，对 A-β 纤维的阻滞较布比卡因弱，但对 A-δ 和 C 纤维的阻滞较布比卡因强；在较高浓度下，则两者呈相似的阻滞效应。低浓度罗哌卡因对感觉和运动神经的阻滞有较大差异，因此，可能为临床镇痛而较少影响运动神经提供了方便。

（3）等剂量硬膜外给药时，对感觉神经的阻滞作用罗哌卡因与布比卡因无显著差别，但罗哌卡因对运动神经阻滞起效慢，阻滞效能弱，时效短。

（4）利多卡因、布比卡因和罗哌卡因致惊厥剂量之比约为 5 ∶ 1 ∶ 2，致死量之比约为 9 ∶ 1 ∶ 2。

（5）适用于局部浸润阻滞、神经阻滞和硬膜外阻滞，浓度可用 0.25%、0.50%、0.75% 和 1%。0.50% 溶液用于产科阻滞或镇痛，可避免运动神经阻滞。起效时间 5 ~ 15 min，感觉时间阻滞可大于 4 h，加用肾上腺素不能延长运动神经阻滞时效。

4. 甲哌卡因

（1）甲哌卡因的麻醉效能和毒性均与利多卡因相似，但维持时间较长（2 h 以上），有微弱的直接收缩血管作用。以肝内代谢为主，仅 1% ~ 6% 原形出现于尿液，极少量从粪便排泄。

（2）其 pK_a 很接近生理 pH，故注射后能离解出较大比率的不带电荷的脂溶性碱基，与利多卡因相比，其血药浓度高 50%，胎儿/母体比率为 0.65 ~ 0.70，产科麻醉应避用。

（3）2% 溶液加 1 ∶ 200 000 肾上腺素行硬膜外阻滞，起效稍慢于利多卡因，为 6.2 min，麻醉时效较利多卡因长 20%。若不加肾上腺素，则时效短，局麻效能差。

5. 依替卡因

（1）依替卡因为利多卡因衍生物，其蛋白结合率较利多卡因增加 50%，脂溶性增加 50%。其优点为起效快、时效长。麻醉效能为利多卡因的 2 ~ 3 倍，皮下注射毒性为利多卡因的 2 倍，静脉注射毒性为 4 倍。

（2）0.50% 溶液适用于神经阻滞，0.50% ~ 1% 溶液适用于硬膜外阻滞，成人一次用量 300 mg，起效时间为 4 min，时效可达 147 ~ 170 min。其对运动神经的阻滞较感觉神经更为显著，适用于要求有满意肌松效果的腹部手术。

（3）注射初，少数患者有短暂的不适或疼痛感，这可能与其 pH 低（3.0 ~ 4.5）有关。蛛网膜下隙阻滞应禁用。

6. 丙胺卡因

（1）丙胺卡因的结构与利多卡因很相似，易于分解，故毒性较为少见。

（2）丙胺卡因适用于局部浸润麻醉、神经阻滞和硬膜外阻滞。起效时间较利多卡因慢。按麻醉时效与阻滞效能比较，其 3% 溶液相当于 2% 利多卡因加肾上腺素。局部浸润麻醉用 0.50% 溶液，2% ~ 3% 则用于硬膜外阻滞，成人安全剂量为 400 mg。

五、未来新型局麻药应具备的特点

1. 全身毒性低

（1）罗哌卡因和左旋布比卡因的单一光学异构体制剂对大脑和心肌组织的亲和力降低。

（2）人类局麻药毒性反应的发生率低于 40%。

2. 局麻药时效延长

（1）局麻药包裹于脂质体、微球体或多聚体，可延缓降解和释放。

（2）此类局麻药可用于浸润性镇痛和急、慢性疼痛治疗时用于周围神经阻滞。

（刘思洋）

第三章

麻醉后恢复室和全身麻醉复苏

麻醉后监护室（PACU）又称麻醉后恢复室，是指对麻醉后患者进行严密观察和监测的场所，用于及时防治麻醉和手术并发症，直至患者意识清醒，生命体征恢复稳定，可安全送回病房。麻醉后恢复室隶属于麻醉科管理，是连接手术室与外科病房或重症监护室的桥梁；它是现代化麻醉科的重要组成部分，PACU 建立和完善与否，是衡量现代化医院先进性的重要标志之一。PACU 的基本任务为接受全身麻醉（全麻）术后尚未苏醒，或虽已清醒但生命体征不够稳定，以及部分手术后短时间内需严密留观的患者，便于麻醉医师及外科医师及时发现并处理各种麻醉和手术并发症。其主要目的是监护和治疗患者在苏醒过程中出现的生理紊乱，待患者苏醒后无明显不适即可送返病房。如病情危重，需要进一步加强监测和治疗，则进入重症监护病房（ICU）。术中估计病情危重或手术、创伤较大则可直接从手术室护送至 ICU，实现对重症患者病情的连续、动态且定性、定量的监测，以提供及时、系统、有效的干预措施，从而提高重症患者总体的救治成功率，降低医疗风险。

第一节　麻醉后恢复室

经过多年的临床实践证明，PACU 具有以下优势：①迅速发现和处理呼吸问题；②维持循环稳定；③监测出血情况；④安全、有效地控制术后疼痛；⑤增加手术室的利用效率；⑥随着日间手术的开展，PACU 作为出院回家前的过渡，是加速康复外科的重要组成部分。

一、PACU 的发展历史

全身麻醉起源于 1846 年，17 年后便有麻醉后恢复室的设想，以后陆续有麻醉后恢复室的建立。早在 1863 年，英国的一些医院开始建立起早期的 PACU，由 PACU 医护人员团队对麻醉恢复期的患者进行监护和治疗。1923 年在美国的约翰霍普金斯大学医院首先出现了类似目前 PACU 的设施。20 世纪 30 年代，美国的部分医院也逐渐开始建立起 PACU。在第二次世界大战中，为保证术后患者得到足够的护理，建立了许多麻醉后恢复室。到 1949 年，美国纽约医院手术室委员会已将 PACU 服务作为医院现代化外科治疗的必要部分。以后，随着外科手术复杂性增加和危重手术患者数量的增多，恢复室收治患者的时间由原先的术后几小时延长到整夜留观。1974 年，费城的麻醉学协会发表了一篇报告，认为麻醉后监护治疗对降低术后早期病死率有重要作用。1988 年，美国麻醉医师学会发布了一系列麻醉后监护治疗的标准。20 世纪 90 年代，随着日间手术的发展，门诊手术患者的恢复也纳入 PACU 的工作范畴。近 30 年来，我国各大医院已经建立和逐渐普及 PACU，卫生行政部门及麻醉质控中心把 PACU 的管理作为评定麻醉科质量的重要组成部分。

二、PACU 的配置

PACU 通常紧邻手术室，遇有紧急情况，有利于麻醉和外科医师迅速处理，如有必要，则将患者迅速转移至手术室内进行外科处理。另外，最好邻近血气分析室（或 PACU 配备血气分析仪）及临床化验室、输血科等科室。

（一）PACU 的建制

我国麻醉后恢复室归麻醉科建制，由分管主治医师负责，与麻醉科护士长或手术室护士长共同管理。理想的恢复室床位数与手术台数的比例为 1 ：（2~3），或与全天手术例数之比约为 1 ：4，按床位配比（2~3）：1 的专职护士。PACU 护士的工作量为 1 名护士护理 2~3 名患者，如果收治病情危重的患者，其比例可调整为 1 ：（1~2）。此外，尚需要配有工勤人员帮助转运患者；并有清洁工负责卫生清洁工作。国内大多数麻醉后恢复室仅白天开放，危重患者、急诊手术患者直接在手术室复苏或转入 ICU 继续治疗。但对于手术量大的医院，麻醉后恢复室也实行值班轮换制度，24 h 开放。

PACU 医护人员必须熟练掌握以下各项技能：①各种监测仪器的正确使用并能明确各观察指标的临床意义；②麻醉机和（或）呼吸机的使用；③气管插管；④拔除气管导管的指征；⑤各种药物及仪器设备的使用；⑥心肺复苏术。有条件的医院可安排恢复室护士到手术室进行轮转，以便加深对患者术中及术后情况的了解，更好地协助麻醉医师及手术医师处理患者。在麻醉恢复室拔除气管导管的医院，应至少安排 1 名中级以上职称的麻醉科医师在恢复室值班。

（二）设备及监测

麻醉后恢复室必须具有监测和处理麻醉及手术后常见并发症的基本设施。

1. PACU 房间布置

要求内设中央护士站、物品贮存室及污物处理室。每张床应具备中央供氧管道、吸氧装置及负压吸引系统，配备灭菌吸引管、吸痰管、导尿管、集尿袋、吸氧导管、面罩、口咽及鼻咽通气道、胃肠减压装置等。

2. 监测设备

按床位必须配有（1~1.5）：1 台呼吸机。监护仪应能准确监测心电图（ECG）、脉搏血氧饱和度（SpO_2）、呼吸末二氧化碳分压、无创血压（NIBP）、有创血压（IBP）、体温（T）及中心静脉压（CVP）。有条件的医院还应备有脑电双频指数（BIS）监测仪、肌松监测仪、血气分析仪等。

3. 紧急抢救设备

PACU 的患者心、肺功能仍未完全恢复，容易发生各种气道和循环问题，因此必须配备紧急气管插管车，包括各种型号的口鼻咽通气管、气管导管、气管切开管、喉镜、通气面罩及可正压通气的简易呼吸囊、同步除颤器及起搏器、起搏导线、换能器、连接管、冲洗装置、胸腔引流包、静脉切开包等。所有的这些配备以及药物抢救车应放置在 PACU 最便利取用处，并保持完好状态。

4. 其他物品

室内应备有消毒液、灭菌手套、棉签、纱布、绷带、注射器、鼻导管、T 管吸氧装置。

对患者生命体征及意识的监测是恢复室的首要任务，对高危患者麻醉医师和（或）手术医师应与恢复室医护人员详细交班，一旦发现危重情况，应及时通知主管麻醉医师和（或）手术医师。定时记录患者生命体征及入室后输血量、输液量、尿量、各引流管引流量及其他排出量，记录形式宜与麻醉记录单相似。

（三）PACU 的药品配备

恢复室配备的急救药品基本同手术间，分门别类置于急救车内，药品的存放和准备区域应紧邻护士站，标记明显。需要配备的药物如下。

1. 心血管用药

①增强心肌收缩药和强心药，如多巴胺、多巴酚丁胺、肾上腺素、米力农、地高辛、去乙酰毛花苷（毛花苷 C）等；②血管收缩药，如麻黄碱、去氧肾上腺素、去甲肾上腺素、间羟胺、甲氧明等；③血管扩张药和降压药，如硝酸甘油、酚妥拉明、硝普钠、乌拉地尔等；④抗心律失常药，如利多卡因、普罗帕酮、胺碘酮、维拉帕米、溴苄胺、艾司洛尔、拉贝洛尔及异丙肾上腺素等。

2. 利尿脱水药

呋塞米、甘露醇等。

3. 平喘药

氨茶碱、硫酸沙丁胺醇等。

4. 抗胆碱药及抗胆碱酯酶药

阿托品、东莨菪碱、山莨菪碱及新斯的明等。

5. 镇静镇痛药及拮抗药

①镇静镇痛药：咪达唑仑、丙泊酚、吗啡、芬太尼、瑞芬太尼、舒芬太尼、曲马多；②拮抗药：氟马西尼、纳洛酮、纳曲酮、纳美芬等。

6. 肌松药

琥珀胆碱、维库溴铵、顺阿曲库铵、罗库溴铵等。

7. 凝血药及抗凝药

维生素 K、凝血酶、纤维蛋白原、肝素等。

8. 激素及抗组胺药

甲泼尼龙、氢化可的松、地塞米松、苯海拉明、异丙嗪、氯苯那敏等。

9. 常用液体

生理盐水、平衡液、5% 葡萄糖氯化钠注射液、5% 葡萄糖注射液、5% 碳酸氢钠及明胶、羟乙基淀粉等各种代血浆。

10. 其他

10% 氯化钾、10% 氯化钠、50% 葡萄糖、10% 氯化钙、10% 葡萄糖酸钙等。

三、PACU 的管理

PACU 是麻醉科对手术患者施行全程管理的重要环节，多数医院规定麻醉医师继续负责所麻醉的患者直至完全恢复，PACU 患者由麻醉医师继续管理，最后决定患者转回病房、出院回家或转 ICU 治疗。也有少数手术量很大的医院，可设置 1~2 名不参加临床麻醉的麻醉医师负责 PACU 患者的管理。

患者进入恢复室后应立刻行血压、心电图、脉搏氧饱和度等监测，保留气管插管及呼吸功能未恢复者，应用呼吸机辅助或控制呼吸。采用 PACU 评分标准，根据肌力、呼吸、循环、脉搏氧饱和度、意识情况，与主管麻醉医师共同对患者进行入室评估，并根据病情需要记录监测内容。如患者病情发生变化，应及时进行相应处理并记录。如情况危急，在进行初步处理的同时，应及时通知主管麻醉医师和（或）手术医师进行处理。如合并有其他科情况，应及时请相关科室行急会诊。患者达到出 PACU 标准后，应由麻醉医师或护士护送患者回病房，并和病房医生、护士进行床头交班，病情危重患者送入 ICU 继续治疗。

四、PACU 常规流程

（一）术后患者转入恢复室标准

所有全麻术后患者（包括已拔除气管导管者）均应送恢复室观察。主要收治以下几类患者。

（1）全麻术后未清醒，自主呼吸未完全恢复，肌张力差或气管导管未拔除者。

（2）区域阻滞及椎管内阻滞平面过高或术中曾发生意外，或术中合并静脉全麻术后清醒欠佳者。

（3）术前合并重要器官系统疾病，术中生命体征欠平稳，估计术后短期观察可能恢复稳定者。

（4）术后需严密观察短时间内出血量、引流量的患者。

（5）手术结束，等待术中冷冻病理进一步确认者。

（6）病情危重，术后需要长期呼吸机辅助治疗的患者，原则上不应收入恢复室。

（二）术后患者转入恢复室流程

所有术后患者应由主管麻醉医师及手术医师共同护送至恢复室，护送途中由主管麻醉医师负责维持患者呼吸及循环功能的稳定。

（1）全麻后已拔除气管导管的患者最好去枕仰卧，并将头偏于一侧，以保证气道通畅。

（2）未拔管的患者在转运过程中应备有简易呼吸囊、螺纹管、小氧气筒，并监测脉搏血氧饱和度。

（3）转运前对患者进行评估和治疗，转运过程中防止患者气道阻塞，防止患者呕吐及误吸发生。转运过程吸氧，特别对于年龄大于 60 岁、体重大于 100 kg 的患者。

（4）负责麻醉的医师将患者的病历资料、麻醉记录单及相关各种签字资料同时转交复苏室。

（三）患者转入恢复室交接内容

（1）转入恢复室，负责麻醉的医师应与恢复室人员对患者进行识别。

（2）负责麻醉的医师与复苏室的医师和护士口头交接的内容包括以下几项。

1）患者一般资料，手术方式、时间及麻醉方法。

2）现病史、既往病史及其治疗。

3）麻醉用药：术前用药，麻醉诱导及维持药，麻醉性镇痛药、肌松药及拮抗药的用量及最后一次用药时间和剂量。

4）术中出入量：出血量、尿量、其他丢失量、输液量和输血量。

5）麻醉和手术的异常情况及其处理，如插管困难、支气管痉挛、ECG 改变或血流动力学不稳定、异常出血等。

6）当前存在的问题，可耐受的生命体征范围及转出计划。

7）麻醉及手术后即时医嘱。

（四）PACU 病情观察及处理

患者进入复苏室后，应及时记录生命体征，予以常规吸氧。主管麻醉医师应提供完整麻醉记录单给恢复室医护人员，待患者病情基本平稳后方可离开。恢复室病情记录包括以下内容。

（1）入室后生命体征及病情，患者的一般资料、麻醉方式、手术方式、诊断、现病史、既往病史、术前生命体征及用药情况等。

（2）患者的特殊情况，如耳聋、性格改变、精神障碍、语言障碍等。

（3）气管内导管、深静脉导管、动静脉留置针的位置和型号。

（4）围手术期各种麻醉用药、抗生素、血管活性药和其他药物的应用情况。

（5）与手术相关问题，如止血是否完善、引流管的位置及处理、体位限制等，必须详细交班并记录。

（6）麻醉中有可能影响患者术后早期恢复过程的问题或指标，如各种有创操作并发症、气管插管困难、深静脉穿刺困难、术中血氧饱和度下降、血流动力学欠平稳、特殊血气值、血糖及其他生化指标或心电图有异常变化。

（马一栋）

第二节　全身麻醉复苏

全身麻醉（全麻）恢复可分为 4 个阶段：①麻醉深度变浅，感觉和运动功能逐步恢复；②出现自主呼吸，并逐渐恢复正常；③呼吸道反射恢复；④清醒。但由于麻醉和手术等各种原因在全麻恢复期间易发生呼吸道梗阻、通气不足、恶心、呕吐、误吸或循环功能不稳定等各种并发症，虽然进行严密监测，但仍有可能发生并发症。

全麻后未苏醒的患者在麻醉恢复过程中，送入麻醉后恢复室进行留治观察，以保障患者在麻醉恢复期间的安全。

一、全麻复苏患者的拔管指征

全麻术后入麻醉后恢复室拔除气管导管者，其拔管标准与直接在手术室拔管者相同。目前尚无单一的指征，通常患者符合下列 4～5 项标准时可成功拔除气管导管。

（1）患者完全清醒，对指令合作。

（2）肌力完全恢复或持握有力，并能抬头 5 s。

（3）呼吸平稳、规则，呼吸频率 <30 次/分，潮气量 >6 mL/kg，或呼吸频率 ≥14 次/分。

（4）40%氧气或者不吸氧状态下SpO_2不低于95%，如患者有其他并发症，术前SpO_2低于95%，拔管前脱氧大于10 min，SpO_2应不低于术前水平。

（5）咳嗽反射、吞咽反射等保护性反射恢复。

（6）循环稳定，无外科出血等情况。

（7）估计拔气管导管后无气道塌陷、阻塞等情况。有条件的医院可BIS及肌松监测辅助指导拔管。

拔管前麻醉医师应警惕原已存在气道情况的患者，尤其对于肥胖、小儿、头颈、口腔颌面外科以及胸科手术、危重患者、呼吸道分泌物多者，需患者完全清醒后才能拔管。给予吸痰，吸引气管导管、口腔和咽部的分泌物，但在气管内吸引时间每次不超过10 s；拔管前正压通气、面罩给氧、监测SpO_2，估计患者是否存在气道梗阻或通气不足的征象。拔管后给予面罩给氧，监测ECG、BP、RR及SpO_2，以便拔管后及时发现低氧血症或高碳酸血症，一旦出现气道梗阻或通气不足征象应及时予以处理，酌情予以药物拮抗残余肌松药或阿片类药物，托下颌、置入口（鼻）咽通气道、面罩正压通气等，必要时行气管内插管或气管切开术。这类患者应常规在拔管前后行动脉血气分析，血气指标达正常范围才能拔除气管导管。

二、麻醉后恢复室离室标准

（一）全麻苏醒评分

患者在出麻醉后恢复室以前，麻醉医师还应对患者苏醒程度做出总的评价，根据皮肤颜色、呼吸循环情况、意识状态以及肢体活动等对患者进行评分，10分时方可转出麻醉后恢复室，最低不得少于9分，评分标准详见表3-1。

对于非住院患者，需满足麻醉药物作用完全消失、生命体征平稳、意识和定向力完全恢复、无手术并发症等条件，并向患者及家属告知术后用药、饮食和活动注意事项，同时应留有救援电话号码后方可离开。老人及儿童还须有了解病情的成年人陪伴方可离开。

麻醉后的24 h内要告知患者不能驾驶机动车，不要做任何重要的决定或签署法律性文件。

表3-1 PACU评分标准

观察指标	评分		
	0分	1分	2分
肌力	无肢体活动	能活动两个肢体，有限的抬头	能活动四肢与抬头
呼吸	需辅助呼吸	保持呼吸道通畅	正常的呼吸与咳嗽
循环（与术前比）	> ±50	±20~50	±20
SpO_2	辅助吸氧下 <90%	辅助吸氧下 >90%	辅助吸氧下 >92%
意识	无任何反应	嗜睡，对刺激有反应	清醒

（二）转出的标准

（1）呼吸系统：能自行保持呼吸道通畅，咳嗽和吞咽反射恢复；通气功能正常，呼吸频率为14~22次/分，PaO_2达术前水平或在正常范围，面罩吸氧SpO_2高于95%，吸空气状态下，SpO_2 下降不低于 3% ~ 5%，无误吸危险。

（2）循环系统：血压、心率波动不超过术前值的 ±30% 并稳定 30 min 以上；正常心律，ECG 无明显改变。

（3）神经系统：除术前有认知功能障碍及神经外科手术以外，患者都需符合以下几项。①意识恢复，意识清楚，有指定性动作；②定向力基本恢复，能分辨时间和地点；利用镇静深度 OAA/S 评分可评估患者，达 II 级以上被认为可安全返回病房；③必要时恢复情况，四个成串刺激（TOF）无衰减，其比值 ≥0.90。

（4）椎管内麻醉后，麻醉平面在胸 6 以下，感觉及运动神经阻滞已开始恢复，交感神经阻滞已恢复，循环功能稳定，不需要使用升压药处理。

（5）无神经阻滞麻醉意外，无局麻药过敏反应和毒性反应。

（6）患者安静，不烦躁，无恶心、呕吐等不适，使用术后镇痛的患者应达到满意的镇痛效果，基本无剧烈疼痛症状，VAS 评分不高于 3 分。

（7）无麻醉或手术并发症，如气胸、活动性出血等。

（8）最后一次麻醉用药后时间超过 1 h。

（9）凡术后在恢复室使用过镇静、镇痛药的患者，用药后应至少观察 30 min。

三、全麻复苏患者的转运

出麻醉后恢复室的患者均监测指脉搏血氧饱和度，危重患者需携带心电监护仪。由麻醉医师或护士护送返普通病房，转送至 ICU 的危重患者则必须由麻醉科医师和手术医师共同护送。此外，转运途中对患者随时进行观察、评估，防止转运途中发生意外；对躁动患者必要时辅助小剂量镇静药。一旦出现电梯故障、转运车损坏等意外情况时应及时与相关工作人员联系，妥善处理，安慰患者，保持患者安静。确保患者转运途中的安全，只有在麻醉后恢复室将患者处理到最佳状态，才可将转运过程意外事故的发生率降至最低。

患者转入相应科室后，麻醉医师、巡回护士必须与其他科室接应的医师、护士对患者进行识别并进行交接，交接内容包括：意识、生命体征（呼吸、心率、血压、SpO_2 等）、皮肤颜色、引流量及通畅度及其他特殊情况。

四、全麻复苏常见并发症及处理

（一）全麻苏醒延迟

临床上通常将全麻停止 2 h 患者意识未恢复，对外界刺激不能做出有效反应的情况称为麻醉苏醒延迟。

1. 常见原因

（1）麻醉或镇静的残余作用：苏醒延迟最常见的原因是麻醉或镇静的残余作用，包括吸入麻醉药、静脉麻醉药、麻醉性镇痛药和肌松药等，如肝功能障碍致使药物不能正常降解，肾功能不全则排泄功能低下，使药物在体内蓄积。此外，因患者对麻醉药的高敏性，以及对药物的耐受性差也可导致苏醒延迟。

（2）低氧血症：常见的低氧原因：①低血压，若血压低于 60 mmHg，患者可呈现烦躁不安，低于 50 mmHg 时即可引起意识障碍；对伴有动脉硬化的高血压患者，术中如发生低血压，更易于出现苏醒延迟；②吸入氧浓度过低、呼吸抑制、呼吸道部分梗阻；PaO_2 低于 60 mmHg 或 SpO_2 降至 75% 以下，可致脑缺氧和意识障碍；③贫血，Hb 降至 20~50 g/L 时即可出现意识障碍；慢性贫血时大脑耐低氧能力虽较强，但其术后苏醒也可延缓；④老年人对低氧耐受力差，与低体温有关。

（3）脑灌注减少：手术中和术后较长时间脑灌注减少可引起弥漫性或局灶性脑损伤，这种情况会导致苏醒延迟。患有脑血管疾病的患者，短时间低血压即可引起严重脑低灌注，如可疑上述情况发生，需请神经科医师会诊，并进行特殊检查，如颅脑 CT、MRI 或脑血管造影，如可疑脑水肿，应立即进行相应处理。

（4）代谢障碍：苏醒延迟的代谢障碍包括：①低血糖，小儿血糖值低于 2.8 mmol/L 时；成人低于 2.2 mmol/L 可出现意识不清；②糖尿病酮性昏迷，一般多发生在重症糖尿病患者胰岛素用量不足的情况，患者血糖可高至 17~28 mmol/L，尿糖和酮体呈阳性，血酮体增高，二氧化碳分压降低，出现昏迷；③高渗性昏迷，又称高血糖、高渗透性非酮性昏迷，昏迷的原因是脑细胞脱水，多发生在利尿过多、脱水或大量高渗糖溶液的输入；如术后发现苏醒慢、多尿、瞳孔散大、反射迟钝、肢体抽搐的症状，且血糖在 22~110 mmol/L，血浆渗透浓度达 350 mOsm/L 以上，则应考虑为高渗性昏迷，应立即纠正脱水和血液的高渗状态，在静脉输注生理盐水的同时补充钾盐，不宜用大量胰岛素，以免出现细胞内水肿和脑肿胀；④严重的水电解质紊乱，血清钠高至 160 mmol/L 或低于 100 mmol/L 均可引起意识不清；此外，血清钾低于 2 mmol/L 还可并发心律失常，血清镁低于 2 mmol/L 可导致意识障碍；⑤其他如尿毒症、酸中毒或碱中毒、血氨增高、输入低渗液后可导致脑水肿，低温也均可引起苏醒延迟，应明确诊断，及时予以纠正。

（5）脑部疾病：脑水肿和脑血管意外（如脑出血、脑梗死等），对这些患者通过定位性体征、CT 扫描检查或腰穿脑脊液检查，即可明确诊断。

2. 预防和处理

（1）一般治疗：①寻找原因，检查血糖、电解质、体温和血气，针对原因进行处理；②加强护理，维持呼吸道通畅和血流动力学稳定。手术结束前尽早停止麻醉，吸入麻醉可加大通气量，加速麻醉药排出。静脉复合麻醉则需根据药物作用时间、手术时间、药物间的相互作用和患者情况等决定用药剂量。

（2）麻醉性镇痛药：①因麻醉性镇痛药所致，可用纳洛酮拮抗；②苯二氮䓬类药物可用氟马西尼拮抗；单次注射氟马西尼 0.5 mg（0.2 mg 开始），1 min 内起效，持续 15~40 min。氟马西尼的清除半衰期为 1 h，氟马西尼的半衰期比咪达唑仑短，因此在给予氟马西尼后有些患者会出现"再度镇静"，然而，患者仅在氟马西尼作用消失后回复到使用氟马西尼前的镇静状态，所以称为"残余镇静"。但要注意排除其他并存的原因。

（3）适当高流量（>5 L/min）吸氧和过度通气，尽快排出吸入麻醉药。

（4）针对病因治疗后，经尝试多种方法患者仍无苏醒迹象，应考虑行颅脑 CT 检查，请神经科医生会诊并进行特殊检查（如颅脑 CT、MRI 或脑血管造影），如可疑脑水肿，应立即进行相应处理，或转 ICU 行进一步治疗。

（二）循环系统并发症

在澳大利亚的一项大样本研究中，在全麻复苏过程中循环系统并发症的发生率是 1.2%。其中低血压、高血压、心律失常、心肌缺血是最常见的并发症。

（三）呼吸系统

大样本研究发现，全麻复苏患者中呼吸系统并发症发生率为 2.2%，主要包括上呼吸道梗阻、通气不足、高碳酸血症、低氧血症和反流误吸。迅速发现和有效处理这些并发症能够挽救患者生命。

1. 呼吸道梗阻

呼吸道梗阻包括：部分呼吸道梗阻，出现呼吸困难，有鼾声，仍有气体交换；完全呼吸道梗阻，鼻翼扇动，有三凹征，无气体交换。

（1）上呼吸道梗阻。

1）舌后坠：由于全身麻醉患者尚处于苏醒时期，舌肌肉缺乏张力，容易舌根后坠，阻塞咽喉部，造成气道梗阻，导致术后通气不足，这是最常见的气道梗阻原因。处理：侧卧，避免口中分泌物误吸；托起下颌，将头偏向一侧，或将肩部垫高，使头过度后仰，必要时放置口咽或鼻咽通气道。

2）喉痉挛：多为气道内操作所诱发，吸氧和适当镇静后常可缓解；如因缺氧刺激喉头引起，需面罩供氧辅助呼吸，及时纠正缺氧；多种因素混合导致严重喉痉挛且经初步处理无效时，给予肌松药并行气管内插管。

3）喉头水肿：因气管内插管、刺激喉头或手术牵拉引起。轻者吸氧，并可雾化吸入 β_2 受体激动药，如沙丁胺醇 $100 \sim 200\ \mu g$ 和静脉注射利多卡因糖皮质激素；严重者应行紧急气管内插管或气管切开术。

4）声带麻痹：常为甲状腺手术误伤、气管周围手术操作及气管插管或拔管过于粗暴引起。一侧麻痹通常仍可维持呼吸道通畅，但双侧麻痹可致严重呼吸道梗阻，需再次气管插管。

5）局部压迫：主要为颈部手术后血肿压迫气管。评估气道受压程度，立即通知外科医师，并以面罩加压给氧，行气管插管或气管切开；紧急情况下，床旁开放气道，解除气道压迫。

（2）下呼吸道梗阻：常为呼吸道分泌物、血液、呕吐物等堵塞气道所致，如耳鼻喉科及口腔科术后出血容易导致患者误吸，出现三凹征、支气管痉挛等表现，应立即清除呼吸道异物，出现支气管痉挛时立即行气管插管并按哮喘急性发作处理。

2. 通气不足

主要为分钟通气量不足，导致二氧化碳排出障碍，引起高碳酸血症、急性呼吸性酸中毒，甚至呼吸停止。

（1）中枢性呼吸抑制，通气驱动降低：包括吸入麻醉药、镇静药及镇痛药的残余作用。予以机械通气维持呼吸，直至呼吸功能完全恢复，必要时予相应拮抗药逆转；如考虑为颅脑手术损伤所致，应及时通知手术医师，必要时行气管切开或转 ICU 行进一步治疗。

（2）肌松药的残余作用：高龄、电解质紊乱、肝肾功能不全、术中吸入麻醉维持时间过长及应用抗生素等，均会使肌松药的代谢减慢，应辅助或控制呼吸，直至自主呼吸恢复，必要时予新斯的明＋阿托品拮抗。

（3）术后低肺容量综合征：胸腹部手术后、疼痛刺激、胸腹带过紧、大量腹腔积液及过度肥胖等因素，可限制肺膨胀，导致通气不足，尤其是合并 COPD 患者，应加强术后镇痛治疗，并鼓励和协助患者咳嗽、排痰和深呼吸，必要时行机械通气治疗。

（4）气胸：中心静脉穿刺或手术操作所致，行胸部体检及床边胸部 X 线摄片检查可确诊。如肺部压缩超过 30%，应立即行床旁胸腔闭式引流术。

（5）支气管痉挛：合并哮喘、COPD 或近期呼吸道感染者容易发生。可予氨茶碱 5 mg/kg 静脉滴注，0.5～1.0 mg/（kg·h）维持或氢化可的松 100 mg 快速静脉滴注。

3. 低氧血症

全身麻醉时可抑制缺氧性和高二氧化碳性呼吸驱动，减少功能残气量（FRC）。这些变化可持续到术后一段时间，易导致通气不足和低氧血症。通过面罩吸氧可延迟脉搏氧饱和度所检测出的通气不足，因此并不建议所有的术后患者都预防性吸氧，是否需要吸氧应根据患者自身的需要。低氧血症可表现为烦躁不安、呼吸困难、意识障碍、定向力丧失、口唇及甲床发绀、迟钝、心动过速、高血压和心律失常。指尖血氧饱和度下降，血气分析 $PaO_2 < 60$ mmHg 可明确诊断。主要为肺通气与换气功能不全或通气血流比例失调所致。

（1）上呼吸道梗阻，通气不足或气胸等。

（2）氧弥散障碍：多见于 N_2O 吸入麻醉，面罩吸入高浓度氧气可预防低氧血症。

（3）肺不张：常由分泌物过多或通气不足等引起肺容量降低所致。应在保证满意镇痛的同时鼓励患者深吸气及咳嗽排痰，必要时行纤维支气管镜吸痰及正压通气治疗。

（4）肺栓塞：在术后即刻鲜有发生。深部静脉血栓形成、多发外伤、长期卧床和癌症患者发生不明原因的低氧血症时，应考虑血栓脱落、脂肪或空气栓塞。一旦确诊，应及时行机械通气并送高压氧治疗。

（5）误吸：其严重程度取决于误吸物的性质及容量，如果 pH < 2.5，容量大于 0.4 mL/kg，其危险性明显增加。轻症者吸氧治疗有效，严重者应行纤维支气管镜吸引、肺泡灌洗及机械通气等治疗。

（6）肺水肿：可能是由于心力衰竭或肺毛细血管通透性增加所致。也可能由于液体超负荷、心律失常、心肌缺血诱发。应进行查体、胸部 X 线摄片、动脉血气分析和 12 导联心电图检查，及时请心脏科医生会诊，特别是不稳定型心绞痛和急性瓣膜疾病需进行创伤性处理时。主要采用强心、利尿、扩血管治疗。"通透性"肺水肿可发生于脓毒症、头部外伤、误吸、输血反应、过敏反应、上呼吸道梗阻，其特点为低氧血症，而无左室超负荷现象。急性呼吸衰竭的治疗一般需继续在 ICU 进行。

（7）支气管痉挛：可引起通气不足、二氧化碳潴留和低氧血症。

4. 腔镜手术相关性高碳酸血症

随着腹腔镜手术开展越来越多，腹腔镜相关性高碳酸血症、皮下气肿、气体栓塞的发生率也逐渐增高，术中即可发生广泛皮下气肿甚至纵隔气肿，严重者应于术后送 ICU 治疗；严重皮下气肿患者，在恢复室可并发进行性高碳酸血症，出现烦躁不安、呼吸节律改变、苏醒延迟、呼吸性酸中毒等，行血气分析可明确诊断，必要时行呼吸机辅助呼吸，以便于二氧化碳排出。

（四）低体温

全身麻醉或区域阻滞后的患者中心体温往往会低于 36 ℃，超过 10% 的患者体温低于 35 ℃。低温通常由于手术室环境温度低、输入大量未加温的血制品或液体、手术时间长及大量低温液体冲洗手术创面所致。此外，患者年龄、性别、手术方式及麻醉方法也与体温下降有一定关系。主要表现为患者的不适感、血管收缩、血压升高、寒战、组织低灌注和代谢性酸中毒、苏醒延迟等，严重时可导致窦房结抑制，心肌细胞对缺氧敏感性增加，造成各种心律失常。除此之外，各种药物代谢的减慢会使得神经肌肉阻滞药的作用时间延长，复苏延迟。低温重点在于预防，复温需遵循一定原则，不宜过急、过快。

（五）术后寒战

术后寒战是指患者于麻醉后苏醒期间出现不能自主的肌肉收缩抽动。发生率为 5% ~ 65%。其病因尚不清楚，但下列情况使寒战的发生率增高：①外界温度降低；②男性；③术前未用抗胆碱药、镇静剂、镇痛药等；④长时间手术；⑤术中大量输血、输液；⑥应用挥发性麻醉药；⑦术中保留自主呼吸者。

寒战发生时，因肌肉的收缩，机体耗氧量和 CO_2 生成增加，进而易产生低氧血症、乳酸性酸中毒、心肌缺血、每分通气量和心排血量增加以及眼压增高等，对老年、体弱、冠心病、肺功能降低等患者的围手术期恢复极为不利，应积极予以防治。通常将寒战程度分为 4 级：0 级，无寒战；1 级，面、颈部轻度肌颤并影响心电检查；2 级，肌组织明显颤抖；3 级，整个躯体明显抖动。

（1）寒战的发生机制：麻醉后寒战的发生机制尚不完全清楚，可能与麻醉过程中患者体温调节中枢麻痹，导致体温随室温变化，苏醒期体温调节中枢重新启动，以强烈的肌肉收缩来迅速提升体温的过程。也可能与麻醉苏醒期各级神经中枢的恢复先后次序不同有关，脊髓反射中枢比大脑反射中枢更早从麻醉状态下恢复，从而导致阵发性肌肉自发颤抖，这是一种不自主的神经反射。

（2）预防与处理。

1）注意围手术期的保暖，防止体温下降，麻醉时可加热和加温吸入气体，减少气道内热蒸发，手术中冲洗腹腔时，宜用温度接近于体温的温生理盐水，以减少体热的丧失。

2）给予吸氧，用红外线照射、变温毯保暖等。

3）预防性静脉注射多沙普仑 1 mg/kg，能够有效降低术后寒战的发生率。

4）药物治疗：①哌替啶能有效消除寒战，可用哌替啶 25 mg 或 0.33 mg/kg 静脉注射，或芬太尼 1.5 ~ 2.0 μg/kg 静脉注射，在术后早期使用该类药物时，应注意对呼吸功能的抑制，尤其是肺功能降低的患者；②呼吸兴奋剂多沙普仑 1.0 ~ 1.5 mg/kg 静脉注射，可加快大脑皮质从麻醉药物抑制中的恢复，并由此建立对脊髓反射的正常控制；③曲马多 1 ~ 2 mg/kg 静脉注射，安全性高，有镇痛和镇静双重作用，适用于心肺功能较差的患者；④对于应用机械性呼吸治疗的患者，也可应用肌松药控制寒战。

（六）术后躁动

全身麻醉恢复期，大多数患者呈嗜睡、安静或有轻度定向障碍，脑功能逐渐趋于正常，但仍有部分患者出现较大的情感波动，表现为不能控制的哭泣和烦躁（躁动）不安。躁动的出现除了与术前、术中用药有关外，术后疼痛可能是引起躁动的重要因素。对强烈躁动的患者必要时应予适当的防护措施，以防止患者本身或 PACU 人员受到伤害。

1. 术后躁动因素

（1）躁动多见于儿童和年轻人，但儿童和老年人对疼痛的体验要比中年人差些。有脑疾患、精神病病史者是术后发生谵妄、躁动的危险因素。

（2）低氧血症、高碳酸血症和胃胀气，以及尿潴留膀胱膨胀等都可引起躁动，故临床上应细心观察，排除这些可能潜在的因素。

（3）术前药物，如仅用东莨菪碱、吩噻嗪类或巴比妥类而没有并用麻醉性镇痛药，则可增加术后兴奋和躁动的发生率，应用毒扁豆碱可反转东莨菪碱引起的躁动。其他的药物，如氯胺酮、异丙酚、乙醚酯等也可引起躁动。氯胺酮引起噩梦和幻觉等精神反应多伴有兴奋、精神错乱、欣快和恐惧感，在成人中有 10% ~ 30% 的发生率。尤其单用氯胺酮时则更趋增加。采用苯二氮䓬类药，如地西泮或美达唑仑治疗，则可减轻或消除此急性精神反应。

（4）若术前和术中未用过麻醉性镇痛药，则在术毕更需要即时给予镇痛药。不同的麻醉方式对总的镇痛药的需求不产生影响。

2. 预防和处理

（1）维持合适的麻醉深度、充分术后镇痛，保持充分通气供氧和血流动力学的稳定，避免不良刺激及外环境的安静对患者平稳恢复也很重要。

（2）消除引起躁动的因素，包括减少或即时拔除各种有创性导管和引流管，定时变动患者体位，不仅有利于呼吸功能改善，而且可避免长时间固定体位的不适。必要时适当应用镇痛药和镇静药，如给予右美托咪定可取得较好的治疗效果。

（3）防止因躁动引起患者自身的伤害，定时进行动脉血气分析，以免发生低氧血症或二氧化碳潴留。

（七）疼痛

术后疼痛是 PACU 最常见的问题之一，术后镇痛不全可引起患者躁动、哭闹、躯体扭动，血压增高，甚至因胸腹部肌肉疼痛影响呼吸，导致通气不足。有效的术后镇痛应在术毕前开始，通常以阿片类药物和非甾体类抗炎药行静脉镇痛或阿片类药物复合局部麻醉药行椎管内镇痛，以达到较理想效果。使用阿片类药物时需警惕呼吸抑制、胸壁强直及通气不足的出现，应用后观察 30 min 以上方可离开恢复室。椎管内加药后必须监测阻滞平面，防止平面过高引起低血压、呼吸抑制等并发症。

（八）术后恶心与呕吐

术后的恶心与呕吐（PONV）是全身麻醉后常见的问题，尽管不是严重的并发症，但仍造成患者的不安、不适而影响休息，甚至延迟出院的时间，尤其是非住院患者的手术。PONV 发生率为 20% ~ 30%。

1. 易于发生 PONV 的危险因素

（1）倾向性因素：包括年轻患者、妇女、早期妊娠、月经周期的天数（与排卵和血内黄体酮的水平有关），以及糖尿病和焦虑的患者。

（2）胃容量增加，如肥胖、过度焦虑等。

（3）麻醉用药与方法：全身麻醉远比区域性麻醉或局部麻醉多见；用药以氧化亚氮、乙醚酯和氯胺酮，以及新斯的明为多见。

（4）手术部位与方式：如手术时间、牵拉卵巢和宫颈扩张术，以及腹腔镜手术、斜视纠正术、中耳手术等为多见。

（5）手术后的因素，如疼痛、应用阿片类药物、运动、低血压和大量饮水等。胃肠减压导管刺激也常引起呕吐。

对术前有明显发生 PONV 倾向的患者才考虑采用药物预防，一般不需预防性用药。

2. 治疗

用于预防和治疗恶心、呕吐的药物主要有如下几类。

（1）丁酰苯类：常用的药物为氟哌利多，是强效神经安定药，通过对中枢多巴胺受体的拮抗而发挥镇吐效应，又不影响非住院患者的出院时间。当 > 20 μg/kg 时，将呈明显的镇静作用，可延长出院时间。有报道指出，小剂量氟哌利多与甲氧氯普胺并用时，对腹腔镜胆囊切除术的镇吐作用要比恩丹西酮效果好。如剂量过大时，则可出现不良反应，包括运动障碍、好动和烦躁不安等。

（2）吩噻嗪类药物：此类药物的抗呕吐作用可能是通过阻断中枢化学触发带多巴胺受体所致。如多年来应用氯丙嗪和异丙嗪来拮抗阿片类药物引起的恶心、呕吐。但有可能发生低血压、强度镇静而影响出院时间，特别是可能引发锥体系统的症状，如烦躁不安和眼球旋动等。

（3）胃动力性药：甲氧氯普胺和多潘立酮均为胃动力性药，可促进胃和小肠运动和提高食管下括约肌的张力。甲氧氯普胺 20 mg 或 0.2 mg/kg 静脉注入可以预防 PONV，由于其半衰期短，应在即将结束手术前给药，以保证术后早期的药效。

（4）抗胆碱能药：传统的抗胆碱能药有阿托品、格隆溴铵和东莨菪碱，因其具有止涎和解迷走神经效应。但由于这些药物不良反应较为突出，如口干、谵妄、瞳孔扩大和眩晕等而限制了其在临床上的应用。

（5）抗组胺药：茶苯醇胺和羟嗪主要作用于呕吐中枢和前庭通路，可用于预防 PONV 的发生。尤其适用于治疗运动病和中耳手术后的患者。

（6）5-羟色胺拮抗剂：5-羟色胺（5-HT）在细胞毒药物引起呕吐中所发生的病理生理作用，启发人们用 5-HT 拮抗剂如恩丹西酮、格拉司琼、多拉司琼等，对 5-HT 受体有高度选择性，能有效预防和治疗 PONV，且无多巴胺受体拮抗剂、毒蕈碱或组胺拮抗剂的不良反应。但偶可出现镇静、焦虑、肌张力失常、视力紊乱和尿潴留等不良反应，对呼吸和血流动力学无明显的影响。静脉输注时，可发生无症状性 QRS、PR 间期的延长。预防性用量为 0.05 ~ 0.20 mg/kg 静脉注入或口服。由于目前此类药物的费用高昂而影响其广泛应用。

（7）非药物性疗法：首先应当推荐针刺疗法，其在防止恶心和治疗 PONV 时取得了良好的疗效。

（九）少尿

少尿的定义为尿量少于 0.5 mL/（kg·h）。低血容量是术后少尿最常见的原因。即使其他可能的原因未排除，也可以快速输注晶体液 250 ~ 500 mL，老年患者最好在 CVP 监测指导下进行补液。如仍无效，应考虑进一步检查（如血、尿电解质）和进行有创监测。利尿药只应当用于有适应证时，如充血性心力衰竭和慢性肾功能不全。不合理使用利尿药可加重已存在的肾灌注不足，使肾功能进一步恶化。通过强效利尿药的作用虽可暂时维持尿量，但不能改善急性肾衰竭的预后。按顺序分析肾前性、肾性、肾后性肾衰竭的原因有助于术后少尿患者的诊治。

1. 肾前性少尿

包括肾灌注压降低的情况除低血容量外，应考虑引起心排血量降低的其他情况。腹腔内压力的升高，如腹腔内出血、大量腹腔积液也会使肾灌流量下降。分析尿中的电解质会有帮助，尿钠浓度降低（<20 mEq/L）提示肾前性少尿。

2. 肾性少尿

包括低灌注（如低血压、低血容量、脓毒症）、毒素（如肾毒性药物、肌红蛋白尿）和创伤引起的急性肾小管坏死。尿检查发现颗粒管型有助于诊断。

3. 肾后性少尿

包括导尿管堵塞、创伤、尿道医源性损伤。

（十）术中知晓

术中知晓是全身麻醉后非常罕见的并发症（一项大样本多中心研究表明，术中知晓的发生率为 0.13%）。该并发症常最先在 PACU 内发现。这通常是浅麻醉的结果，尤其是在外伤手术、心脏手术和产科手术中，其他因素还包括年龄小、有药物滥用史、ASA 分级 Ⅲ ~ Ⅴ级以及使用过肌松药的患者。通过 BIS 监测可以使麻醉医师对麻醉深度进行评价，从而降低术中知晓的发生率。术中知晓对患者造成的影响程度是不同的，有的患者只是出现中等程度的焦虑，而有的患者则会出现严重的创伤后精神错乱。在 PACU 内要对患者进行量表的测试，以查明患者是否也出现过术中知晓。存在术中知晓的患者要给予悉心的照顾，以增强其自信心；同时也应考虑心理治疗方案。

（张振武）

第四章

甲状腺和甲状旁腺手术麻醉

近年来，甲状腺疾病发病率急速增加，根据中华医学会内分泌学会进行的《社区居民甲状腺疾病流行病学调查》结果显示，甲状腺功能亢进症（甲亢）的发病率为1.3%，甲状腺功能减退症（甲减）的患病率是6.5%，甲状腺结节的患病率是18.6%，甲状腺结节中有5%~15%是甲状腺癌。甲状腺和甲状旁腺均位于颈部，接近气道，甲状腺素和甲状旁腺素对机体代谢、生长发育、电解质平衡、神经系统、心血管系统和消化系统等都有重要的作用。这些特点增加了手术、麻醉和围手术期处理的难度。

第一节　甲状腺手术麻醉

一、概述

甲状腺位于颈前下方软组织内，大部分在喉及气管上段两侧，其峡部覆盖于第2~4气管软骨环的前面。偶有甲状腺向下深入胸腔，称为胸骨后甲状腺。甲状腺由许多球形的囊状滤泡构成。滤泡衬以单层上皮细胞，滤泡细胞分泌甲状腺素又称四碘甲状腺原氨酸（T_4）和三碘甲状腺原氨酸（T_3）。二者释放入血后，即组成甲状腺激素。而滤泡旁细胞则分泌降低血钙的激素，即降钙素。

甲状腺激素对生长发育、性成熟、心血管和中枢神经系统、体温和新陈代谢都有重要影响。主要生理功能包括：①促进细胞内氧化，提高基础代谢率，使组织产热增加，甲状腺激素能促进肝糖原酵解和组织对糖的利用；促进蛋白质的分解，如骨骼肌蛋白质分解，出现消瘦和乏力；增加脂肪组织对儿茶酚胺和胰高血糖素的脂解作用，加快胆固醇的转化和排泄；②维持正常生长发育，特别对脑和骨骼发育尤为重要，甲状腺功能低下的儿童表现为智力下降和身材矮小为特征的呆小病；③心血管系统作用，甲状腺激素能够增强心肌对儿茶酚胺的敏感性；④中枢神经系统作用，甲状腺功能亢进时可出现易激动、注意力不集中等中枢系统兴奋症状；⑤对消化系统的影响，甲状腺功能亢进时食欲亢进，大便次数增加，这可能与胃肠蠕动增强及胃肠排空加快有关。

许多甲状腺疾病需要手术治疗，如甲状腺肿、各种甲状腺肿瘤、甲亢等。这些疾病引起的病理生理变化主要表现为两个方面：①甲状腺素分泌异常带来的变化；②甲状腺病变对周围组织压迫，尤其是对呼吸道压迫引起的变化。

甲状腺素分泌过多引起甲状腺功能亢进症。临床表现为心动过速、血压增高、脉压增宽、食欲亢进、消瘦、情绪激动、易出汗、手颤、眼球突出等症状。

甲状腺疾病压迫气管导致不同程度的上呼吸道梗阻，引起呼吸困难、喘鸣和发绀等。压迫严重时，患者不能平卧。

二、甲状腺肿瘤切除手术的麻醉

甲状腺肿瘤有良性和恶性之分，良性肿瘤多为腺瘤，常发生于40岁以下的中青年女性，可单发或者多发，也可恶变或并发甲亢，应及早进行手术。甲状腺癌有多种病理类型，如乳头状瘤、腺癌、未分化癌等，均需要及时进行手术。肿瘤晚期压迫呼吸道可产生严重后果，有时需要行气管切开缓解症状。

（一）病情评估

甲状腺肿瘤术前应详细检查，充分了解疾病的性质、有无相邻近组织的侵害，特别是有无呼吸道的压迫与梗阻。全面了解重要脏器的功能，如心血管系统、呼吸系统、肝肾功能、水和电解质平衡等情况。甲状腺肿瘤体位表浅，一般可通过触诊明确肿瘤的大小、硬度和活动度。对较大肿瘤则需要拍摄颈胸片和 CT 片，以确定肿瘤的大小、形态、是否位于胸骨下，以及气管受压程度和方向。术前评估呼吸困难程度与气管受压程度，如果患者静卧时有喘鸣或不能平卧，提示气管受压严重，这种患者则要做好困难气道的准备。了解术前是否有声音嘶哑和饮水呛咳的症状，如有，可通过间接喉镜检查，以明确声带活动度和有无声带麻痹。如果颈部大静脉受压，可导致头颈静脉回流障碍，患者表现为颜面发绀、水肿，颈部、胸前浅静脉扩张，病情危重。

（二）麻醉选择

对于一般甲状腺良性肿瘤、无气管受压症状的患者，可选用颈丛神经阻滞麻醉。患者术中保持清醒，通过医患对话可随时检查发声与声带情况，避免发生喉返神经损伤。但是颈丛神经阻滞有时镇痛不完善，有牵拉反应，加上头后仰和仰卧位不适，尤其是肿瘤较大时常需静脉辅助用药，为确保气道通畅，可应用喉罩通气。具有以下情况者，宜选择全身麻醉：①巨大的甲状腺肿瘤或甲状腺弥漫性肿大；②有气管受压症状或呼吸困难症状者；③胸骨后甲状腺肿；④可能发生气管软化；⑤有重要脏器功能受损者及拒绝局部麻醉或不配合者。在全身麻醉气管插管下行手术，对外科手术医师的解剖技术要求更高，需避免发生喉返神经损伤。近年喉罩麻醉的使用越来越多，应用喉罩患者可以保留自由呼吸，易于实时监测声带的功能。

（三）麻醉诱导和气管插管

术前有气管受压或气管移位征象者，气管插管可能存在一定困难。在结合症状、体征、X 线和 CT 片进行气道评估的基础上，可用全身麻醉诱导下气管插管，也可采用表面麻醉下使用纤维支气管镜清醒插管。插管体位宜选用患者自主呼吸最舒适体位。清醒插管前需给患者做好解释工作，取得患者配合。要充分做好气道的表面麻醉。如果出现声门下气管插管困难，切忌强行插管，可在助手协助下改变患者体位或更换小一号气管导管。目前随着气管插管可视化技术的发展，如光学纤维喉镜、光学电子喉镜、可视喉镜等，使得困难气道易于解决。关键在于发现困难气道、正确评估与完善的准备工作。

（四）麻醉维持和管理

局部麻醉或颈丛神经阻滞期间，呼吸道的管理特别重要，尤其是在给辅助药物时，需严密监测，及时发现和处理呼吸抑制。颈丛神经阻滞时常出现显著的心动过速和血压升高。此时，如麻醉阻滞效果不全，可给予辅助镇痛药物或者改用其他麻醉方式；如麻醉效果好，则可用心血管药物控制。全身麻醉期间保持呼吸道通畅，避免缺氧和二氧化碳潴留，监测血流动力学变化和维持循环稳定。巨大的甲状腺肿瘤切除术或颈部清扫术可发生大量出血，术前应做好准备。术中应了解气管是否软化，以防术毕拔管后气管发生塌陷。此外，术中还应根据手术操作步骤适时监测与调整气管导管套囊的压力，以免手术牵拉压迫气管使气囊压力和摩擦增加，造成术毕气道与声门水肿，影响呼吸功能。有观察发现，颈部大手术中气管导管套囊的压力与术后气道并发症呈正相关，主张将套囊压力维持在 ≤25 cmH_2O 为宜。

（五）麻醉恢复期的处理

手术结束及拔管期间可因切口渗血、敷料包扎过紧、气管软化、喉头水肿、呼吸道分泌物堵塞、喉痉挛等发生急性气道梗死，应积极预防和处理。术毕应准确判断麻醉恢复程度，待患者完全清醒，咳嗽反射、吞咽反射和肌力恢复满意，无呼吸抑制方可拔管。拔管时，备好各种抢救药物及紧急气管插管与气管切开器械，以防不测。术中发现或疑有气管软化者，宜作气管悬吊术或延长保留气管导管时间，送至 ICU 观察。

甲状腺次全切除术的其他并发症包括喉返神经损伤和手术切除了甲状旁腺而致甲状旁腺功能低下。在术后 24 ~96 h 就会发生低钙血症的症状。喉鸣渐进造成喉痉挛可能是低钙血症抽搐的早期表现之一。在这种情况下，可静脉推注氯化钙或葡萄糖酸钙，并监测镁离子浓度，及时进行纠正。双侧喉返神经损伤是极少见的并发症，一侧神经损伤较常见，其典型表现为声音嘶哑和声带麻痹，双侧则导致失声。术中、术后喉返神经损伤或病变所致气管塌陷可能需要紧急再次气管插管。

三、甲状腺功能亢进症手术的麻醉

甲状腺功能亢进症是由各种原因导致正常甲状腺素分泌的反馈机制失控，血液循环中甲状腺素异常增多，以全身代谢亢进为主要特征的一种疾病。根据引起甲状腺功能亢进的原因可分为原发性、继发性和高功能腺瘤 3 类。

甲状腺激素分泌过多的临床表现包括体重减轻、燥热、肌无力、腹泻、反应过激和神经敏感。重症可以出现细震颤、眼球突出和甲状腺肿大。心脏方面表现有窦性心动过速、房颤和心力衰竭等。甲状腺功能亢进患者的血清总 T_4（结合和非结合）的升高，血清 T_3 及游离（非结合）T_4 的升高。当出现上述临床症状，同时血清 $T_3 > 230$ ng/dL，$T_4 > 12$ ng/dL，就可诊断为甲状腺功能亢进症。

甲状腺功能亢进症的药物治疗包括：抑制激素合成（如丙基硫氧嘧啶和甲巯咪唑），阻止激素释放（如钾和碘化钠）或改善交感神经兴奋症状（如普萘洛尔）。虽然 β 肾上腺素能受体阻滞剂不影响甲状腺功能，但却降低 T_4 在外周转化为 T_3。放射性碘可破坏甲状腺细胞的功能，但不推荐妊娠患者使用，这可导致甲状腺功能低下。

（一）术前准备

所有择期甲状腺功能亢进症外科手术，包括甲状腺部分切除术，都应该延期至患者经过治疗后临床症状得到控制和甲状腺功能基本正常。术前准备包括一般的甲状腺功能检查，并建议术前静息状态下心率应低于 85 次/分。苯二氮䓬类药物可以用于术前镇静。抗甲状腺药物和 β 受体阻滞剂应该持续应用到手术当天早晨。使用丙基硫氧嘧啶和甲巯咪唑进行治疗较好，因为两者的半衰期相近。如果必须进行急诊手术，可考虑应用艾司洛尔来抑制循环系统的高动力状态。如果是病情严重、病程长、年老体弱的患者，则需要行较长时间的术前准备，直到基础代谢率下降并稳定在 ±20% 以内、体重增加、血压基本正常、心率减慢至 80 次/分以下、脉压减小、心脏收缩期杂音消失、全身症状改善和情绪稳定，以及蛋白结合碘 4 h < 25%，24 h < 60%，甲状腺激素水平在正常范围（TSH 0 ~ 10 mU/L，T_3 1.8 ~ 2.9 nmol/L，T_4 65 ~ 156 nmol/L，FT_3 3 ~ 9 nmol/L，FT_4 9 ~ 25 nmol/L）。再考虑进行手术。

（二）麻醉选择

对于轻症甲亢患者，术前准备比较好、甲状腺较小且无气管压迫症状和能合作者，可以在颈丛神经阻滞麻醉下进行手术。症状严重和甲状腺较大的患者行甲亢手术应在全身麻醉下进行，尤其是术前有精神紧张、情绪不稳定、甲亢未完全控制、胸骨后甲状腺肿和有气管压迫的患者。

（三）麻醉管理

甲状腺功能亢进患者术中应该密切监测心血管系统和体温。重症甲状腺功能亢进患者的眼球突出增加了角膜擦伤或溃疡的危险，因此患者的眼需很好的保护。氯胺酮、阿曲库铵、泮库溴铵、拟肾上腺素能受体激动剂和其他可刺激交感神经系统的药物应尽量避免使用，以免引起血压剧烈升高和心率增快。早年选择硫喷妥钠为诱导药物，因为在大剂量时具有抗甲状腺活性的功能；目前临床上多选用丙泊酚或依托咪酯为诱导药物。

甲状腺功能亢进的患者可能存在慢性的低血容量和血管扩张，在麻醉诱导时容易发生明显的低血压，所以麻醉诱导前需行适当的扩容处理。麻醉维持需要足够的深度，避免刺激产生心动过速、高血压和室性心律失常。肌松药的选择和使用要谨慎，因为甲状腺功能亢进可能增加肌肉疾病和重症肌无力的发生率。另外，甲状腺功能亢进不增加麻醉药的需要量。

（四）麻醉恢复期管理

甲状腺功能亢进患者术后最严重的危及生命的并发症是甲状腺危象，特别是甲状腺功能亢进患者术前准备不充分手术时发生概率大大增加。其典型症状为高热、心动过速、意识障碍和低血压。甲状腺危象通常发生在术后 6 ~ 24 h，但也可以发生在术中，需要与恶性高热、嗜铬细胞瘤及麻醉过浅等进行鉴别。与恶性高热不同的是，甲状腺危象不出现肌肉僵硬、肌酐升高和严重的代谢性与呼吸性酸中毒。治疗包括：补液和降温、输入艾司洛尔或静脉给予普萘洛尔（每次递增 0.5 mg，直到心率 < 100 次/分）、给予丙基硫氧嘧啶（250 ~ 500 mg/6 h，经口或经鼻胃管），然后给予碘化钠（12 h 内静脉给予 1 g），并且纠正致病因素（如感染等）。推荐使用甲泼尼龙 80 ~ 120 mg/8 h 来预防由于肾上腺功能受抑制所引起的并发症。其他对症治疗包括吸氧、镇静、应用大量 B 族维生素和维生素 C、纠正水和电解质的失衡及补充能量等。

（金　刚）

第二节　甲状旁腺手术麻醉

一般情况下，80%的甲状旁腺位于正常的较为隐蔽的位置，上一对甲状旁腺位于甲状腺侧叶后缘中点以上至上1/4与下3/4交界处；下一对位于甲状腺侧叶的下1/3段，均在甲状腺固有囊与筋膜鞘之间。甲状旁腺的血液供应一般来自甲状腺下动脉。甲状旁腺主要由大量的主细胞、少量的嗜酸性细胞和基质构成。主细胞分泌甲状旁腺素。嗜酸性细胞可能是老化的主细胞，正常情况下无分泌功能。甲状旁腺分泌甲状旁腺素（PTH），其生理作用是调节体内钙、磷代谢，与甲状腺滤泡旁细胞分泌的降钙素共同维持体内钙磷平衡。

一、概述

甲状旁腺有以下的作用：①促进近侧肾小管对钙的重吸收，使尿钙减少，血钙增加；②抑制近侧肾小管对磷的吸收，使尿磷增加，血磷减少；③促进破骨细胞的脱钙作用，使Na_3PO_4自骨基质释放，提高血钙和血磷的浓度；④促使维生 D 的羟化作用，生成具有活性的1，25-二羟维生素D_3，后者促进肠道对食物中钙的吸收。血钙过低刺激甲状旁腺素的合成和释放，使血钙上升，血钙过高抑制甲状旁腺素的合成和释放，使血钙向骨骼转移，降低血钙。上述作用使正常人的血钙维持在正常范围。正常人的血钙与血磷间呈相反的关系，血钙高则血磷低，血钙与血磷的乘积衡定，维持在35～40。甲状旁腺功能亢进时血钙常超过3 mmol/L（12 mg/dL），血磷多降至0.65～0.96 mmol/L（2～3 mg/dL），血中碱性磷酸酶增高；尿中钙排出量显著增高，每24 h可超过20 mg。据此可以明确诊断。

原发性甲状旁腺功能亢进症是全身性内分泌疾病。原发性甲状旁腺功能亢进者要积极手术治疗，而继发性甲状旁腺功能亢进的原因可以消除，亢进可消退，因此，甲状旁腺不需要切除。至于由长期肾功能不全所致继发性甲状旁腺功能亢进是否需要手术主要取决于甲状旁腺功能亢进的程度。麻醉医师应重点了解甲状旁腺功能亢进症是否损害重要脏器的功能和导致内环境紊乱。甲状旁腺功能亢进致甲状旁腺激素（PTH）分泌过多，PTH 正常值为20～90 ng/L。钙离子动员进入血液循环，引起血钙升高（血钙正常值为2.25～2.75 mmol/L）。同时，导致广泛骨质脱钙，骨基质分解，黏蛋白、羟脯氨酸等代谢产物从尿排泄增多，形成尿结石，或肾钙盐沉着症，加以继发感染等因素，肾功能常严重损害。此外，肾小管对无机磷再吸收减少，尿磷排出增加，血磷降低。如果肾功能完好，尿钙排泄量随之增加而使血钙下降，但持续增多的甲状旁腺激素引起的尿路结石可导致肾功能不全，甚至肾衰竭。甲状旁腺功能亢进引起的消化系统疾病可导致水、电解质紊乱和酸碱失衡。高钙血症还可致心律失常，甚至心力衰竭等。因此，应针对具体病情做好充分的麻醉前准备，并根据手术范围的大小选择合适的麻醉方法。同时加强术中监测，防止并发症的发生。

二、甲状旁腺手术特点

需要手术的甲状旁腺疾病主要是有甲状旁腺功能亢进和肿瘤，后者也常合并有甲状旁腺功能亢进。甲状旁腺腺瘤或增生切除术要仔细探查，紧靠甲状腺固有囊清理，并完整保留固有囊外侧叶上下端附近的脂肪组织和疏松结缔组织，防止损伤喉返神经。

三、术前准备

首先是维持有效循环血容量和纠正电解质紊乱。有慢性高钙血症的患者要评估肾功能、心脏功能和中枢神经系统有无异常。当血清钙离子浓度超过 3.75 mmol/L（15 mg/dL）时为高钙危象，需紧急处理。因为血钙增高可能引起心律失常。可通过扩充容量和利尿降低血清钙的浓度。在治疗高钙血症时，术前还要注意低磷血症的矫正。血清磷酸盐水平过低使心肌收缩力下降，可导致心力衰竭及骨骼肌无力、溶血和血小板功能异常。轻度低磷血症血磷（0.3 ~ 0.8 mmol/L）可不做特殊处理，增加富含磷的食物即可。对严重的低磷血症患者需要更为积极的治疗方法，即静脉输入帕米磷酸二钠或依替磷酸二钠，使血磷水平维持在 1.0 ~ 1.3 mmol/L。通常每日的补磷量为 33 ~ 100 mmol，并在补磷时密切监测血磷浓度的变化，随时调整补磷量，以免出现高磷血症或继发性软组织钙化。对于甲状旁腺功能亢进伴有骨质疏松的患者，在气管插管时头颈过度后仰可能发生椎体压缩，在搬运过程中也可能并发骨折。

四、麻醉选择

全面了解高钙血症的临床表现对麻醉选择具有重要意义。随着钙水平的升高，可引起认知功能缺陷，从记忆丧失到意识不清，甚至昏迷。其他的症状和体征包括便秘、胃酸过度分泌、溃疡症状、多尿及肾结石。一般选用全身麻醉，也可根据患者全身状况进行颈丛神经阻滞麻醉。

五、麻醉处理

麻醉前应全面检查重要脏器的功能和确定肿瘤与周围组织特别是与气管的关系，正确判断和处理气管梗阻。麻醉期间除常规全身麻醉监测外，主要是维持电解质平衡，尤其是血钙的监测。术前有心、肾功能不全及神经肌肉兴奋性改变者，术中肌松药使用时应高度重视，可选择阿曲库铵和（或）减少用药剂量。

六、术后处理

术后并发症包括喉返神经损伤、出血或一过性或完全性甲状旁腺功能减退。单侧喉返神经损伤的典型表现是声音嘶哑，一般不需要治疗。双侧喉返神经损伤很少见，可能导致窒息，需要立即行气管插管。成功的甲状旁腺切除术后血钙下降。术前有明显代谢性骨骼疾病者在切除了甲状旁腺后常会发生饥饿骨骼综合征，出现低钙血症，这是骨骼快速再矿物化的结果。血清钙的最低点多发生在术后 3 ~ 7 d，临床上可反复出现口唇麻木和手足抽搐等低钙血症症状。所以，应密切监测血清钙、镁和磷的水平，直到平稳。常规治疗是补充维生素 D 和钙剂，但效果有限。对于已有代谢性骨骼疾病、需切除甲状旁腺的患者，近年来有学者提出术前 1 ~ 2 d 服用帕米磷酸治疗，可明显改善术后低钙血症症状，仅少部分患者需行补钙处理。

（金　刚）

第三节　甲状腺疾病行非甲状腺手术麻醉

甲状腺疾病患者在某些情况下需要进行其他疾病的手术，而这类患者如何进行麻醉前的评估、术前准备、麻醉实施以及围手术期的管理，关系到手术的成功和术中和术后甲状腺疾病引起的并发症等风险，同样要给予高度重视。

一、麻醉前的评估

进行麻醉前的评估时，往往容易忽略甲状腺疾病的评估。应根据患者的症状、体征和一些相关线索进行。如甲亢患者或巨大甲状腺肿瘤患者，需了解其病因、用药情况，尤其应注意有无气道受压或呼吸困难的表现、体位改变对其的影响，以及有无声嘶和喉返神经麻痹。甲减患者应了解其原因，询问甲状腺素替代治疗的情况及相关的实验室检查结果。颈、胸部的影像学检查可显示解剖异常，通过 ECG 和超声心动图检查可了解心律失常和心脏功能。

二、术前用药

口服甲状腺素（T_4）的甲状腺疾病患者，手术当日可不服药。接受丙基硫氧嘧啶或甲巯咪唑治疗的患者则在手术当日仍要服药。甲亢伴心功能异常或心律失常服用地高辛或 β 受体阻滞剂的患者也不应停药，以免加重症状。丙基硫氧嘧啶或甲巯咪唑的起效时间为 7～10 d，要使甲状腺功能正常可能需要几周的服药时间。伴弥漫性甲状腺肿的中、重度甲亢患者在急诊手术时，需要给予大剂量的抗甲状腺药物、碘剂或 β 受体阻滞剂。弥漫性甲状腺肿病或不能耐受丙基硫氧嘧啶或甲巯咪唑不良反应的患者可给予大剂量 β 受体阻滞剂和糖皮质激素治疗。术前可给予镇静剂，以减少焦虑和抑制交感神经的过度兴奋。

三、围手术期管理

准备不充分或未准备的甲状腺患者麻醉时应警惕发生甲亢或甲减危象。择期手术应尽可能使甲状腺功能正常或药物控制下病情稳定后再进行。急诊手术则应立即对心脏、气道和代谢可能存在的异常进行积极评估与治疗。

由于病情原因，未准备的甲亢患者还可给予糖皮质激素，以防止诱发甲状腺危象。甲亢患者出汗增多或腹泻可导致容量不足，常需补充大量液体。拟交感兴奋药物，如泮库溴铵、阿曲库铵和氯胺酮不用或慎用。注意使用肌松药的剂量与时效，以免肌力恢复延迟。

轻度甲减患者术前常不需要特别处理，一般均可以耐受手术而不增加并发症。但应给予小剂量镇静催眠药和麻醉镇痛药，以免镇静过深和产生呼吸抑制。重症甲减患者常合并心肌功能减退、凝血障碍、低体温、低血糖、呼吸功能不全，术前应积极采取相应防治措施。

术后 1 周内不能恢复口服甲状腺激素替代治疗的患者，可静脉给予 1/2 口服剂量的 T_4 输注，不推荐静脉给予 T_3。

（金　刚）

第五章

头颈部手术麻醉

第一节　颅内动脉瘤手术麻醉

在脑卒中的病例中，有15%～20%是脑出血性疾病。动脉瘤是造成自发性蛛网膜下隙出血（SAH）的首要原因，75%～85%的SAH是由于颅内动脉瘤破裂引起，其中20%存在多发性动脉瘤。

颅内动脉瘤好发于颅内大血管的分叉处，表现为血管壁的囊性扩张。据估算，动脉瘤患病率为2 000/10万人。有报道，动脉瘤破裂的发生率很低，每年动脉瘤破裂所致的SAH发病率为12/10万人。SAH的危险随着年龄的增加而升高，主要发病人群集中在30～60岁，平均初发年龄55岁，女性居多，男女比例为1∶1.6。

一、概述

与颅内动脉瘤相关的疾病包括常染色体显性遗传的多囊肾病、纤维肌性发育不良、马方综合征、Ⅳ型埃勒斯—当洛（Ehlers-Danlos）综合征（遗传性皮肤和关节可过度伸展的综合征）和脑动静脉畸形。估计在常染色体显性遗传的多囊肾病患者中，5%～40%有颅内动脉瘤，10%～30%有多发性动脉瘤。

颅内动脉瘤多发生在血管分叉处或大脑动脉环周围。约90%的颅内动脉瘤位于前循环，常见部位是大脑前动脉与前交通动脉分叉处，颈内动脉与后交通分叉处，大脑中动脉两分叉处或三分叉处。后循环动脉瘤的常见位置包括椎动脉与基底动脉分叉处，椎动脉与大脑后动脉分叉处及基底动脉顶部。

动脉瘤破裂时，动脉与蛛网膜下隙相交通，导致局部颅内压（ICP）与血压相等，突发剧烈的头痛和短暂的意识丧失。血液流入蛛网膜下隙导致脑膜炎、头痛及脑积水。神经受损表现为意识障碍及局灶神经系统定位体征。单纯的脑神经麻痹可能为原发性损伤所致的神经失用症。

动脉瘤首次破裂出血时会有约1/3的患者死亡或出现严重的残疾，在幸存者中仅有1/3的患者神经功能恢复正常。虽然由有经验的外科医师手术病死率低于10%，但再出血及脑血管痉挛等非手术相关并发症仍会很严重。

SAH会引起广泛交感兴奋，导致高血压、心功能异常、心电图ST段改变、心律失常及神经源性肺水肿。SAH后患者常由于卧床休息及处于应激状态而引起血容量不足。常出现电解质紊乱，如低钠血症、低钾血症及低钙血症，需及时纠正。约有30%的患者出现低钠血症，可能由脑盐耗综合征（CSWS）或抗利尿激素分泌异常综合征（SIADH）引起。

对于曾有过SAH和正处在SAH恢复期的脑动脉瘤患者麻醉处理稍有不同。SAH患者可能会发生多种并发症，包括心功能不全、神经源性或心源性肺水肿、脑积水，以及动脉瘤再出血，其中动脉瘤再出血是最严重的并发症。动脉瘤破裂后最初2周内未行手术者再出血的发生率为30%～50%，而病死率大于50%。

二、动脉瘤的治疗

动脉瘤破裂后血液流入蛛网膜下隙，导致剧烈头痛、局部神经功能障碍、嗜睡和昏迷。出血后幸存的患者，应进行手术或者血管内介入治疗，避免再出血。此外，对于意外发现脑动脉瘤的患者，应采取干预措施以减少SAH的风险，包括开颅动脉瘤夹闭术和血管内栓塞术。

从未破裂的小动脉瘤（<0.5 cm）发生破裂出血的概率很低（每年0.05%～1%），可以通过定期影像学检查监测变化。已破裂出血的动脉瘤再次出血的概率是上述情况的10倍，应进行治疗。目前主要有两种治疗方法，开颅动脉瘤夹闭术及血管内弹簧圈栓塞术。动脉瘤颈夹闭术是过去50年直至目前治疗动脉瘤的"金标准"。

Glasgow昏迷评分和Hunt-Hess分级（表5-1）是评估患者神经功能的常用指标。Hunt-Hess分级与患者预后相关度极高。术前分级为Ⅰ～Ⅱ级的患者经手术治疗，其预后明显好于分级较高的患者。动脉瘤手术的最佳时间取决于患者的临床状态及其他相关因素。临床状态良好的患者应早期手术（即SAH后48～96 h）。早期手术时手术致残率增加，而血管痉挛和再出血的发生率要明显降低。而对困难部位的大动脉瘤及临床状态较差的患者应延迟手术（即SAH后10～14 d）。目前，血管内介入治疗在动脉瘤治疗中占据了很高比例，一些患者可能在脑血管造影术后立即进行血管内弹簧圈栓塞治疗，对于那些有全身并发症或Hunt-Hess分级较高的患者，这种创伤小的治疗方法更适合。

表5-1　SAH的Hunt-Hess分级

评分	描述
0级	动脉瘤未破裂
1级	无症状或轻度头痛，轻度颈项强直
2级	中等至重度头痛，颈项强直，除脑神经麻痹外无其他神经功能损害
3级	嗜睡或谵妄，轻度定向障碍
4级	昏迷，中度至重度偏瘫
5级	深昏迷，去大脑强直，濒死表现

三、颅内动脉瘤的麻醉

颅内动脉瘤麻醉管理的目标是控制动脉瘤的跨壁压力差，同时保证足够的脑灌注及氧供，并需避免ICP的急剧变化。另外还应保证术野暴露充分，使脑松弛，因为在手术早期往往出现脑张力增加及水肿。动脉瘤跨壁压力差（TMP）等于瘤内压（动脉压）减去瘤外周压（ICP）。在保证足够脑灌注压的情况下而不使动脉瘤破裂。在动脉瘤夹闭前，血压不应超过术前值。SAH 分级高的患者 ICP 往往增高。另外，脑血肿、脑积水及巨大动脉瘤也会使 ICP 增高。在硬膜剪开之前应缓慢降颅压，因为 ICP 迅速下降会使动脉瘤 TMP 急剧升高。

（一）术前准备

脑动脉瘤的内科治疗包括控制继续出血、防治脑血管痉挛（CVS）等。治疗方案要根据患者的临床状态而定。包括降低 ICP，控制高血压，预防治疗癫痫，镇静、止吐，控制精神症状。SAH 患者可出现水及电解质紊乱、心律失常、血容量不足等，术前应予纠正。除完成相关的脑部影像学检查，术前准备需要完善的检查包括血常规、心电图、胸部 X 线摄片、凝血功能、血电解质检查以及肝、肾功能和血糖等。完成交叉配血试验，对于手术难度大或巨大动脉瘤，应准备足够的血源，并备自体血回收装置。一些患者 ECG 会显示心肌缺血，高度怀疑心肌损害的患者可以行血清心肌酶和超声心动图检查，必要时请相关科室会诊。

（二）麻醉前用药

对于高度紧张的患者可适当应用镇静剂，但应结合患者具体情况而定，尤其对于有呼吸系统并发症的患者。术前抗胆碱药物的选择要根据患者心率等情况决定，除非患者心动过缓，一般不选择阿托品，因其可使心率过快，增加心脏负担。

（三）麻醉监测

常规监测包括心电图、直接动脉压、脉搏氧饱和度、呼气末二氧化碳分压、经食管核心体温监测、尿量等。对于临床分级差的患者，最好在麻醉诱导前进行直接动脉压监测，明显的心脏疾病需要监测中心静脉压。出血较多者，进行血细胞比容、电解质、血气分析的检查，指导输血、治疗。有些患者需要监测脑电图、体感或运动诱发电位。但至今无前瞻性临床试验表明神经功能监测的有效性。

（四）麻醉诱导

麻醉诱导应力求血流动力学平稳，由于置喉镜、插管、摆体位及上头架等操作的刺激非常强，易引起患者血压升高而使动脉瘤有破裂的危险。因此，在这些操作之前应保证有足够的麻醉深度、良好的肌松，并且血压应控制在合适的范围。对于老年患者或体质较差者可以选择依托咪酯，为防止出现肌阵挛，可预先静脉注射小剂量咪达唑仑或瑞芬太尼。丙泊酚具有诱导迅速平稳、降低 CBF、ICP 和 $CMRO_2$、不干扰脑血管自动调节和 CO_2 反应性等特点，是目前诱导用药的首选。选择起效较快的非去极化肌肉松弛药，如罗库溴铵可以迅速完成气管插管。另外在上头钉的部位行局部浸润麻醉是一种简单、有效的减轻血流动力学波动的方法。ICP 明显升高或监测体感诱发电位时宜选用全静脉麻醉。

（五）麻醉维持

麻醉维持原则是保持正常脑灌注压；防治脑缺氧和水肿；降低跨壁压。保证足够的脑松弛，为术者提供良好的手术条件。同时兼顾电生理监测的需要。

全诱导后不同阶段的刺激强度差异可导致患者血压的波动，在摆体位、上头架、切皮、去骨片、缝皮这些操作时，应保持足够的麻醉深度。切皮前用长效局部麻醉药行切口部位的局部浸润麻醉。术中如不需要电生理监测，静吸复合麻醉可以达到满意的麻醉效果。

减小脑容积可以使术野暴露更充分，使脑松弛，为夹闭动脉瘤提供便利。为了保持良好的脑松弛度，术前腰椎穿刺置管用于术中脑脊液引流是动脉瘤手术较常用的方法，术中应与术者保持良好沟通，观察引流量，及时打开或停止引流。为避免脑的移位及血流动力学改变，引流应缓慢，并需控制引流量。维持 $PaCO_2$ 在 30~35 mmHg 有利于防止脑肿胀。也可以通过静脉滴注甘露醇 0.5~1 g/kg 或合用呋塞米（10~20 mg，静脉注射）使脑容积缩小。甘露醇的作用高峰在静脉滴注后 20~30 min，判断其效果的标准是脑松弛度而非尿量。甘露醇增加脑血流量，降低脑组织含水量。早期 ICP 降低可能说明脑血管代偿性收缩以使脑血流恢复正常。

术中合理使用糖皮质激素及甘露醇，预防脑水肿，使用抗癫痫药物预防术后癫痫发作。

（六）麻醉恢复和苏醒

无拔管禁忌的患者术后早期苏醒有利于对其进行神经系统评估，便于进一步的诊断治疗。苏醒期常出现高血压。轻度高血压可以提高脑灌注，这对预防 CVS 有益。血压比术前基础值增高20%~30%时颅内出血的发生率增加，对有高血压病史的患者，苏醒及拔管期间可以应用心血管活性药物控制血压和心率，避免血压过高引起心、脑血管并发症。术中使用短效阿片类镇痛药维持麻醉者，应在停药后及时追加镇痛药，可以选择曲马多或小剂量芬太尼、苏芬太尼等，同时应注意药物对呼吸的抑制。预防性应用适宜的止吐药也可避免手术结束后患者出现恶心、呕吐，引起高血压。对术前 Hunt-Hess 分级为 3~4 级或在术中出现并发症的患者，术后不宜立即拔管，应保留气管导管回 ICU 并行机械通气。病情严重的患者术后需要加强心肺及全身支持治疗。

四、颅内动脉瘤麻醉的特殊问题

（一）诱发电位监测

大脑皮质体感诱发电位及运动诱发电位可用来监测大脑功能。通过诱发电位监测脑缺血可以指导外科操作及循环管理。进行神经生理监测时，首选全凭静脉麻醉，因为其对诱发电位描记的干扰较吸入麻醉小。运动诱发电位监测要求不使用肌肉松弛药，目前多联合应用丙泊酚和瑞芬太尼静脉麻醉，既能满足监测需要，也能很好地抑制呼吸以维持机械通气。

（二）术中造影

为提高手术质量，确保动脉瘤夹闭得彻底，术中造影是最有效的方法。动脉置管术中造影需在手术开始前放置导管，这使手术时间延长，对患者创伤较大。术中吲哚菁绿荧光血管造影使显微手术操作和荧光血管造影可以同时进行。该技术一经出现，即在神经外科领域得到迅速推广。能在术中判断动脉瘤是否完全夹闭，载瘤动脉及其分支血管是否通畅等，通常术者在造影后 1 min 以内即能做出判断。在荧光剂注射后部分患者会出现几秒钟的脉搏血氧饱和度降低。少数患者可能出现对吲哚菁绿的过敏反应，应予以注意。

（三）载瘤动脉临时阻断术

在处理巨大动脉瘤或复杂动脉瘤时，为减少出血，便于分离瘤体，常会使用包括对载瘤动脉近端夹闭在内的临时阻断技术，阻断前应保持血压在 120~130 mmHg，以最大限度地保证脑供血。

（四）预防脑血管痉挛

动脉瘤破裂 SAH 后，30%~50% 的患者可出现 CVS，手术后发生率更高。预防措施包括维持正常的血压，避免血容量不足，围手术期静脉注射尼莫地平，动脉瘤夹闭后，局部使用罂粟碱或尼莫地平浸泡等。

（五）控制性降压

降低动脉瘤供血动脉的灌注压可以减小动脉瘤壁的压力并使手术时夹闭动脉瘤更易操作。另外，如果动脉瘤破裂会更易止血。但是，目前随着神经外科医师技术的提高，以往常用的控制性降压技术目前不再常规使用。低血压虽然有助于夹闭动脉瘤，但可能破坏脑灌注，尤其是在容量不足情况下，使 CVS 发生率增加，从而导致预后不良。大多数神经外科医师通过暂时夹闭动脉瘤邻近的供血动脉的方法达到"局部降低血压"的效果。有些是 3 ~ 5 min 短期多次夹闭，但另外一些医师发现，多次夹闭可能会损伤血管而采用 5 ~ 10 min 的时间段。血压应保持在正常范围或稍高于正常水平，以增大其他部位的血流量。但应避免暂时夹闭后尚未处理的动脉瘤直接处于血压过高的状态。

（六）术中动脉瘤破裂

术中一旦发生动脉瘤破裂，必须迅速补充血容量，可采用短暂控制性降压，以减少出血。如短时间内大量出血，会使血压急剧下降，此时可适当减浅麻醉，快速补液，输血首先选择术野回收的红细胞，其次可以适当补充异体红细胞及新鲜血浆。如血压过低，可以使用血管收缩药维持血压。出血汹涌时可以采用两个负压吸引器同时回收血液，注意肝素的滴速，避免回收血凝固，回收的红细胞可加压输注。已有大量病例证实，术野自体血液回收是挽救大出血患者生命的有力措施，术前应做好充分准备。

（七）低温

低温麻醉会使麻醉药代谢降低，苏醒延迟，增加术后心肌缺血、伤口感染及寒战发生率。在研究中，采用低温麻醉实施动脉瘤夹闭术并未发现有益。

（龚秀萍）

第二节　颈动脉内膜剥脱术麻醉

近年来，脑血管疾病和脑卒中是仅次于心脏病和肿瘤的第三大死亡原因。有报道，30% ~ 60% 的缺血性脑血管病的发生归因于颈动脉狭窄。颈动脉内膜剥脱术（CEA）作为治疗颈动脉狭窄的金标准一直沿用至今。颈动脉狭窄通常是由于动脉硬化性疾病引起，患者在围手术期存在各种并发症，最重要的是源于心脑血管的并发症。因此，麻醉医师要了解相关知识，重点考虑对于患者理想的围手术期管理，包括患者的选择、麻醉技术、脑功能监测和脑保护。

一、CEA 手术适应证和禁忌证

（一）手术适应证

1. 短暂性脑缺血发作（TIA）

①多发 TIA，相关颈动脉狭窄；②单次 TIA，相关颈动脉狭窄 ≥70%；③颈动脉软性粥样硬化斑或有溃疡形成；④抗血小板治疗无效；⑤术者以往对此类患者手术的严重并发症（卒中和死亡）率 <6%。

2. 轻、中度卒中

相关颈动脉狭窄。

3. 无症状颈动脉狭窄

①狭窄≥70%；②软性粥样硬化斑或有溃疡形成；③术者以往对此类患者手术的严重并发症率<3%。

（二）手术禁忌证

（1）重度卒中，伴意识改变和（或）严重功能障碍。

（2）脑梗死急性期。

（3）颈动脉闭塞，且闭塞远端颈内动脉不显影。

（4）持久性神经功能缺失。

（5）6个月内有心肌梗死，或有难以控制的严重高血压、心力衰竭。

（6）全身情况差，不能耐受手术。

（三）手术时机

1. 择期手术

①短暂性脑缺血发作；②无症状性狭窄；③卒中后稳定期。

2. 延期手术

①轻、中度急性卒中；②症状波动的卒中。

3. 急诊（或尽早）手术

①颈动脉重度狭窄伴血流延迟；②颈动脉狭窄伴血栓形成；③TIA频繁发作；④颈部杂音突然消失。一旦发现异常 EEG 或任何神经功能改变的征兆，必须立即进行干预，以防发生永久性脑损伤。

二、术前评估及准备

（一）病史

（1）了解患者既往脑梗死面积、时间等，了解病变部位和程度、对侧颈动脉病变和大脑动脉环是否完整。

（2）患者心肺功能、手术耐受性等。近期脑梗死发作、冠状动脉供血不足、慢性阻塞性肺疾病、双侧颈内动脉严重狭窄、对侧颈内动脉闭塞、颈动脉分叉位置高和大脑动脉环不完整被认为是颈动脉手术的高危患者。

（二）术前检查

（1）心脏超声检查：动脉硬化病变具有全身性、进行性加重的特点。CEA 术患者常常患有冠状动脉硬化性心脏病，也是患者早期和晚期死亡的首要原因。

（2）肺功能检查。

（3）双侧颈动脉多普勒超声。

（4）CTA、DSA 和大脑动脉环检查，明确诊断和评估手术风险与疗效。

（三）增加手术风险的因素

1. 内科危险因素

如心绞痛、6个月内心肌梗死、充血性心力衰竭、严重高血压（>180/110 mmHg）、慢性阻塞性肺疾病、年龄 >70 岁、严重糖尿病等。

2. 神经科危险因素

进行性神经功能缺损、术前 24 h 内新出现神经功能缺损、广泛性脑缺血、发生在术前 7 d 之内的完全性脑梗死、多发脑梗死病史、不能用抗凝剂控制的频繁短暂性脑缺血发作（TIA）（逐渐增强 TIA）。

3. 血管造影的危险因素

对侧颈内动脉闭塞、虹吸部狭窄、血栓在颈内动脉远端延伸 >3 cm 或在颈总动脉近端延伸 >5 cm、颈总动脉分叉在 C_2 水平并伴短且厚的颈部、起源于溃疡部位的软血栓、颈部放疗病史。

（四）术前准备

1. 改善心脏功能

颈动脉狭窄的患者常伴有冠状动脉狭窄，术前检查若有严重心肌缺血，应做心血管造影，排除冠状动脉狭窄，并行介入治疗后再行 CEA，以防止术后出现心功能不全和心搏骤停，降低病死率。心脏治疗药物服到手术当日，如无禁忌，阿司匹林不停药。

2. 控制血压和血糖

有效的抗高血压治疗可以改善脑血流，恢复脑的自动调节机制，术前宜将血压控制在理想范围，但应避免快速激烈的降压治疗，否则可损伤脑的侧支循环，加重脑局部缺血。

三、麻醉方法

CEA 术麻醉管理原则在于保护心、脑等重要器官不遭受缺血性损害，维护全身及颅脑循环稳定，消除手术疼痛和缓解应激反应。保证患者术毕清醒，以便进行神经学检查。CEA 术可以在全身麻醉、区域阻滞或局部浸润麻醉下进行。

（一）区域麻醉

颈动脉剥脱术的麻醉需要阻滞 $C_{2\sim4}$ 的神经根。有报道应用颈部硬膜外阻滞及局部浸润麻醉，但最主要的麻醉方法是颈浅丛及颈深丛阻滞，可以单独或联合应用。此种麻醉方法的优点在于：可实时对清醒患者的神经功能进行连续评估，避免昂贵的脑监测，减少对分流术的需要，血压更稳定，减少血管收缩药物的应用；降低住院费用等。

颈深丛及浅丛阻滞是内膜剥脱术最常用的区域麻醉。沿胸锁乳突肌后缘皮下注射局部麻醉药以阻滞颈丛从该处发出的支配颈部外侧皮肤的浅支。颈深丛阻滞是在椎旁对 $C_{2\sim4}$ 的横突部位注入局部麻醉药进行神经根阻滞。包括将局部麻醉药注入到椎间孔（横突）以阻滞颈部肌肉、筋膜和邻近的枕大神经。颈浅丛阻滞即沿胸锁乳突肌后缘行局部麻醉。这种方法局部麻醉药吸收慢，可以提供良好的肌松，但操作复杂，危险系数高。有大约一半的患者出现膈神经阻滞。若阻断星状神经节或喉返神经则可能分别出现霍纳综合征或声带麻痹。若局部麻醉药误入血管则可能导致癫痫发作。也有误入硬膜外或蛛网膜下隙的报道。

颈丛阻滞应尽量选择作用时间长且毒性小的局部麻醉药物，如左旋布比卡因和罗哌卡因。区域阻滞麻醉的同时小剂量多次静脉给予芬太尼 10 ~ 25 μg 和（或）咪达唑仑 0.5 ~ 2.0 mg 予以镇静，可使患者感觉舒适并能合作。也可以选择丙泊酚 0.3 ~ 0.5 mg/kg 静脉间断给予，或 1 ~ 5 mg/（kg·h）小剂量持续给药。术中严格控制镇静药用量以保证术中进行持续的神经功能监测。要监测患者的觉醒程度、言语以及对侧肢体力量。因术中可能出现紧急情况，应做好转为全身麻醉的一切准备。

（二）全身麻醉

全身麻醉是 CEA 术采用最多的麻醉方式，具有保持患者的舒适体位、减轻心理负担、易于控制通气、降低脑代谢、增加脑对缺氧的耐受性等优点。

全身麻醉诱导应该平稳，可应用艾司洛尔以控制喉镜和气管插管过程中的血压、心率波动，丙泊酚、依托咪酯、咪达唑仑均可用于诱导，可给予阿片类药物提供镇痛。所有非去极化肌肉松弛药均可达到插管时所需的肌松，无使用琥珀胆碱禁忌。麻醉维持通常使用吸入麻醉药（异氟烷、地氟烷或七氟烷）复合静脉阿片类镇痛药维持。瑞芬太尼广泛用于 CEA 手术，其短时效便于控制麻醉深度，促进迅速苏醒，特别是在结合使用短效的吸入麻醉药如地氟烷和七氟烷时。全身麻醉需要在手术结束后尽早让患者清醒以便进行神经功能评估。

（三）全身麻醉与区域麻醉（或局部麻醉）的比较

CEA 术可以采用全身麻醉或局部麻醉，这两种方法各有优缺点。一些研究报道，与全身麻醉相比，颈丛阻滞可明显降低严重心脏不良事件的发生率，且血流动力学更加稳定。患者同侧脑血流更好，耐受颈动脉阻断的时间更长，但其可能的缺点是在紧急情况下不易控制通气道，术中血压波动比较明显，血中儿茶酚胺水平较高；要求患者能够主动配合才能完成手术。全身麻醉更有利于气道管理、安静的手术野，当缺血发生时可提高血压、提供最大脑灌注；便于采取术中脑保护措施。缺点是不能完全准确地判定脑灌注状态，特别是在颈动脉夹闭时。有学者提出，全身麻醉术中唤醒的麻醉方法可以综合全身麻醉与局部麻醉两种麻醉方法的优点而避开其缺点。

CEA 术中，若出现脑血流灌注不足，需要术中采取搭桥术，此时最好采用全身麻醉。据报道，全身麻醉时采取搭桥术有 19% ~83%，而局部麻醉下仅为 9% ~19%。全身麻醉时采取搭桥术居多，与监测脑血流灌注不足的方法有关。与局部麻醉下清醒进行神经功能评估相较，全身麻醉时的仪器监测特异性低。另外，这也与全身麻醉药有关。全身麻醉时搭桥术的增多是否会使危险因素增加，目前尚未明了。局部麻醉也有其优越性，对并发有一些内科疾病的患者列为首选。

直至目前，很多研究致力于比较全身麻醉与局部麻醉对预后的影响，如术后新发卒中、心肌梗死的发生率、病死率，但尚未发现有何不同。目前有研究进行颈部手术行全身麻醉与局部麻醉的比较，从多家医院随机选取 3 526 例行颈动脉内膜剥脱术的患者进行研究分析（表5-2）。两组术前并发症与危险因素相似。结果显示，与全身麻醉相比，局部麻醉术中分流及血压控制少，但是术后出现卒中、心肌梗死或死亡的发生率两组相比无差异。最终选择应取决于患者的适应能力和愿望、外科医师和麻醉医师的经验和技术，以及脑灌注监测的状况。

表5-2　颈动脉内膜剥除术全身麻醉与区域麻醉（或局部麻醉）优缺点分析

优缺点	全身麻醉	区域麻醉（或局部麻醉）
优点	术中患者舒适	患者清醒，可直接行神经功能评估
	大多数患者适用	血流动力学稳定
	气道管理更方便	术后疼痛易控制

续表

优缺点	全身麻醉	区域麻醉（或局部麻醉）
缺点	可给予脑保护药物	术中一般不需采取搭桥术
	术中多需要采取搭桥术	不适合所有的患者
	血液动力学不稳定	可能需要气道管理
	术后恶心、呕吐	

四、术中管理

（一）手术相关的病理生理学改变

颈总动脉邻近组织的分离和牵拉或直接刺激颈动脉窦常引起减压反射，导致剧烈的血流动力学变化，甚至发生冠状动脉痉挛。颈动脉窦附近常规注射2%利多卡因1~2 mL可有一定的预防作用。

（1）过度挤压、牵拉颈动脉还可引起粥样斑块脱落，导致脑梗死。

（2）阻断并纵形剪开颈动脉后，在颈动脉窦内分布的Ⅰ、Ⅱ型压力感受器通过舌咽神经迅速将低压信号上传至孤束核，触发中枢性缩血管效应，导致血压急剧升高。与此同时，颈动脉血氧分压迅速下降，并通过颈动脉体内的化学感受器经上述通路将低氧信号上传，从而加剧中枢性缩血管效应，导致心脏的前、后负荷增加。在此过程中，粥样硬化内膜的粗暴剥离、动脉弹性纤维层的暴露（目前认为也有神经分布）也可能促进上述感受器的兴奋，导致血压升高。

（3）颈动脉阻断期间必须经常对区域麻醉患者进行神经系统检查，或应用脑电图（EEG）对全身麻醉患者进行检查。

（二）脑功能的监测

在术中阻断一侧颈动脉后对脑血流及脑功能的监测是避免术后卒中及死亡的较理想方法。虽然常规采取搭桥术时可以不监测脑灌注情况，但在搭桥术时很可能会使斑块脱落而造成脑梗死。大部分医院常应用选择性搭桥术并进行监测，以发现脑灌注不足等情况。对于局部麻醉行CEA术的患者，监测神经功能的变化是判断脑灌注是否充足的金标准。神经功能测试简单、精确，但并不是对所有患者均适用。

全身麻醉患者应用仪器进行监测，包括脑电图、诱发电位、残端压及近红外线光谱分析等。脑电图及诱发电位均依靠检测神经活性的改变而判断脑血流量是否不足。这些监测手段比较可靠并可提供相对连续的信息，但需要专业人员进行判读，由于假阳性率较高，使得许多患者接受了不必要的搭桥术。经颅多普勒可检测脑内大血管的血流速度。但是目前由于专业技术人员的限制，很难有明确的标准判定脑灌注不足。残端压测量的是颈总及颈外动脉阻塞后颈内动脉远端的压力，反映了大脑动脉环的压力。虽然残端压的测量比较简单，但连续监测就很困难。另外，近红外线光谱分析可以检测脑内血氧饱和度。这种方法简单，可以进行连续监测，并且不需要专业人员培训，但这是项新技术，且目前尚未发现是否能够检测出脑灌注不足。

1. 颈内动脉残端压（CSP）

代表对侧颈动脉和椎基底动脉系统的大脑动脉环侧支循环对患者血压的代偿情况。通常情况下，CSP 低于 50 mmHg 则意味着低灌注。

2. 脑电图（EEG）

可对皮质神经元的电活动进行持续监测，其波形的减慢和衰减常反映同侧大脑皮质的缺血。一般认为，当脑血流降至 0.15 mL/（g·min）以下时，大脑将发生缺血损伤，EEG 也将发生改变，此时应适当提升血压；如 EEG 仍无改善，则应考虑放置转流管。但越来越多的证据表明，EEG 监测有许多局限性，如无法监测皮质下损伤、假阳性率较高、对有脑梗死史的患者敏感性差、全身麻醉药物可影响 EEG 等。

3. TCD

是目前应用最为广泛的无创脑血流监测方法，通过颞窗探头可以连续观察到大脑中动脉的血流速度变化。阻断颈动脉后应用 TCD 技术可连续的对大脑动脉环的各个组成动脉进行血流监测，可弥补 CSP 的一些不足。

4. 诱发电位

诱发电位是基于感觉皮质对外周感觉神经受刺激后产生的电冲动反应。感觉皮质基本上由大脑中动脉供血，在颈动脉夹闭时有受损的危险。诱发电位振幅下降超过 50% 或潜伏期延长 >10%，则提示有脑缺血发生，需放置转流管。但麻醉药物、低温以及低血压可以显著影响诱发电位监测结果。

5. 局部脑血流量测定

通过经静脉或同侧颈动脉内注射放射性元素氙，并在大脑中动脉供血的同侧大脑皮质区域放置探测器分析放射性衰变而获得。通常在夹闭前、夹闭时或夹闭后即刻进行测量。与脑电图的联合应用，可以获得脑缺血的脑血流量和脑电图变化，并可得到不同麻醉药物的临界局部脑血流量。

（三）脑保护措施

良好的脑保护措施、预防脑缺血损伤是手术成功的关键。

1. 手术方面

（1）在维持理想血压的前提下先试验性阻断颈动脉，测量其阻断远端血压，如血压高于 50 mmHg，即开始重建血管，如血压低于 50 mmHg，则考虑在临时旁路下行血管重建。置放临时旁路分流管能够保证术中足够的脑灌注，使患侧脑组织血供不受明显影响，但可增加血栓形成的危险。

（2）手术中应注意充分灌洗剥脱的血管，并采取颈内与颈外动脉开放反冲，以防止残存的碎屑在血流开放后脱落而引起脑栓塞。

（3）开放前静脉注射 20% 甘露醇 200～250 mL。开放后即刻头部抬高 10°～20°，以减轻脑组织水肿。

（4）血管吻合完毕，按顺序依次开放颈总动脉、颈外动脉及其分支，最后开放颈内动脉，可以避免栓子进入颈内动脉引起缺血性脑卒中。

2. 生理方面

（1）低温：头部温度降至 34 ℃，可明显增加缺血期的安全性。但要注意恢复期很多患者出现寒战，从而增加心肌氧耗并促使心肌缺血的发生。不推荐常规使用。

（2）二氧化碳：颈动脉阻断期间诱导性高碳酸血症可扩张脑血管，改善脑缺血区域的血供，但研究表明其具有脑缺血效应，可引起对侧半球血管扩张，加重同侧脑缺血，因此目

前仍主张维持 $PETCO_2$ 在正常范围。

（3）血糖：术中监测血糖，控制血糖在正常范围。

（4）高血压：在缺血期间，自动调节功能被破坏，脑血流对灌注压的依赖变得更加明显。应保持正常或稍高的血压水平。

（5）血液稀释：脑缺血期间理想的血细胞比容约为30%，对 CEA 患者应该避免血细胞比容过高。

3. 围手术期处理

（1）手术前 2 d、术中和术后用尼莫地平 0.2 mg/（kg·d），以 1 mg/h 速度静脉泵入，以扩张脑血管，增加脑血供。

（2）麻醉选择有脑保护作用的静脉麻醉药丙泊酚。丙泊酚控制性降压幅度达30% ~ 40%时，$SjvO_2$ 不仅未降低，反而升高，显示了丙泊酚在脑低灌注状态时的明显的脑保护作用。

（3）术中静脉注射地塞米松 10 mg，以稳定细胞膜。

（4）血管分离完毕，静脉内注入肝素 0.5 ~ 1 mg/kg，全身肝素化。

五、术后并发症及处理

（一）脑卒中和死亡的相关危险因素

年龄 >75 岁、对侧颈动脉闭塞、颅内动脉狭窄、高血压（舒张压 >90 mmHg）、有心绞痛史、糖尿病、CT 和 MRI 有相应的脑梗死灶、术前抗血小板药物用量不足等。

手术因素：内膜剥脱术后急性血栓形成造成颈动脉闭塞，内膜剥脱时脱落的栓子造成脑栓塞，术中阻断颈动脉时间过久造成脑梗死。

防治：术前合理评估高危患者，尽量减少术中脑缺血时间，围手术期维持血压平稳。

（二）过度灌注综合征

过度灌注综合征多发生于术后 1 ~ 5 d，这是由于术前颈动脉高度狭窄，狭窄远端的大脑半球存在慢性灌注不全，大脑血管扩张以弥补血流灌注不足的影响。严重狭窄解除后，正常或过高的血流灌注进入扩张且失去收缩调节能力的大脑半球，脑血管持续扩张，引起血浆或血液外渗，导致脑水肿或脑出血。

处理：术后严格控制高血压，最好不用脑血管扩张药，慎用抗凝及抗血小板药物，严密监测神经功能的变化。应常规给予甘露醇以减轻脑水肿。

（三）高血压

CEA 术后高血压可能与手术引起颈动脉压力感受器敏感性异常有关。积极将血压控制在术前水平，收缩压理想值为 110 ~ 150 mmHg，慢性严重高血压者可耐受较高血压。短效药物往往安全有效。

（四）低血压

CEA 术后低血压可能机制在于粥样斑块去除后，完整的颈动脉窦对升高的血压产生的反应。此类患者对液体疗法、血管加压药的反应较好，可以通过在颈动脉窦内注入局部麻醉药而抑制。要排除心源性休克，加大补液量，严重者给予升压药。术后需要持续、小心地监测血压、心率和氧供。

（五）血管再狭窄

血管再狭窄是常见远期并发症之一。是动脉内膜切除后的一种损伤反应，涉及平滑肌细胞、血小板、凝血因子、炎细胞和血浆蛋白之间复杂的相互作用。术后给予小剂量阿司匹林抗凝，同时治疗全身动脉粥样硬化及高血压、糖尿病等并发症有利于再狭窄的预防。

（曾锁林）

第三节　颅脑创伤手术麻醉

颅脑创伤（TBI）是指头部遭受撞击或贯穿伤，引起脑功能障碍。在所有创伤中，颅脑创伤往往是最严重和危及生命的，是导致儿童和青壮年残疾和死亡的首要原因。TBI围手术期正确的麻醉管理对改善患者的转归至关重要。

一、概述

按照创伤发生时间，TBI可分为原发性颅脑创伤和继发性颅脑创伤。原发性颅脑创伤在创伤即刻发生，是对颅骨和脑组织的机械撞击和加速挤压引起的颅骨骨折和颅内损伤，主要有脑震荡、弥漫性轴索损伤、脑挫裂伤和原发性脑干损伤等。目前还没有应对原发性颅脑创伤的有效办法。继发性颅脑创伤发生于伤后数分钟、数小时或数天后，表现为源于原发性损伤的一系列复杂病理生理过程，主要有脑水肿和颅内血肿，后者按血肿的来源和部位又分为硬脑膜外血肿（通常是由于颅骨骨折和硬脑膜动脉或静脉窦破裂所致）、硬脑膜下血肿（通常是由于大脑皮质和脑膜之间的静脉撕裂所致）和脑内血肿等。最常见加重损伤的因素包括缺氧、高碳酸血症、低血压、贫血和高血糖，这些因素都是可以预防的。伤后数小时或数天若出现癫痫、感染和败血症会进一步加重脑损伤，必须及时防治。继发的神经损害和全身性并发症是可以预防和治疗的。颅脑创伤管理的目标是采取及时、有效的措施预防继发性脑损伤。

TBI后典型表现为颅内血肿形成、脑血管自主调节功能障碍、颅内压（ICP）升高和脑血流（CBF）降低。创伤局部CBF降低导致脑细胞缺血缺氧，引起细胞毒性脑水肿，而TBI又常常伴发不同程度的血脑屏障（BBB）破坏，并发血管源性脑水肿。由于颅腔是一个几乎封闭的结构，颅内血肿和脑水肿的形成都会导致ICP升高，这时机体会启动代偿机制抑制ICP的增加，初期以减少颅内脑脊液容量为主，后期全脑CBF进一步降低，形成缺血—水肿恶性循环，最终导致脑疝。

TBI后还会引起全身其他器官系统并发症，在呼吸系统可表现为呼吸节律异常、舌后坠、反流误吸、支气管痉挛和肺不张等，TBI后剧烈的应激反应可引起急性神经源性肺水肿。由于出血、呕吐和脱水利尿治疗等因素，绝大多数TBI患者伴有不同程度的低血容量，但临床上机体为了维持CBF的代偿性反应以及应激状态，多表现为高血压，高血压反应又会引起反射性的心动过缓。当创伤累及心血管运动中枢时会出现各种心律失常，当心电图出现高P波、P-R和Q-T间期延长，以及深U波、S-T段和T波改变、严重的室性期前收缩或传导阻滞时提示预后不良。TBI患者还经常伴发高热、应激性溃疡和弥散性血管内凝血等。

二、颅脑创伤的麻醉管理

TBI 患者围手术期管理的重点是内环境，避免引起继发性损伤的全身和颅内损害。继发性脑损伤加重病情，严重影响预后。麻醉管理目标是迅速恢复心肺功能，维持脑灌注压（CPP）和脑供血供氧，降低 ICP，减轻脑水肿，避免继发性脑创伤。

（一）TBI 患者的麻醉前评估

对 TBI 患者的诊治要争分夺秒，应在最短的时间内对患者的脑创伤程度、呼吸和循环状态进行快速评估，包括既往病史、受伤过程和时间、最后进食水时间、意识障碍的程度和持续时间、ICP 情况以及是否并发颈椎、颌面部和肋骨骨折以及内脏器官出血等。通过已有的辅助检查，如头颅 CT、MRI、胸部 X 线摄片、血常规、出凝血时间、血生化、电解质和血气分析等迅速了解患者的一般状态并制订麻醉方案。

TBI 患者的预后与入院时格拉斯哥评分（GCS，见表 5-3）、年龄、循环呼吸状态、继发性颅脑创伤的救治等因素相关。重度 TBI（GCS≤8）患者病死率可达 33%，轻度（GCS 13 ~ 15 分）和中度（GCS 9 ~ 12 分）TBI 患者约 50% 可能后遗致残和认知功能障碍。

表 5-3 格拉斯哥昏迷评分

项目	得分
睁眼	
不睁眼	1
刺激睁眼	2
呼唤睁眼	3
自动睁眼	4
言语反应	
无发音	1
只能发音	2
只能说出（不适当）单词	3
言语错乱	4
正常交谈	5
运动反应	
无反应	1
异常伸展（去大脑状态）	2
异常屈曲（去皮质状态）	3
对疼痛刺激屈曲反应	4
对疼痛刺激定位反应	5
按指令动作	6

（二）TBI 患者的呼吸管理

TBI 患者多为饱胃，且常并发颅底骨折、胸部创伤和通气不足等。大多数轻、中度 TBI 患者的呼吸功能仍可维持稳定，无需紧急气管插管，但应尽早实施面罩吸氧，密切观察，可待麻醉诱导后进行气管插管。GCS≤8 分的 TBI 患者应尽早行气管插管以保护呼吸道，并进行有效呼吸支持。

有 2% ~3% 的 TBI 患者并发有颈椎骨折，而 GCS≤8 分的重型 TBI 患者可高达 8% ~ 10%。颈椎骨折患者进行气管插管操作有导致进一步脊髓损伤的风险，因此，除非已经有影像学指标明确排除颈椎损伤，在插管过程中所有患者都应进行颈椎保护。插管时由助手用双手固定患者头部于中立位，保持枕部不离开床面可以维持头颈部不过度后仰，颈部下方放置颈托也有助于保护颈椎。颈椎固定后增加了喉镜暴露和气管插管的难度，而 TBI 患者对缺氧的耐受性很差，必须事先准备好应对插管困难的措施，如训练有素的助手和各种插管设备等，紧急时应迅速行气管切开。颅底骨折患者经鼻插管和置入鼻咽通气道有可能损伤脑组织，属于相对禁忌证。

麻醉中应保证 PaO_2 在 100 mmHg 以上。并发肺挫伤、误吸或神经源性肺水肿的患者需要呼气末正压通气（PEEP）来维持充分的氧合，同时应尽量避免过高的 PEEP 导致 ICP 显著升高。

过度通气可引起脑血管收缩、减少脑血容量而达到降低 ICP 的目的，但近年来其应用价值受到了质疑。在 TBI 的早期 CBF 通常是降低的，过度通气会进一步降低 CBF，加重脑缺血。在 TBI 后 5 d 内，尤其是 24 h 内要避免预防性的过度通气治疗。过度通气的缩血管效应时效较短，研究发现其降低 CBF 的效应仅能维持 6 ~18 h，所以不应长时间应用，尤其不能将 $PaCO_2$ 降至 25 mmHg 以下。对 TBI 患者是否采用过度通气应综合考虑 ICP 和脑松弛等方面因素，尽量短时间使用。过度通气后将 $PaCO_2$ 恢复正常范围时也应逐步进行，快速升高 $PaCO_2$ 也同样会干扰脑生理。

（三）TBI 患者的循环管理

TBI 患者往往伴有脑缺血反应（库欣反射），在循环方面表现为高血压和心动过缓，是机体为了提高脑灌注的重要保护性反射，所以在此时不可盲目地将血压降至正常水平。ICP 升高的患者若伴有低血压会严重影响脑灌注，应积极进行纠正。若心率≥45 次/分，一般无须处理，若用抗胆碱药宜首选格隆溴铵，阿托品可通过血脑屏障，可能引起中枢抗胆碱综合征，表现为烦躁、精神错乱和梦幻，甚至可出现惊厥和昏迷，应避免用于 TBI 患者。TBI 患者出现心动过速时常提示可能有其他部位的出血。

TBI 早期，CBF 大多先明显降低，然后在 24 ~48 h 内逐步升高，TBI 后脑组织对低血压和缺氧十分敏感，多项研究证实轻度低血压状态就会对转归产生明显不利影响，所以目前认为对 TBI 患者应给与积极的血压支持。

正常人 MAP 在 50 ~150 mmHg 波动时，通过脑血管自动调节功能可使 CBF 保持恒定，而 TBI 患者这一调节机制受到不同程度破坏，有研究表明，约 1/3 的 TBI 患者的 CBF 被动地随 CPP 同步改变，所以此时维持 CPP 在 60 mmHg 以上对改善 CBF 十分重要（儿童推荐维持 CPP 在 45 mmHg 以上）。

对于无高血压病史的 TBI 患者，为保证 CPP > 60 mmHg，在骨瓣打开前应将 MAP 至少维持在 80 mmHg 以上。血压过高也会增加心肌负担和出血风险，应给予降压治疗，但一定小剂量分次进行，谨防低血压的发生。手术减压后（打开骨瓣或剪开硬膜）ICP 降为零，此时 CPP = MAP，同时脑干的压迫缓解，脑缺血反应消失，很多患者会表现为血压突然降低和心率增快，在此期应维持 MAP 高于 60 mmHg，可通过使用血管收缩药和加快输液提升血压。

骨瓣打开后血压降低的程度很难预料，所以不提倡预防性给予升压药，但应预先进行血容量的准确估计，在开颅前补充有效循环血量。

（四）TBI 患者的液体治疗

TBI 患者多伴有不同程度的低血容量，但往往被反射性的高血压状态所掩盖，此时液体治疗不要仅以血压为指导，还要监测尿量和中心静脉压（CVP）等的变化，尤其复合伤伴有其他部位出血时。在围手术期应避免血浆渗透压降低，以防加重脑水肿，0.9% 氯化钠注射液属轻度高渗液（308 mOsm/L），适用于神经外科手术中，但大量使用时可引起高氯性酸中毒，乳酸钠林格液可避免此情况，但它属于低渗液（273 mOsm/L），大量使用时会引起血浆渗透压降低，所以在需要大量输液的情况下，可以混合使用上述两种液体并在术中定期监测血浆渗透压和电解质作为指导。

关于 TBI 手术中晶体液和胶体液的选择方面一直存在争议，目前认为对于出血量不大者无须输入胶体液，但需要大量输液时应考虑加入胶体液。胶体液可选择白蛋白、明胶和羟乙基淀粉等，前两种有引起变态反应的风险，而后者大量使用时会影响凝血功能，要注意 TBI 本身即可引发凝血异常。

甘露醇和呋塞米都可以用来降低脑组织细胞外液容量，甘露醇起效快且效果强，对于血脑屏障（BBB）破坏严重的患者使用甘露醇有加重脑水肿的顾虑，但目前临床上仍将其作为脱水治疗的首选。甘露醇的常用剂量为 0.25 ~ 1.0 g/kg，使用后产生有效降低 ICP 或脑松弛效果时可考虑继续应用，而无效或血浆渗透压已经超过 320 mOsm/L 时则不推荐继续使用。近年来高渗盐水（3% 或 7.5%）用于 TBI 患者的效果引起了广泛的兴趣，尤其在多发创伤患者的急救方面，但已有研究未能证实高渗盐水较甘露醇具有明显优势，使用不当反而可导致严重的高钠血症及中枢系统脱髓鞘改变。

高血糖状态与神经系统不良预后密切相关，所以应尽量避免单纯使用含糖溶液。

围手术期应将血细胞比容维持在 30% 以上，不足时应输入浓缩红细胞，闭合性脑创伤可进行术野自体血回收利用。小儿本身血容量就很小，单纯的帽状腱膜下血肿和头皮撕裂即可引起相对大量的失血，应注意及时补充。

三、麻醉实施

（一）麻醉诱导

麻醉诱导的原则是快速建立气道，维持循环稳定，避免呛咳。临床上常用快速序贯诱导插管法。给药前先吸入 100% 氧气数分钟，静脉注射丙泊酚、硫喷妥钠、依托咪酯或咪达唑仑后立即给予插管剂量的肌肉松弛药。饱食患者不可加压通气，待自主呼吸停止即进行气管插管。除非明确排除颈椎损伤，插管过程中应保持头部中立位，助手持续环状软骨压迫，直到确认导管位置正确、套囊充气。

低血容量患者使用丙泊酚会引起明显的低血压，可选用依托咪酯或咪达唑仑。循环衰竭患者可不使用任何镇静药。在置入喉镜前 90 s 静脉注射利多卡因 1.5 mg/kg 可减轻气管插管引起的 ICP 升高反应。

虽然琥珀胆碱可引起 ICP 升高，但程度较轻且持续时间短暂，在需要提供快速肌肉松弛时仍不失为一个较好的选择。传统观点认为，琥珀胆碱引起的肌颤可升高胃内压，增加反流的概率，但实际上其增加食管下段括约肌张力的作用更强，并不会增加误吸的发生率。

苄异喹啉类非去极化肌肉松弛药如阿曲库铵等可引起组胺释放，导致脑血管扩张，引起 CBF 和 ICP 升高，而全身血管扩张又会导致 MAP 降低，进一步降低 CPP，所以不主张用于 TBI 患者。甾类非去极化肌肉松弛药对 CBF 和 ICP 无直接影响，适用于 TBI 患者，但泮库溴铵的解迷走作用可使血压和心率升高，用于脑血流自动调节机制已损害的患者则可明显增加 CBF 和 ICP，应慎用。维库溴铵和罗库溴铵几乎不引起组胺释放，对血流动力学、CBF、$CMRO_2$ 和 ICP 均无直接影响，尤其后者是目前临床上起效最快的非去极化肌肉松弛药，静脉注射 1.0 mg/kg 后约 60 s 即可达到满意的插管条件，尤其适用于琥珀胆碱禁忌时的快速气管插管。

（二）麻醉维持

麻醉维持的原则是不增加 ICP、$CMRO_2$ 和 CBF，维持合理的血压和 CPP，提供脑松弛。静脉麻醉药除氯胺酮外都可减少 CBF，而所有的吸入麻醉药都可引起不同程度的脑血管扩张和 ICP 升高，因此，当 ICP 明显升高和脑松弛不良时，宜采用全静脉麻醉方法，若使用吸入麻醉药应小于 1MAC。气颅和气胸患者应避免使用氧化亚氮。

临床剂量的阿片类药物对 ICP、CBF 和 $CMRO_2$ 影响较小，可提供满意的镇痛并降低吸入麻醉药的用量，对于术后需保留气管插管的患者，阿片类药物的剂量可适当加大。头皮神经阻滞或手术切口使用局部麻醉药有助于减轻手术刺激引起的血压和 ICP 的突然增高，避免不必要的深麻醉。

血糖宜维持在 4.4 ~ 8.3 mmol/L，高于 11.1 mmol/L 时应积极处理。应定期监测血浆渗透压并控制在 320 mOsm/L 以内。常规使用抗酸药预防应激性溃疡。TBI 患者术后有可能出现惊厥，如果没有禁忌证，可考虑在术中预防性应用抗惊厥药如丙戊酸钠。糖皮质激素可减轻肿瘤引起的脑水肿，之前也大量应用于 TBI 患者，以期减轻脑水肿，但被证实对 TBI 患者反而产生不利影响，现在的共识是 TBI 患者不再使用糖皮质激素。

（三）麻醉恢复期

术前意识清楚、手术顺利的患者术后可考虑早期拔管，拔管期应避免剧烈的呛咳和循环波动。重型 TBI 患者宜保留气管导管，待呼吸循环状态良好、意识恢复时再考虑拔管，为了抑制气管导管引起的呛咳反射，在手术结束后可在监测下追加小剂量的镇静药和阿片类药物。创伤程度重、预计需要长时间呼吸支持者应及时行气管切开术。

四、颅脑创伤患者的脑保护

药物脑保护主要是通过降低 $CMRO_2$，尽管大量的动物实验支持钙通道阻滞剂、自由基清除剂和甘氨酸抑制剂等具有明确的脑保护作用，但无一能在临床上得到有效验证。巴比妥类药是目前临床上唯一证实具有脑保护作用的药物，但二级证据并不支持使用预防性巴比妥达到脑电图爆发抑制。推荐使用大剂量巴比妥类药处理难治性 ICP 升高，但必须在患者血流动力学稳定的前提下。

TBI 后创伤核心区发生严重脑缺血，极短时间内即可出现脑细胞坏死，治疗时间窗极其有限，而核心区周围的缺血半影区脑缺血程度相对较轻，如果局部 CBF 得到恢复，脑细胞坏死的程度和速度会明显改善，所以及时恢复缺血半影区的脑血流是临床上进行脑保护的关键，在此过程中，血压、$PaCO_2$、血糖和体温管理等对 TBI 患者的转归起到重要影响。

脑缺血时氧供减少，低温可降低氧耗。体温降低到 33~35 ℃时可能起到脑保护的作用。尽管一些临床试验得出了令人鼓舞的结果，但都没能表现出统计上的显著改善。一项 TBI 后亚低温治疗的多中心研究在纳入 392 例患者后被中止，正常体温组和亚低温组的病死率没有差异，而且亚低温组还出现了更多的并发症。目前还不清楚是否存在创伤后亚低温保护作用的治疗时间窗，当实施低温时，必须注意避免不良反应，如低血压、心律失常、凝血障碍和感染等。复温应缓慢进行，复温不当时反而会加重脑损害，所以目前不推荐将低温作为一种常规治疗方案。围手术期体温升高会严重影响预后，必须积极处理。

为维持足够的 CBF，应保证 TBI 患者的 CPP 至少在 60 mmHg 以上，也有很多学者认为将 CPP 保持在 70 mmHg 以上更为合适。为了达到这一目标，临床上常使用血管收缩药将血压提升基础值的 20% 左右，但应注意升压过快、过高也会增加颅内出血的发生率。TBI 后低血压状态是导致预后不良的重要因素，必须积极纠正，α 受体激动剂苯肾上腺素提升血压的同时不引起 CBF 降低，是较为合适的选择。

葡萄糖在缺氧状态下会引起乳酸性酸中毒，加速脑细胞坏死，所以必须积极防治 TBI 患者的高血糖状态，可以通过输入含胰岛素的葡萄糖液调控血糖。对于将血糖控制到何种程度尚无定论，目前一般认为应将其维持在 5.6~10.0 mmol/L。治疗期间应加强血糖监测，随时调整胰岛素用量，避免血糖过低。

应积极地采取防治措施预防 TBI 后惊厥。苯二氮䓬类药物、巴比妥类药物、依托咪酯和丙泊酚等都可快速处理惊厥，需长期抗惊厥治疗时考虑苯妥英钠等。

目前认为 TBI 后药物的脑保护作用是十分有限的，我们更应该将治疗的重点放在维持足够的 CPP、合理使用过度通气、积极控制血糖、避免体温升高和惊厥等生理治疗上。

（姜贻乾）

第六章

胸部手术麻醉

第一节　肺部手术麻醉

肺切除术是治疗肺内或支气管疾病的重要外科手段，常应用于肺部肿瘤、药物难以治愈的感染性疾病（肺结核，肺脓肿）、支气管扩张、肺大疱等疾病的治疗。根据不同病情可分为全肺切除术和部分肺切除（包括肺叶切除、肺段切除或楔形切除）。此外，因病变累及范围增大，可能采取支气管或肺动脉袖形切除术、胸膜肺切除等特殊手术方式。

一、术前准备

一般无特殊要求。哮喘及喘息性支气管炎患者避免使用吗啡；抗胆碱能药物可能引起患者的不适，不宜在麻醉前给药，术中需要时应用即可。

二、麻醉选择

肺切除术目前基本在支气管内麻醉下完成，全身麻醉方式可选择全静脉麻醉、静吸复合麻醉、静脉或静吸全身麻醉联合硬膜外阻滞或椎旁阻滞麻醉等。

三、选择适当的肺隔离技术

双腔支气管导管仍是最常用的选择，在确定不涉及左总支气管的手术，可常规使用左侧双腔支气管导管，因为右总支气管的解剖特点决定了右侧双腔支气管定位准确率低、术中移位率高。上海市胸科医院基本选用手术对侧双腔支气管导管，即右胸手术选左侧双腔支气管导管，左胸手术选右侧双腔支气管导管，可取得良好的肺隔离效果。Univent 管和支气管阻塞导管也可以灵活地运用于肺叶手术，但吸引管细，不适用于湿肺患者，现在支气管阻塞导管基本取代了 Univent 管。在特殊情况下，单腔管也可以灵活地延长成为支气管导管，实施单肺通气。

四、麻醉管理

（一）呼吸功能的维护

1. 保持对气道的控制

改变体位、手术牵拉等可使双腔支气管导管位置改变而影响通气，随时进行纤维支气管镜检查是最有效的调整方法，此外也可请手术医师探查气管隆突处导管位置，辅助调整定位，简便有效。

2. 采用个体化的通气模式

根据患者情况，选择容量控制通气，潮气量 $6 \sim 8$ mL/kg，呼吸频率 $12 \sim 14$ 次/分，术中必要时通气侧肺用呼气末正压通气（PEEP 5 cmH_2O），非通气侧肺用持续气道正压（CPAP $2 \sim 5$ cmH_2O），可减少单肺通气时肺内分流，从而减少低氧血症的发生。单肺通气中高流量纯氧维持氧合并非必须。高流量麻醉或手术时间长时，应当加用人工鼻保持气道的湿化。

3. 适时气道内吸引

在改变体位、处理气管后及患肺复张前，应常规进行气道内吸引，注意无菌要求，且吸引健侧肺与患侧肺时应常规更换吸引管。

4. 及时纠正低氧血症

基于缺氧的危害及患者对缺氧的耐受能力较差，一旦出现低氧血症，应积极采取应对措施。术中低氧血症最常见的原因是双腔支气管导管位置不当，一般调整位置、适当提高吸入氧浓度均可避免低氧血症，但要注意避免过高气道压或过大潮气量等肺损伤因素。对于原有肺疾患者可采用允许性高碳酸血症之策略，但长时间的高碳酸血症终究为非生理状态，条件允许的情况下可作适当调整，采用个体化通气模式，既满足机体代谢的需求，又避免造成肺损伤。

（二）维护循环功能的稳定

1. 保证机体有效循环血量

术前的禁饮禁食、开胸手术的体液蒸发及创面的失血等均可导致患者有效循环血量的不足，因此在诱导前应适当补液，避免麻醉中因低容量导致低血压而匆忙以缩血管药来维持血压。

2. 避免输液过多引起肺水过多甚至肺水肿

在心、肾功能健全的患者单纯输液引起肺水肿罕见，但是在全肺切除时，相当于瞬间缺失了一个低阻高容的容量器官，余肺要承担全身循环血量，故输液量应加以控制。输液量以满足机体最低有效灌注的容量为目标，实施体液平衡管理，避免肺水过多，严密监测中心静脉压，尤其是要注意中心静脉压与动脉压和末梢组织灌注的关系，对指导输液有益。

3. 心律失常的处理

肺切除手术术中及术后房颤的发生率较高，多见于高龄、男性患者，尤其是在淋巴结清扫时。术中使用钙通道阻滞药或 β 受体阻滞药是否可以减少发生，还有待观察；但对于术中心率增快、血压增高或房性期前收缩增多的患者，提示心脏在手术操作过程中易受激惹，推荐在维持适宜麻醉深度的基础上，运用瑞芬太尼降低心脏的应激性。一旦术中发生房颤，在不伴有过快心室率和不影响血流动力学稳定性的情况下，暂不做处理，但必须检查血钾等电解质水平；对伴有快心室率、循环受干扰明显者，则可用 β 受体阻滞药或胺碘酮来控制心室率，同时检查通气效果、氧合状况，并对麻醉深度予以调整。如体位方便也可考虑术中电复律。如进入 PACU 仍处于房颤状态，待调整患者内环境及体温正常后，在麻醉状态下行同步电复律，以减少持续房颤所致的不良后果；但对于有严重心脏疾病的患者，则需慎重考虑，可与心内科共同会诊后处理。在处理肺门，尤其是左侧开胸或心包内肺切除患者，还需注意手术操作可能诱发的心搏骤停。严密观察有创动脉压波形，可以及时发现心电图受干扰时的心搏骤停，一旦出现，即嘱外科医师暂停操作，鉴别心搏骤停的类型，对于心脏停搏或无脉电活动，外科医师行心脏按压的同时，立刻经中心静脉给予阿托品或后续使用肾上腺素；对于室颤的患者，在外科医师行心脏按压的同时准备除颤器，依据心电图室颤波形，必要时加用肾上腺素后电击除颤。有创动脉压波形是心脏按压是否有效的良好提示。只要处理得当，均可在短时间（3 min）内复苏，对麻醉恢复期无明显影响。

（三）术中维持适宜的麻醉深度，术后早期避免呛咳

术中适当的麻醉深度十分重要，肺门周围神经丰富，探查操作时心血管反应较大，麻醉过浅时，刺激气管易引起强烈的膈肌抽动，应避免在处理肺血管时吸痰，必须吸引前应适当加深麻醉并告知外科医师。目前 BIS 脑电监测和肌松监测是较为有效的监测方法。此外，在麻醉恢复期也要注意避免躁动与呛咳，以防血管结扎处脱落造成大出血，有效的镇静、镇痛显得格外重要。

（李　佳）

第二节　气管手术麻醉

气管、支气管与隆突部位手术（不含气管切开术）的麻醉处理中，控制呼吸道、维持良好的气体交换和术野暴露是气管手术麻醉的重点。

一、术前评估

应对患者的全身情况、呼吸困难程度及与体位的关系做详细评估。一般而言，气管腔直径狭窄至 1 cm 时，可出现特殊的喘鸣音，<1 cm 时则呈明显的呼吸困难，<0.5 cm 时活动受限，并出现典型的"三凹征"。询问并观察患者排痰的困难度、运动耐力、仰卧位呼吸能力以及用力吸气和呼气时是否存在呼吸困难加重（因气管塌陷或可活动的肿瘤在用力呼吸时可加重气道梗阻）。确认患者的心肺功能情况，以及是否并发其他系统的疾病。术前的肺功能检查虽有参考价值，但部分患者因呼吸困难，在术前无法实施，可以通过血气分析检查来获得相关的信息。

明确气管狭窄的部位、性质、范围、程度和可能突发的气道梗阻是术前评估的重点。随着医学影像学技术的提高，判断气管狭窄情况不再仅仅依靠 X 线平片，CT 扫描和磁共振、螺旋 CT 及计算机三维重建技术能更形象地了解气管的具体状况，甚至是气管镜也达不到的狭窄远端。支气管镜检查通过肉眼直视可明确气管狭窄的长度和直径，以及肿物与气管壁的特点，是诊断气道病变的"金标准"，但对于气道严重梗阻、气管镜无法通过狭窄部位的患者，就无法了解病变远端的气道情况，而且严重气道阻塞患者行气管镜检查后因局部水肿或气道受刺激可加剧气喘及呼吸困难。因此，对存在严重气道梗阻的患者，气管镜检查宜安排在一切准备就绪的手术前，在手术室内且在麻醉及外科医师到位后进行，一旦呼吸困难加剧，可以紧急手术。

二、术前准备

麻醉医师应当参与手术计划的讨论，了解手术径路和过程。高位气管手术多采用颈横切口，主动脉弓上主气管手术以胸骨正中切口，下端气管涉及隆突及支气管多采用右后外侧切

口进胸。常见的手术方式有气管壁的切除与修补、气管环形切除端端吻合、隆突切除和成形等。

根据患者和手术情况制定完善的麻醉方案，重点在于手术各阶段的通气方案和应急准备。完善术前器械的准备，重点是各种型号的气管导管、可供手术台上使用的灭菌导管、通气延长管和接口，此外备有两套呼吸环路、各型支气管镜。对于急性严重气道梗阻患者、拟在体外循环下实施手术者，还应准备紧急体外循环所需设备。麻醉医师和护士人员齐备，麻醉诱导前手术医师在场，做好紧急建立外科气道的准备。

术前对患者进行心理疏导和安慰，介绍术后体位和咳痰事项，以争取得到患者最大程度的配合。

对严重的气道狭窄建议术前不使用镇静药，以免减弱患者维护其自主呼吸的能力；抗胆碱能药虽可减少呼吸道分泌物，但可使分泌物黏稠，或形成痰栓，加重阻塞，故术前不用，术中按需给予。

三、麻醉管理

采取各种手段尽早地控制气道，不同阶段努力维持有效通气是气管手术麻醉的关键。

（一）诱导期麻醉管理

麻醉诱导过程是气管手术麻醉最危险的阶段之一，诱导用药和插管方式必须结合患者具体病情、病变情况和麻醉医师的实际经验，遵循"安全、无痛、舒适"三阶梯麻醉管理规范，依照麻醉计划和准备进行选择。

1. 局部麻醉

在局部麻醉下行气管切开后再从气管造口处插入气管导管。但由于惧怕呼吸道梗阻而过度保守地应用镇静、镇痛药物，可能使患者经历一定程度的痛苦。α_2 受体激动剂右美托咪定为保留自主呼吸清醒镇静提供了便利，总量用 1 μg/kg，10 min 静脉微泵注射，可达到镇静而无呼吸抑制，从而减轻患者的痛苦。

2. 吸入诱导

采用七氟烷吸入诱导，达到足够的麻醉深度后，结合呼吸道表面麻醉再实施支气管镜检查，进行气管插管或置入喉罩。

3. 静脉诱导

如果患者在仰卧位可保持呼吸通畅（如日常睡眠不受限），而且气道病变固定，估计气管插管无困难时，则可采用含肌肉松弛药的静脉诱导。

4. 人工心肺支持下麻醉诱导

对于严重呼吸困难，需要上半身抬高及麻醉后气道情况无法判断的患者，可借助体外循环，在局部麻醉下行股动、静脉插管，经股静脉至右房引流体外膜肺氧合的方法来保证患者的正常氧供。体外循环开始后行麻醉诱导，将气管导管放置在气管狭窄部位以上，然后行纤维支气管检查，注意避免气道内出血。

（二）麻醉插管方法的选择

1. 根据病变部位及病变特点

（1）肿瘤或狭窄位于气管上部靠近声门，气管导管无法通过，在局部麻醉下和静脉镇静下由外科医师行颈部气管切开，在狭窄部位下建立通气；如果瘤体较小，气管最狭窄处直径 >1 cm，可以在纤维支气管镜引导下插入细直径气管导管通过肿瘤。也可以先插入喉罩，保留自主呼吸麻醉下，行颈部气管切开，在狭窄部位下建立通气后拔除喉罩，更换气管导管，待气管后壁吻合后，将经口气管导管推进，越过吻合口，然后吻合气管前壁。

（2）肿瘤或狭窄位于气管中部，对于气管肿瘤蒂细、肿瘤质地脆、易出血等患者，可放弃导管通过肿瘤的尝试，将导管留置狭窄部位以上，手法正压通气无阻力的情况下，全身麻醉下开始手术。对于蒂粗、不易脱落的肿瘤，在纤维支气管镜引导下，气管导管尝试可以通过的就通过，通不过的将导管留置狭窄部位以上。

（3）肿瘤或狭窄位于气管下部接近隆突，可将单腔气管导管置于肿瘤上方，如果插过无困难，可考虑纤维支气管镜引导下将单腔气管导管插入一侧支气管。此类患者有建议用较细导管通过肿瘤部位行高频喷射通气，但狭窄严重、排气不畅仍有可能造成气体滞留和气压伤。

2. 根据呼吸困难的程度

（1）对于气促明显，伴有紧张、焦虑甚至窒息、濒死感的患者，给予保持端坐位，轻扣面罩，予高浓度氧吸入，而后静脉缓慢给予小剂量阿片类药物，可达到清醒镇静的目的，氟芬合剂 1/3 剂量启用也是较好的选择。也可用右美托咪定 1 μg/kg，10 min 静脉微泵注射的方法，镇静效果较为理想。此类患者在使用丙泊酚、咪达唑仑时切忌给药剂量过大过快。采用七氟烷吸入也可以使患者保持自主呼吸下入睡，但紧闭面罩可能加重患者的紧张和窒息感，此外由于患者的通气量不足，麻醉入睡时间可能延长。病变部位较高的患者，可以进行气管切开，在狭窄部位下建立通气；不能进行气管切开的患者，为了提高安全性，可在局部麻醉下暴露好股动、静脉，然后麻醉用药，一旦呼吸困难加剧，立即股动、静脉插管进行体外循环。

（2）术前无明显气促、可以平卧的患者，估计稍细气管导管（ID 6.5）可通过狭窄部位的患者，可给予丙泊酚和阿片类药物，逐步过渡到面罩正压通气，如无供氧困难，可考虑给予肌松剂后插管。

3. 根据肿瘤的生长情况

（1）气管内生肿瘤患者的插管，建议均在纤维支气管镜明视引导下进行，可避免无谓的插管通过尝试，或减轻导管通过时对瘤体的冲击，同时随时可交替使用气管内吸引和供氧。切忌盲目插管，特别是蒂细、质地脆、易出血的肿瘤，触之易引起脱落和出血，加重气道梗阻。

（2）肿瘤侵犯气管所造成的外压性气管狭窄，在确认插管通过狭窄部位前忌用肌肉松弛药。

（三）麻醉维持

采用全凭静脉麻醉，其优点是在气道开放时不会有麻醉气体污染。丙泊酚 TCI 靶控输注复合瑞芬太尼，一旦停止输注，麻醉苏醒迅速而完全。宜采用中效非去极化肌肉松弛药维持肌肉松弛状态，以减少操作中刺激气管造成患者的不随意体动。

（四）手术中气道管理

其重点是在气道开放时确保气道通畅和患者的正常氧合。目前最常用的方法主要还是交替使用经口气管内导管和外科医师行台上插管。成功的术中气道管理是麻醉医师和外科医师默契配合的结果。

1. 台上插管

可以根据不同的手术部位而定，颈部和胸部气管手术的重建方法相对较单一，而隆突重建术的方法较多，但是基本原理相仿：台上气管手术切开前，经口气管插管放置于病变上方通气，在下方切开气管，使用台上导管插入远端气道通气，切除病变后先吻合气管后壁，而后放弃台上插管，将口内气管导管送过吻合口远端，气囊充气后施行通气，缝合气管前壁完成吻合。

2. 台上插管导管型号的选择

术中麻醉医师应准备各个型号气管导管和连接管供选用。台上插管可用灭菌气管导管或自制导管，在满足通气的前提下宜选用套囊稍细的导管，导管过粗、气囊过大可能影响气管缝合操作，需要注意的是，目前使用的导管的套囊与导管前端位置较远，因此在使用过程中比较容易插深，易阻塞上叶管口。

3. 低氧血症的预防与处理

①术中可能需要间断的呼吸停止，可采用100%纯氧吸入，过度通气后，可获得3~5 min 的呼吸暂停时间，需要注意的是，在此期间应密切观察血氧饱和度，一旦血氧饱和度下降至90%，应立即重新通气，此时可能需要外科医师用手封堵尚未缝合完毕的吻合口，待血氧饱和度上升后再次暂停呼吸继续手术。②血液和分泌液阻塞远端气道，需术者配合吸引远端气道。③插管导管位置不良，位置太浅漏气或者太深部分肺段通气不足，需术者调整插管位置；麻醉医师提高新鲜气流量，采用间断通气的方法可以改善氧合。④单肺通气中肺内分流，如不能采用双侧台上插管两肺分别通气，可考虑请术者临时套扎非通气侧肺动脉，或能改善血氧浓度。高频喷射通气（HFJV）作为一种在开放条件下的通气手段，在气管手术中应用有其优越性：喷射导管较细，使用灵活，提供充分的氧和避免单肺通气所致低氧，可以通过狭窄部位和气管切端，且对手术缝合干扰小。但需要注意的是，高氧流量导致手术野血液喷溅、血液吸入、导管不稳定，低通气和 CO_2 重复吸入也有可能发生。尤其要重视的是在气管壁未打开前使用 HFJV，有引起严重气道狭窄患者气压伤的风险。

（五）麻醉恢复期气道管理

气管重建术后麻醉恢复期也潜在风险。由于手术后机械通气可影响气管吻合口的愈合，因此，提倡在手术后尽早拔除气管导管，但重建的气道是脆弱的，随时有可能出现危险，而且重新建立安全的气道也是困难的。应注意以下问题：①尽量保持患者颈部前屈，减少吻合口张力；②完全逆转肌肉松弛药的作用：即便应用非去极化肌肉松弛药的拮抗药，也必须要有足够的时间使肌肉松弛药的作用完全逆转，保证患者有足够的通气量后，才能拔除气管导管；③苏醒应平稳，尽量避免患者因躁动、呛咳而致吻合口裂开。如果采用全静脉麻醉，邻近手术结束时可逐渐减缓瑞芬太尼的输注速度，给予芬太尼 0.05~0.1 mg 或曲马多 50~100 mg 以减轻麻醉恢复期患者疼痛，同时启用术后 PCA 镇痛。麻醉前期右美托咪定的应用也能有效防止躁动，增加麻醉恢复期的舒适感。

气管手术后患者应在 ICU 监护治疗。入 ICU 后应常规行胸部 X 线检查以排除气胸。患者应始终保持头俯屈的体位以降低吻合口张力。面罩吸入湿化的氧气。隆突部位手术可阻碍气道分泌物的排出，必要时可使用纤维支气管镜辅助排痰。术后吻合口水肿可引起呼吸道梗阻，严重时需要再插管。由于体位的影响，ICU 插管应在纤维支气管镜引导下避免误伤吻合口。术后保留气管导管的患者应注意气管导管的套囊不应放置于吻合口水平。

靠近喉部位的气管手术后易出现喉水肿，表现为呼吸困难、喘鸣与声嘶。治疗可采用改变体位（坐位）、限制液体、雾化吸入肾上腺素等措施，喉水肿严重时甚至需要再插管。

（赵艳姣）

第三节　食管手术麻醉

食管起自颈部环状软骨水平，终止于 T_{11} 或 T_{12}，直径约 2 cm，长 25 cm。在颈部位于气管后，进胸后微向左侧移位，在主动脉弓水平又回到正中，在弓下再次向左移位并通过膈肌。行程中有 3 个狭窄，分别位于颈部环状软骨水平、邻近左侧支气管水平与穿过膈肌水平。食管外科将食管人为地分为 3 段，即环状软骨水平至进胸水平（$C_6 \sim T_1$）为颈段食管，胸廓内部分（$T_{1 \sim 10}$）为胸段食管，膈肌水平以下为腹段食管。

食管手术的麻醉管理应考虑患者的病理生理、并存疾患和手术性质，以降低影响食管手术患者预后的两大主要并发症——呼吸系统并发症和吻合口瘘的发生率。食管疾病本身影响进食可造成患者营养不良，大部分食管手术操作复杂，对机体的创伤大。食管疾病常伴吞咽困难与胃食管反流，手术操作过程中有可能引起肺部的机械性损伤，因此容易造成术后肺部并发症，故气道保护和肺保护是食管手术麻醉考虑的重点。预防误吸的措施包括避免气管插管时的咽喉部损伤、半卧位插管。食管手术的病死率已降低至 5% 以下，但高龄、肿瘤分期不良、肺功能不良、糖尿病、心血管功能不全、全身情况差及肝功能减退与术后复发率及死亡率增加相关。微创食管手术后患者早期获益明显，康复快，但远期效果还有待观察。食管手术吻合口瘘的原因多与手术相关，少数为胃肠缺血，因此对麻醉医师而言，重要的是维持术中良好的循环功能，保证有效的胃肠血液灌注。

胃肠道接受迷走神经和胸交感神经的调节，胸部硬膜外阻滞可阻滞交感神经，使血管扩张、胃肠血流增加。另外，如果血管扩张引起低血压则可使胃肠血流降低。因此，如果采用硬膜外阻滞必须在血管扩张的同时补充容量、维持血流动力学的稳定，以保证胃肠血供，促进吻合口生长。

一、麻醉前评估

食管手术术前访视中应注意的问题主要有营养状况、食管反流误吸和肺功能。

食管疾病患者常伴有吞咽困难、摄入减少，加上恶性疾病的消耗，可造成长期的营养不良。营养不良对术后恢复不利，因此术前应改善患者的营养状况。长期摄入减少的患者可能有低血容量。食管癌和食管远端损伤也与酗酒有关，患者可有肝功能异常、门脉高压、贫血、心肌病和出血倾向。术前已行化疗的患者一般情况可能更差。食管功能障碍易引起反流，长期的反流易导致慢性误吸。由于大多数食管手术患者都有误吸的危险，对这类患者的麻醉前评估中要注意是否存在反流的症状。反流的主要症状有烧心、胸骨后疼痛或不适。对有误吸可能的患者还应进行肺功能评估并进行合理治疗。食管疾病引起反流误吸的患者多存在肺功能障碍。恶性食管疾患的患者可能还有长期吸烟史。对于这些患者应行胸部 X 线检查、肺功能检查与血气分析，以了解肺功能状况。术前予以胸部理疗、抗生素治疗、支气管扩张药治疗，必要时可使用激素改善肺功能。

二、术前用药

食管手术患者反流误吸的发生率增加，这类患者术前镇静药的用量应酌情减量。气管插管（特别是双腔支气管插管）和手术刺激可造成分泌物的增加，可考虑使用抗胆碱能药（阿托品 0.4 mg 或胃肠宁 0.2 mg 肌内注射）。对误吸高危患者还应使用抗酸药（西咪替丁或雷尼替丁）与胃动力药。

三、麻醉选择

食管手术的麻醉方法选择与手术因素、患者因素、麻醉医师对各种麻醉方法的熟练程度及所处医院的环境等有关。食管手术采用的手术路径较多，腹段食管手术仅通过腹部正中切口，麻醉原则与腹部手术麻醉相同。大部分食管手术为胸段食管手术，需要开胸，部分手术还需要颈、胸、腹部联合切口（如 Ivor Lewis 手术）。常用的麻醉方法为全身麻醉或全身麻醉联合硬膜外阻滞。麻醉诱导应充分考虑误吸的可能，做好预防措施。对反流的患者麻醉时应进行气道保护，快速诱导时应采用环状软骨压迫的手法，或采用清醒插管。对并发严重心血管疾病的患者可在有创动脉压监测下行麻醉诱导。由于该类患者术前可存在长期的摄入减少引起血容量不足，加上手术前的禁食、禁饮可导致血容量的严重不足，麻醉诱导过程中应重视容量的补充和监测。为创造理想的手术野，减轻手术操作对肺的钝性损伤，宜采用肺隔离和单肺通气技术。常用的肺隔离技术可用双腔支气管导管，也可采用阻塞导管行单肺通气。术中要注意手术操作可使双腔支气管或支气管阻塞导管移位而对通气产生不良影响。对于纵隔的牵拉与压迫可以引起食管手术中剧烈的血流动力学变化，麻醉中应注意防治长时间低血压。由于手术创伤大，术中需要足够的镇痛，以抑制手术创伤所致的应激反应。

四、术中监测

监测项目的选择主要根据患者病情、手术范围、手术方式及手术中发生意外可能性的大小来确定。常规监测应包括心电图、血压（含有创动脉压）、脉搏血氧饱和度、呼气末二氧化碳分压、体温和中心静脉压。

有创动脉压监测是基于以下考虑：①开胸术式游离食管时对后纵隔的刺激与压迫可引起循环功能的剧烈波动；②牵拉或刺激胸内自主神经潜在心搏骤停的风险，通过有创动脉压波形的变化可在心电图受电刀干扰时迅速发现心搏骤停，以便及时抢救；③便于术中、术后血气分析采样。

中心静脉置管宜采用双腔导管，一腔持续监测中心静脉压，维持液体平衡，另一腔作为输注药物通道，紧急情况时药物能迅速进入心脏。

食管手术创伤大，手术时间长，术中常发生低体温，常规监测体温并积极进行保温处理有利于患者恢复，有条件应常规采用加热毯覆盖下部躯体。

麻醉医师手术中应了解外科医师的操作步骤和可能带来的影响，并随时与外科医师保持密切交流，术中遇到手术操作严重干扰呼吸、循环时，及时告知外科医师，双方协作尽快解决问题。

手术近结束时，应将留置胃管准确到位，胃管通过食管吻合口时应轻柔，位置确定后应妥善固定，避免移动造成吻合口创伤。留置胃管的目的不仅在于胃肠减压，保护吻合口，促进吻合口愈合，同时对预防术后反流、误吸致呼吸系统并发症也甚为重要。

五、麻醉恢复期的处理

由于存在误吸的可能，术后应保留气管导管，直至吞咽、咳嗽反射恢复，患者完全清醒、可配合时。

拔管时机的选择应考虑患者病情与手术范围。多数患者可在术毕 1 h 内拔管。为促进呼吸功能恢复，拔管前应有良好的术后镇痛。对于不能短时间内拔管的患者应考虑将双腔管换为单腔管。如长时间手术、术中液体出入量大，咽喉部组织容易发生水肿，使气道变窄，再次插管可能存在困难，故换管前要进行气道评估，并要求一定的麻醉深度和肌松。采用交换导管的方法较简便，但也潜在交换失败的风险，可借助可视喉镜做换管前评估与换管。另需注意术中游离食管还可能造成气管撕裂，拔管后如出现呼吸困难、皮下气肿，应立刻重新插管并检查确诊，按照气道损伤处理。

六、术后并发症

食管手术后并发症主要来自 3 方面：术前疾病影响导致的并发症、麻醉相关并发症与手术相关并发症。

术前因反流误吸造成肺部感染、继发性哮喘使肺功能降低的患者术后常拔管困难。营养不良的患者肌力恢复慢，易造成术后脱机困难。

麻醉相关的并发症主要为麻醉诱导与拔管后的误吸，重在预防。可通过严格的拔管指征、拔管时患者的充分清醒、能排出分泌物，拔管时采用半坐位利于引流，以减少误吸的发生。

术后疼痛可使呼吸道分泌物的排出受限而造成局部肺不张、肺炎，可能需要再次插管进行呼吸支持。术后应保持患者充分的镇痛。术后硬膜外镇痛的优势是镇痛效果确切可靠，弊端是增加硬膜外操作的并发症及术中、术后液体管理的难度；静脉镇痛对患者的静息疼痛具有良好的镇痛效果，但对咳嗽和活动时的疼痛仍存在抑制不够完全的弊端。随着多模式、持续镇痛技术的开展，静脉镇痛联合椎旁阻滞、多种不同作用机制镇痛药不同时段、联合用药等逐渐采用，取得了较好的镇痛效果。由于目前采用单肺通气技术和肺的肺保护性通气策略，术后肺功能不全的发生率已明显降低。

手术相关的并发症与手术方式有关，包括术后吻合口瘘、吻合口瘢痕形成引起的食管狭窄等。吻合口瘘常并发肺部并发症，重在预防，吻合技术是第一位的，麻醉中保持血流动力学的平稳，避免胃肠血供灌注不足对术后吻合口愈合也有一定的作用。术后吻合口瘢痕形成可导致食管狭窄，可采用扩张治疗。胃镜检查可能导致食管穿孔，食管穿孔引起纵隔炎可危及患者生命，应禁食、禁水并静脉注射抗生素治疗，必要时行食管部分切除。

七、内镜食管手术的麻醉

大部分食管手术术前需要接受胃镜检查以明确病变的位置与范围。在食管狭窄的病例，胃镜检查还能起到扩张性治疗的作用。

电子胃镜诊断性检查的麻醉并不复杂，大多数病例仅在表面麻醉下即可接受胃镜检查，对于需要"无痛胃镜"检查的患者，可采用监测下的镇痛管理技术（MAC），应用丙泊酚静脉麻醉。由于患者存在一定程度的吞咽困难，胃镜检查中镇静药的使用应谨慎。使用镇静药一定要保留患者的气道保护性反射。

对胃镜或食管镜下复杂操作的患者，如多次食管异物取出失败再次尝试、严重食管狭窄拟行食管支架植入术等建议全身麻醉。选择单腔气管导管固定于一侧口角一般不妨碍胃镜检查。根据气管插管的难易程度可选择清醒插管或静脉快速诱导插管。麻醉维持可采用吸入麻醉、静脉麻醉或静脉吸入复合麻醉，为保证患者制动，可采用中短效肌肉松弛药。手术结束后拮抗肌肉松弛药，待患者完全清醒后拔管。

（金　刚）

第七章

心脏手术麻醉

心脏手术患者病情重而复杂，围手术期病死率显著高于非心脏手术。为了最大限度地减少心脏手术患者围手术期的并发症发生和死亡风险，改善患者病情，需要对每一例患者进行充分的术前评估与准备，了解围手术期潜在的并发症和影响心血管手术麻醉管理及患者预后的各种因素。同时要求麻醉医师全面掌握心血管生理、病理，并对体外循环（CPB）、经食管超声心动图（TEE）、心肌保护以及外科手术步骤非常熟悉。手术步骤对于循环功能常具有严重影响，因此要求麻醉医师配合和提醒手术者，并预测每个时间段可能会发生的问题。

第一节　先天性心脏病手术麻醉

先天性心脏病病变类型多，每一种疾病往往有不同程度的分流或者肺血管的病变。根据解剖上的变异和肺血管病变的特点，大多数病变可归纳为以下 4 类病变：①导致肺血增多的疾病；②导致肺血减少的疾病；③导致血流梗阻的疾病；④肺—体循环未交换的病变，如大动脉转位等。前两类病变的疾病都存在异常分流，既包括单纯性分流，也包括复杂性分流。分流的方向取决于分流通路的大小和两侧的相对阻力，同时决定了患者的临床表现。而导致血流梗阻的疾病则通常因为瓣膜或大血管解剖的变异等不产生分流。肺—体循环未交换的病变由于肺循环和体循环静脉回流的血液混合，可出现体循环的低氧血症。根据肺血流病变是否存在梗阻，肺血流的病变有增多和减少之分。

一、麻醉前评估和准备

（一）麻醉前评估

（1）明确先天性心脏病的病理生理及其对机体的影响。

（2）了解超声多普勒和心导管检查的有关资料。

（3）实验室资料：发绀型患儿可出现红细胞增多，凝血功能影响，血小板减少或血小板功能障碍；新生儿有出血倾向，维生素 K_1 或新鲜冰冻血浆有助于纠正凝血功能。

（二）麻醉前准备

（1）控制心力衰竭、缓解缺氧，调整全身状况到最佳状态。β 受体阻滞剂和抗心律失常药应持续至麻醉开始，甚至术中也应继续使用。

（2）准备必要的麻醉设备，小儿可采用环路系统麻醉装置，10 kg 以下的婴儿可采用 Mapleson D 回路。

（3）准备必要的血管活性药物，对重症者应提前备用，并熟悉剂量和用法。

（三）麻醉前用药

（1）6 kg 以下者可不用术前药。

（2）6 kg 以上者术前 30 min 口服咪达唑仑糖浆 0.5 mg/kg（最大剂量 15 mg）；或采用右美托咪定 1 μg/kg 总量滴鼻。

二、麻醉监测

1. 心电图

心电图监测同时观察肢导联和胸导联，有利于对心肌缺血的监测。经食管心电图与标准肢导联相比，P 波更明显，有利于监测心律及传导系统功能情况，但由于 S-T 段改变不明显，故在监测心肌缺血方面意义较小。

2. 血压

无创动脉压测定宜采用宽度适宜的袖带；直接动脉压测定经皮桡动脉穿刺置管。①穿刺方法及连接：常规选择左侧桡动脉，22G 或 24G 留置针，用硬质管连接至换能器；②留管时间：留管时间与血栓发生率有关，只要病情稳定，应及早拔除留置的套管；③肝素液：建议采用的浓度为 0.002%（10 mg/500 mL）。

3. 中心静脉压

①颈内静脉穿刺置管（中路高位）：患儿体位头低 15°～20°；针体与皮肤交角 20°～30°；穿刺方向指向同侧腹股沟中点或略外侧；穿刺深度一般不超过 4 cm，穿刺成功后依据患儿年龄选择置入 4～7F 双腔中心静脉导管，深度约为身长的 1/10（cm）－1 cm。②颈外静脉穿刺置管术：颈外静脉置管后测得的压力与右房压密切相关（$r = 0.926$）。颈外静脉压比中心静脉压平均高 2～4 mmHg；③推荐行超声引导下中心静脉穿刺，若无必要，避免行股静脉穿刺，因其导管相关性感染、血栓发生率较高；若颈内静脉穿刺困难，也可行超声引导下锁骨下静脉穿刺置管。

4. 血氧饱和度

在分析血氧饱和度的临床意义时，应考虑到不同 pH 状态下其与血氧分压之间的关系。血氧饱和度仪是否有满意的血管容积波及其显示的脉率与心电图显示的心率是否基本一致是解释 SpO_2 是否可靠的前提。

5. 呼气末二氧化碳分压

维持正常水平的呼气末二氧化碳对稳定血流动力学和麻醉平稳极为重要。对于肺缺血型的先天性心脏病，呼气末二氧化碳值要明显低于 $PaCO_2$，我们的体会是依病情程度不同，该差数大致介于 10～20 mmHg，临床监测时应予以注意。

6. 尿量

尿量达 1 mL/（kg·h），反映肾功能良好以及液体平衡适当。

7. 温度

①非体外循环手术，维持手术室环境温度在 27～30 ℃（早产儿）或 24 ℃（婴幼儿）；②体外循环手术，一般低温者，室温维持在 23～25 ℃，对深低温者，室温应保持在 16～

18 ℃；变温毯水温在降温期间应控制在 4 ℃，升温期间控制在 38～42 ℃；③所有输注的液体和血制品均应加温，甚至吸入气也应加温湿化；④麻醉期间应连续监测患儿直肠温度、食管温度以及鼓膜温度；直肠、鼓膜温差要求小于 6 ℃，温差增大往往提示冠脉灌注不足或头部、下肢静脉血回流减少。

8. 经食管超声心动图（TEE）

可对手术过程提供最充分且直接的评估，必要时可指导手术过程的修改，目前已经能用于 2.8～3.5 kg 的患儿。经颅多普勒（TCD）能测定脑血流速度，发现脑内微栓。近红外光谱（NIRS）可实时监测脑组织氧合作用。

三、麻醉处理原则及用药

（一）麻醉诱导和维持

常用静脉快速诱导气管插管。对右向左分流的患儿，应防止静脉管道中出现气泡，否则这些气泡将更迅速地进入体循环，可能产生严重并发症。阿片类药物复合静脉麻醉药及非去极化肌松药分次缓慢注射可顺利完成气管插管。

麻醉维持采用适当浓度的吸入全身麻醉药复合阿片类药物、镇静药和肌松药，在良好的呼吸、循环管理条件下使患儿平稳地度过麻醉和手术。

（二）麻醉药的选择

1. 吸入麻醉药

（1）异氟烷：异氟烷的血/气分配系数低，对循环抑制作用弱，抑制程度的次序是异氟烷＜恩氟烷＜氟烷，适用于心血管手术。异氟烷所致的血压降低主要是由 SVR 降低引起，而对心肌抑制较轻。不会诱发心律失常，对肺循环的影响小。

（2）七氟烷：七氟烷具有血/气分配系数低（0.63）的特点，诱导和苏醒迅速。对呼吸道刺激性小，又有特殊的芳香味，特别适用于小儿麻醉。心肌无显著抑制，抑制交感神经，表现为心率减慢。对冠状动脉有扩张作用，可降低冠状血管阻力，增加心肌血流。

（3）地氟烷：血/气分配系数为 0.42，对气道有刺激性，临床上较少单独使用，诱导和苏醒更快。对循环系统的影响与异氟烷相似，其对心肌抑制、血管扩张及血压下降作用比异氟烷小。不增加心肌对儿茶酚胺的敏感性，但深麻醉下可出现心律失常。地氟烷维持麻醉时应注意浓度调节幅度不可过大，否则血压常有剧烈波动。适用于需要术后早期拔管的先天性心脏病患儿。

（4）氧化亚氮（N_2O）：N_2O 用于先天性心脏病患者存在争议。N_2O 有负性肌力作用，应用于先天性心脏病患儿可引起明显的心肌抑制，故不宜用于心功能差的患儿。体外循环转流结束后初始阶段，在使用 N_2O 时应特别注意其对循环功能的抑制作用，必要时暂停吸入。不主张用于先天性心脏病麻醉。

2. 静脉麻醉药

（1）咪达唑仑：可增强其他麻醉药的镇痛作用，是心血管手术麻醉中重要的辅助用药。常用于麻醉诱导（0.1～0.2 mg/kg），与阿片类药物合用时应注意 SVR 下降可能导致血压下降。

（2）依托咪酯：对心血管系统无明显抑制作用，能维持血流动力学稳定，对 PVR 无影响，适用于心脏手术的麻醉诱导，常用剂量为 0.2～0.3 mg/kg 缓慢注射。镇痛和肌松作用差，预先静脉注射芬太尼 0.1 μg/kg，可减轻或消除诱导期可能出现的肌肉抽搐、强直和局部疼痛。可抑制肾上腺皮质功能，干扰正常应激反应，故不宜长期使用。

（3）氯胺酮：镇痛作用良好，可兴奋血管收缩中枢，使血压升高、心率加快、心排血量增加、心肌氧耗增加。增加 SVR，减少右向左分流，从而使发绀患儿的动脉血氧饱和度有所改善。起效快，麻醉诱导剂量为 2 mg/kg，冠状动脉畸形、严重主动脉狭窄、左心发育不良伴主动脉闭锁以及升主动脉发育不全等患儿，由于冠状动脉供血相对不足，有引起室颤的危险。

（4）丙泊酚：对循环的抑制作用主要表现为血管扩张所致的血压下降以及心动过缓和结性心律发生率增加，故只能用于心功能良好的患儿。通常心脏手术麻醉诱导量为 1～2 mg/kg 缓慢静脉输注，术中静脉持续输注剂量为 4～8 mg/（kg·h）。

3. 镇痛药

大剂量（25～75 μg/kg）芬太尼应用于新生儿及婴儿先天性心脏病麻醉，可抑制内分泌及应激反应，术中血流动力学稳定。新生儿用较小剂量的芬太尼（10 μg/kg）也能获得有效的麻醉，但长时间手术仍需用较大剂量。如果与维库溴铵合用，应注意可能发生的心动过缓。CPB 开始前应追加剂量。舒芬太尼有类似芬太尼的药理作用，常用的诱导剂量为 2～4 μg/kg，维持量为 0.2～0.5 μg/（kg·min）。阿芬太尼作用时间短，在单次静脉注射 20 μg/kg 后，按 1 μg/（kg·min）静脉滴注维持，可使血流动力学稳定，减少机体应激反应。瑞芬太尼为超短效阿片类药，镇痛效价与芬太尼相似，药物可控性好，剂量范围较大，常用剂量为 1 μg/（kg·min），缺点在于手术结束停止输注后镇痛效应很快消失，因此必须在手术后改用镇痛剂量输注或在缝皮前 30 min 左右给予镇痛剂量的长效阿片类药物。

4. 肌松药

维库溴铵心血管作用稳定，与芬太尼或丙泊酚合用可发生明显的心动过缓。麻醉诱导剂量通常分别为 0.5 mg/kg 和 0.1 mg/kg，术中静脉持续输注剂量分别为 0.4 mg/（kg·h）和 80 μg/（kg·h）。罗库溴铵的起效时间接近琥珀胆碱，对循环影响小，无明显的组胺释放，因此适用于心脏手术的麻醉诱导和维持。小儿单次静脉注射 0.6～0.9 mg/kg 后 1～1.5 min 起效，静脉持续输注用量为 6～8 μg/（kg·min）。顺阿曲库铵无组铵释放，不依赖肝肾功能，可用于小儿心脏手术。

四、几种先天性心脏病手术的麻醉管理

（一）房间隔缺损

（1）房间隔缺损患儿手术时，主动脉插管与上下腔静脉插管时容易出现血压低及心律失常，应注意及时补充血容量，或经体外循环主动脉插管动脉输血维持血压，必要时应告知外科医师暂停手术操作。

（2）停机后注意较大的房间隔缺损患者一般存在左室偏小以及肺动脉高压的问题。其预防措施是在停机前给予正性肌力药物与血管扩张药充分强心、扩血管。

（3）合并肺动脉高压的患儿可以使用硝酸酯类、前列腺素 E_1、NO 或前列环素吸入治疗。

（4）原发孔型房间隔缺损的患儿常合并二尖瓣裂，必要时缝合以恢复其完整性；同时应注意走行于下方的房室传导系统，避免出现房室传导阻滞。

（5）房间隔缺损的患儿，左向右分流使得右心容量较高，外科手术解除分流因素后，右心房容量会急剧下降，倘若以 CVP 目标值的标准补充血容量，会出现容量超负荷的可能，因此，应直视心脏充盈情况判断容量负荷较佳。

（二）室间隔缺损

（1）室间隔缺损的患儿大多数在体外循环下完成修补手术，气管插管后应注意避免过度通气，低碳酸血症和高氧分压会扩张肺血管，降低肺血管的阻力，加重室间隔缺损的分流量，引起血流动力学的不稳定。

（2）对于室间隔缺损的患者来说，心室间血流自由交通，左心室与右心室均得到了充分的锻炼，如果术中心肌保护效果好，停机后可以使用血管扩张药降低心脏的后负荷以及降低肺动脉压力。

（3）一般不需要使用正性肌力药物支持心功能，或仅使用小剂量多巴胺支持，必要时予以磷酸二酯酶抑制剂，由于其独特的扩张肺血管作用，对于出现右心功能不全的患儿更有益。

（三）动脉导管未闭

较粗大或窗型动脉导管未闭患儿需要在体外循环下手术，动脉导管较细、导管较长的患儿一般不需要体外循环，在控制性降压的情况下经左侧第 4 肋间后外侧切口直接缝扎动脉导管即可。术中在吸入强效麻醉药物基础上使用硝普钠控制性降压，钳夹动脉导管时需要将收缩压降至 70~80 mmHg。

（四）主动脉弓缩窄

（1）主动脉弓缩窄手术可以不使用体外循环，在控制性降压下高位阻断近心端主动脉弓、左锁骨下动脉以及远端胸主动脉。

（2）采用体外循环时，小儿一般采用深低温停循环，成人一般采用深低温上下身分别插管灌注的方法，以保证术中重要脏器的血流灌注。

（3）右侧桡动脉置管监测血压，主动脉阻断会引起上半身血压升高，此时降压应格外小心，避免因脊髓灌注不足出现术后截瘫；主动脉开放后应积极控制患者的血压，小心血压反常性升高，足够的镇痛有助于血压的控制。

（五）法洛四联症

（1）法洛四联症患儿肺动脉漏斗部狭窄程度决定了其生理变化，总的表现是肺血流量减少，体循环血流量增多。

（2）当体循环阻力降低或漏斗部痉挛时，体、肺循环阻力失衡，右向左分流增加诱发缺氧发作，可使用去氧肾上腺素升高外周阻力，减少分流，增加回心血量，减轻漏斗部的痉挛，从而减轻缺氧症状。

（3）术前评估应根据发绀的程度综合评估，通常法洛四联症的患儿长期慢性缺氧，出现红细胞增多，血液黏滞度增加，术前应补充足够的水分。

（4）麻醉期间必须保持气道通畅，避免因气道梗阻诱发缺氧事件的发生；在深麻醉的同时，要维持较高的外周阻力和较低的肺血管阻力，既能减少右向左分流，又能增加肺血流量，改善氧合。

（5）法洛四联症患儿应注意麻醉后外周血管阻力降低或右室流出道痉挛导致右向左分流增加与 SpO_2 降低，以及停机后由于左心发育不良与肺血突然增加导致急性左心衰竭与肺水肿，或术前肺血管发育不全、术中右心保护不良、右室切口过大影响右心室收缩功能，导致停机后急性右心衰竭或全心衰竭。

（六）大动脉转位

（1）完全性大动脉转位患儿体循环和肺循环相互独立，呈并列关系，血氧饱和度的维持依赖于心房、心室以及肺动脉与主动脉水平产生的体、肺循环血混合程度。因此，转机前麻醉维持应保证足够的体、肺循环血混合及维持适当的肺血流。

（2）大动脉转位的患儿术前已开始持续输注前列腺素 E，输注不能中断，同时要避免使用抑制心肌功能的药物。心肺转流时期增加的肺血管阻力可增加右心负荷，注意右心功能不全的出现。

（金　刚）

第二节　心脏瓣膜病手术麻醉

一、概述

在我国，心脏瓣膜病主要由风湿性心脏病引起，近年老年性瓣膜疾病显著增多。由于心脏瓣膜病变术前病程长，心功能差，加之各患者的受损瓣膜类别、性质及严重程度均有显著不同，故对血流动力学的影响也很不一致。因此，麻醉医师需要全面了解心脏瓣膜疾病的病理生理特点及引起的血流动力学改变，从而根据具体情况选用麻醉药、血管活性药及围手术期管理，才能维持平稳的麻醉和良好的患者预后。

1. 二尖瓣狭窄

正常二尖瓣瓣口面积为 $4 \sim 6 \ cm^2$，当瓣口面积减少至 $2.5 \ cm^2$ 时，中等程度的活动就会出现临床症状。瓣口面积 $1.5 \sim 2.0 \ cm^2$ 为轻度狭窄，$1.0 \sim 1.5 \ cm^2$ 为中度狭窄，$< 1.0 \ cm^2$ 为重度狭窄。二尖瓣狭窄会引起左房压增加，左房扩大，肺静脉压增加，肺血流淤滞，导致右心排血受阻，肺动脉压力增加，右室压增加，从而引起右房扩大。由于左室容量负荷减少，左室收缩功能减低，左室容积变小。长期心房扩大导致心房纤维化，心房传导束受损，发生心房纤颤，血流速度减慢导致心房血栓形成，血栓脱落可以引起全身栓塞症状。二尖瓣狭窄的患者左房收缩占左室充盈的 30%，因而出现心房颤动时会引起心排血量的显著下降。二尖瓣重度狭窄患者，左房压不断升高，处于诱发充血性心力衰竭的边缘，心排血量也急剧下降。反应性肺血管阻力增加引起右室扩张和右室衰竭，扩张的右室可引起室间隔的左移，使左室容积进一步减小，心排血量进一步降低。

2. 二尖瓣关闭不全

二尖瓣关闭不全包括急性和慢性两种类型，根据反流量的多少分为轻度、中度和重度反流 3 种。急性二尖瓣关闭不全多由于腱索断裂、乳头肌功能不全或乳头肌断裂所致，导致左房容量明显超负荷。急性增加的左房压作用于肺循环，引起肺淤血、肺水肿和右心室功能衰竭。慢性二尖瓣关闭不全病程进展缓慢，左房扩张的同时左室会出现离心性肥厚；左房扩张大多会引起房颤，持续性的左房扩张因牵张二尖瓣环会导致反流量进一步加大，最终出现肺高压、肺淤血和右心室衰竭。二尖瓣反流患者，左室收缩时向两个方向射血，左室射血分数增加，部分血液射入低压的肺循环。射血分数低于50%，提示左室收缩功能严重受损。

3. 主动脉瓣狭窄

主动脉瓣跨瓣压差 < 25 mmHg 时为轻度狭窄，25～50 mmHg 为中度狭窄， > 50 mmHg 为重度狭窄。主动脉瓣狭窄时左室后负荷增加，左室收缩期压力负荷增加，导致心肌纤维肥厚，左室向心性肥厚，心脏重量增加，心肌氧耗增加，而心肌毛细血管并不增加，左室压增加及肥厚心肌纤维的挤压，使壁内心肌血管血流量减少，而左室收缩压增加与外周动脉舒张压降低，严重影响冠脉的血流供应。

4. 主动脉瓣关闭不全

急性主动脉瓣关闭不全常导致左心室容量负荷增加，从而引起舒张期左室急性扩张，左室舒张末期压力上升，二尖瓣提前关闭，致每搏量和前向血流减少。慢性主动脉瓣关闭不全引起左室容量负荷的增加和离心性左心室肥厚，左心室舒张末期容积增加缓慢，左心室舒张末期压力仍可相对正常。随着病情的不断发展，冠脉的灌注最终会减低，导致不可逆性左室心肌受损和功能失常，心排血量也会进一步降低。

二、麻醉前评估和准备

1. 心理准备

瓣膜病患者病程不一，病情严重程度不同，家庭背景，甚至经济条件等因素导致术前精神状态、心理准备等有巨大差异，术前医护人员应根据不同情况区别对待。无论瓣膜成形术或瓣膜置换术都使患者经受创伤和痛苦；置换机械瓣的患者还需要终身抗凝，给患者带来不便。这些都应在术前从积极方面向患者解释清楚，给予鼓励，使其树立信心，情况稳定，术前充分休息，在平静的心态下接受手术。

2. 术前治疗

术前较为完善的处理与瓣膜置换术患者围手术期并发症、预后等直接相关，应特别重视术前处理，选择良好的手术时机。

（1）除急性心力衰竭或内科久治无效的患者以外，术前均应加强营养，改善全身情况并应用强心、利尿药，使血压、心率维持在满意状态后再接受手术。

（2）术前重视呼吸道感染或局灶感染的积极防治，必要时延期手术。

（3）长期使用利尿药者可能发生电解质紊乱，特别是低钾血症，术前应予调整至接近正常水平。

（4）重症患者在术前3～5 d起应静脉输注极化液（含葡萄糖、胰岛素和氯化钾）以提高心功能和手术耐受力。

（5）治疗药物可根据病情酌情使用，如洋地黄或正性肌力药及利尿药可用到手术前日，以控制心率、血压和改善心功能。但应注意，不同类型的瓣膜病有其各自的禁用药，如 β 受体阻滞药能减慢心率，用于主动脉瓣或二尖瓣关闭不全患者，可能反而增加反流量而加重左心负荷；心动过缓可能促使主动脉瓣狭窄患者心搏骤停。二尖瓣狭窄合并心房纤颤，要防止心率加快，不应使用阿托品。主动脉瓣狭窄患者不宜使用降低前负荷（如硝酸甘油）及降低后负荷（钙通道阻滞药）的药物，以防心搏骤停。

（6）术前合并严重病窦综合征、窦性心动过缓或严重传导阻滞的患者，为预防麻醉期骤发心脏停搏，麻醉前应先经静脉安置临时心室起搏器。

（7）对于药物治疗无效的病情危重或重症心力衰竭患者，在施行抢救手术前应先安置主动脉内球囊反搏（IABP），并联合应用正性肌力药和血管扩张药，以改善心功能和维持血压。

3. 麻醉前用药

瓣膜置换术患者多数病程长、病变重、对手术存在不同程度的顾虑。因此，除了充分的精神准备外，必要的手术前用药绝不可少，一般以适中为佳。常用哌替啶 1 mg/kg 和东莨菪碱 0.3 mg 作为成人瓣膜置换术患者术前用药，达到解除焦虑、镇静、遗忘和防止恶心、呕吐等有益的效果，而无显著呼吸和循环抑制。为达此目标，用几种药物联合比单独用药更佳。除抢救手术或特殊情况外，应常规应用麻醉前用药，包括术前一晚的镇静催眠药。手术日晨最好使患者处于嗜睡状态，以消除手术恐惧。麻醉前用药不足的患者其交感神经处于兴奋状态，可导致心动过速等心律失常，同时后负荷增加和左心负担加重，严重者可诱发急性肺水肿和心绞痛，从而失去手术机会。一般麻醉前可用吗啡 0.2 mg/kg，东莨菪碱 0.3 mg；若患者心率仍快，麻醉后可再给东莨菪碱。

三、麻醉监测

瓣膜置换术期间监测应按体外循环心内直视手术监测常规，如 ECG、有创动脉压、中心静脉压、无创脉率血氧饱和度、体温、尿量、血气分析和电解质等。ECG 除监测心率与节律外，可同时监测心肌缺血表现即 ST 段改变，对麻醉、手术对循环影响、血流动力学处理效果等有重要意义。通过对动脉压及其波型分析，结合患者实际情况，并参照中心静脉压的高低，就可对患者情况做出符合实际的判断。瓣膜置换术患者，术前左室功能良好，用中心静脉压作为心脏前负荷的监测指标，虽然左、右心室有差别，特别对左室监测可能会失实，但操作简单、方便，且对右心功能不全监测有肯定价值，中心静脉压监测是瓣膜置换术患者监测常规。肺动脉、肺小动脉楔压监测则按患者需要选用。肺小动脉楔压对于监测左心室前负荷较中心静脉压更为直接和可靠，但有些瓣膜患者左心室舒张末压、左房压和肺毛细管楔压之间的一致性有差异；肺动脉高压和肺血管硬化也会使监测结果失实。因此，在监测时应根据病情合理判断。麻醉、手术、体位等均可影响监测值，观察动态变化更有意义。左房压监测作为左心室前负荷指标，术中经房间沟插入细导管潜行经胸壁切口引出用于术后监测左房压，结合中心静脉压与动脉压及其波形监测和分析，就可较正确地监测左、右心室前负荷，从而指导容量负荷治疗，对于术后需用扩血管药物的患者尤其有价值。由于操作简单、方便，可供术后连续监测 2～3 d，一般只要预防气体进入导管，并在拔出外科引流管之前先拔出此导管，极少发生出血或其他并发症。经食管超声心动图（TEE）监测在瓣膜置换术期间有特殊价值，近年已广泛应用。麻醉诱导后置入食管超声，确认瓣膜疾病、判断瓣膜狭窄或关闭不全程度、心室心房腔大小、活动度等有重要意义。在瓣膜置换后判断瓣膜功能、心脏活动情况，特别是瓣膜成形术的效果有特别意义。也可用于监测换瓣患者瓣周漏。目前认为麻醉期间必要的常规监测决不可少，并应该依据患者的情况、外科手术的类别、术中血流动力学干扰的程度而增减。切忌主次不分，将精力集中于烦琐的操作，因此而忽略了临床判断、分析和紧急处理。

四、麻醉处理原则

对瓣膜病患者选择麻醉药物应进行全面衡量，通常考虑以下几方面问题。①对心肌收缩力是抑制还是促进。②对心率是加快还是减慢，某些病例因心率适度加快而可增加心排血量；心率减慢对心力衰竭、心动过速或以瓣膜狭窄为主的病例可能起到有利作用，但对以关闭不全为主的瓣膜病则可增加反流量而降低舒张压，增加心室容量和压力，使冠状动脉供血减少。③是否扰乱窦性心律或兴奋异位节律点，心律失常可使心肌收缩力及心室舒张末期容量改变，脑血流及冠状血流出现变化。④对前负荷的影响，如大剂量吗啡因组胺释放使血管扩张，前负荷减轻，对以关闭不全为主的瓣膜病则可能引起低血压；对以狭窄为主的瓣膜病也应维持一定的前负荷，否则也可因左室充盈不足而减少心排血量。⑤用血管收缩药增加后负荷，对以关闭不全为主的瓣膜病可引起反流增加和冠脉血流减少，从而加重病情，此时用血管扩张药降低后负荷则有利于血压的维持。⑥对心肌氧耗的影响，如氯胺酮可兴奋循环，促进心脏收缩及血压升高，但增加心肌氧耗，选用前应衡量其利弊。

心脏瓣膜置换术的麻醉要求，力求使各种药物对心血管功能减损降至最低限度为原则。对气管内插管和外科操作无强烈、过度的应激反应，改善心脏的负荷状况，保持血流动力学的相对稳定，并按药效和病情随时加以调整，复合全麻的用药配合得当、品种和用量适宜、注药速度掌握合理。目前仍以芬太尼、舒芬太尼作为复合全身麻醉主药，配合适当的镇静用药，并按需吸入低浓度的卤族全身麻醉药，以维护心血管系统功能。

五、几种常见瓣膜病手术的麻醉管理

1. 二尖瓣狭窄

①围手术期避免使用导致心动过速、肺血管阻力增加、前负荷下降或者心肌收缩力降低的药物；适当补充血容量，严密监测血流动力学变化。②对于术前已存在的房颤，药物控制持续用至术前；对于新出现的房颤，尝试电复律，以期恢复窦性心律。原有房颤出现室性心动过速者，应立即药物控制，避免血流动力学恶化。③避免使用加重肺动脉高压的药物，围手术期肺动脉漂浮导管监测有益，但是应注意肺动脉破裂的风险。④术中 TEE 有助于探查二尖瓣成形或者置换情况，判断有无反流和瓣周漏，评估心肌收缩力和容量负荷情况。⑤围手术期尽力避免心室率过快，一般转机前维持心室率 60～80 次/分较合适，停机后，心室率维持在 90～110 次/分较合适。⑥停机前应充分强心、扩血管，增强心肌收缩力，降低后负荷，同时注意输血、输液的速度，避免心脏过胀，在维持血流动力学稳定的情况下，使心脏处于相对欠容的状态；停机后注意控制血压，一般维持收缩压 100～120 mmHg 为宜。

2. 二尖瓣关闭不全

①在转机前注意勿让患者心率过慢，一般维持心室率 90～100 次/分为宜，维持较低的体循环阻力，减少二尖瓣反流，但应维持心室的收缩力。②围手术期使用 TEE 评估左室的功能，同时监测心脏容量负荷，指导液体输注；对于二尖瓣成形或置换后是否伴有瓣周漏和监测跨瓣的压力梯度有重要的意义。③停机后一般需要使用小剂量的多巴胺与硝酸甘油或硝普钠强心、扩血管支持治疗，停机后需要适当补充血容量，但围手术期反流的严重程度、左室的射血分数、肺高压的程度和升主动脉的阻断时间是选择血管活性药物需要考虑的因素。

3. 主动脉瓣狭窄

①在体外循环转机前应维持心室率勿过慢或过快，以免心室压力过大，加重心内膜下心肌缺血，一般维持 70 ~ 90 次/分为宜。②麻醉诱导前，应做好随时因血流动力学的剧烈变化需要紧急转机的准备；麻醉诱导时，应避免使用负性肌力药和血管扩张药，否则会显著减低心脏的前后负荷和心肌收缩力，引起血流动力学剧烈波动，严重者危及生命。③围手术期可使用强效的 α 肾上腺素受体激动剂，如去氧肾上腺素处理血压的降低，维持血流动力学的稳定。④使用肺动脉漂浮导管监测肺动脉压、外周阻力，评估心排血量和心脏指数的变化，指导治疗。⑤主动脉瓣狭窄患者一般由于左室压力负荷过重，术中需要加强心肌保护，心脏复跳后舒张压不能过低，以保证心脏舒张期灌注。⑥结合 TEE 评估心脏左室的收缩功能、心脏的前后负荷，测量瓣环的大小，术后评估有无瓣周漏和反流量的大小；指导停机前心腔排气，避免大量气体进入冠脉引起心室颤动等恶性心律失常，引起血流动力学的剧烈波动。

4. 主动脉瓣关闭不全

①患者在体外循环转机前应注意心率不要过慢，一般心率维持在 80 ~ 100 次/分为宜。②麻醉诱导后外周阻力适当下降有助于增加有效心排血量，但应注意勿使舒张压过低，降低心脏舒张期供血，必要时应加快输液或使用小量去氧肾上腺素提升舒张压。③使用肺动脉漂浮导管检测围手术期患者的心排血量和心脏指数，有助于指导临床用药。停机后有助于指导临床药物治疗和液体输注，维持最佳的前负荷和心肌收缩功能。④TEE 监测技术有助于评估术前左室功能和主动脉瓣反流量的大小，测量瓣环大小和瓣膜置换后监测有无瓣周漏、反流量和跨瓣压力梯度。⑤左室大的患者术后一般需要正性肌力药物支持，必要时使用硝酸甘油类药物扩张冠状动脉，预防心肌缺血。

（金　刚）

第三节　冠心病手术麻醉

一、概述

当心肌能量需求增加，冠脉血流的调节不能满足心肌代谢的需求，出现氧供需失衡时，便会出现心肌缺血。缺血性心脏病即冠心病属于心肌缺血的一种，从病理生理的角度分析，缺血性心脏病是由于冠状动脉粥样硬化导致冠状动脉狭窄或闭塞，冠脉的血流量不能满足心肌代谢的需求，导致心肌缺血缺氧，急剧的、暂时的缺血缺氧引起心绞痛，严重的、持续的心肌缺血可引起心肌坏死即心肌梗死。

麻醉医师熟悉冠状循环解剖，有助于了解手术麻醉期间心肌缺血和梗死的范围及程度，以及病变的部位和手术步骤。冠状循环包括冠状动脉供血和冠状静脉回流。冠状动脉起始于主动脉根部的左、右主动脉窦，沿房室沟分左、右行走，分别提供左、右心的灌注。左冠状动脉主干在前室间沟处分为两支。沿前室间沟向下者称左前降支（LAD）；沿左房室沟到达左室后壁者称左回旋支（LCX），LAD 提供左心室前壁、室间隔前 2/3、心尖以及部分右室前壁和希氏束的血供。LCX 为左室外侧壁、前壁、后壁（下壁）的一部分和左心房供血。右冠状动脉（RCA）沿右房室沟前行，发出右房支，约 59% 窦房结动脉来自 RCA；RCA 在后十字交叉附近分支，向下沿后室间沟行走的一支为后降支（PDA），提供左心室膈面血供。

满足心肌氧供需平衡是整个麻醉管理的目标。而心肌氧供的决定因素包括动脉血氧含量和冠脉血流。动脉血氧含量 = 血红蛋白 × 1.34 × 氧饱和度（%）+ 0.003 × 氧分压。凡影响血红蛋白含量、动脉血氧饱和度和氧分压的因素，都可以影响动脉血氧含量。

二、麻醉前的评估与准备

（一）患者的一般情况

1. 年龄和性别

年龄是该类手术的显著危险因素，随着年龄的增长，心血管手术患者的并发症和死亡率会增加；综合分析不同年龄段患者发现，女性患者手术并发症和死亡率是男性患者的 2 倍多。

2. 运动耐量

运动耐量可以反映患者整体的功能状态，是一种简单而且敏感的评价心血管风险的指标。

3. 并存疾病和外科手术的相关问题

患者如果合并严重其他系统疾病如合并重度阻塞性、限制性或混合型呼吸功能障碍等，手术并发症发生的风险就会增加；外科手术本身的复杂程度或者再次手术等也是影响围手术期并发症和预后的重要的危险因素。

（二）术前心功能评估

冠心病外科治疗的患者术前应全面地进行心脏功能的评估。除了是否有心绞痛或心肌梗死的病史，以及是否存在左心衰竭或右心衰竭的症状和体征之外，还应通过实验室和辅助检查全面地判断心血管功能。

1. 心电图检查和运动试验

采用动态心电描记和记录装置，以及连续测定 ST 段变化趋势，可提高术前患者心肌缺血的检出率。通过 ECG 还可发现心肌梗死的部位，估价严重程度；估计左、右心室肥厚和左、右心房扩大；检测心律失常等。但正常心电图不能排除冠心病的存在。术前进行运动试验，有助于胸痛的诊断，估价冠心病严重程度，以及估计治疗心绞痛的疗效等。对于不能进行运动试验的患者，可做多巴酚丁胺负荷试验。

2. X 线检查

普通 X 胸片后前位和侧位片，两侧肺门充血，提示收缩功能不全。冠心病患者的心胸比例 > 50%，心阴影增大，提示心功能差，射血分数下降。而心胸比例 < 50%，表明射血分数可正常或下降。

3. 超声心动图检查

围手术期经胸超声心动图检查不仅有助于定量和评估患者瓣膜病变情况、肺动脉高压的严重程度，了解节段性室壁的运动情况，也能够评估心室的整体功能和评估心脏的射血分数。此外，还能发现心脏解剖结构的异常，如房室间隔缺损、室壁瘤、SAM 征及有无附壁血栓等。术中应用经食管超声心动图（TEE）实时动态了解心脏围手术期的情况。

4. 心导管检查和心血管造影

心导管检查目前仍然是心脏手术诊断心脏病变情况和确定冠状动脉病变的金标准。心导管检查可以评估冠状动脉血管有无解剖异常及血管狭窄的严重程度，评价左室壁的整体和局部功能，如左室舒张末压、左室射血分数、二尖瓣反流、舒张容积指数及节段性室壁的运动情况等，以及对急慢性瓣膜病变严重程度的评估。心血管造影有助于详细地了解冠状动脉血管及其分支血管的病变情况。

5. 其他的辅助检查

放射性核素显像技术有助于评价心肌灌注和存活区域，但不能提供心脏病变的解剖情况。平板运动试验常作为原因不明的胸部疼痛的初步检查，也可用于测定功能耐量以及评价术前缺血和心律失常对预后的影响。

（三）术前用药

术前访视患者除按全身麻醉常规要求外，针对心脏手术患者的特点，冠心病患者术前需进行良好的医患沟通，根据患者的心肺功能耐受情况给予较大剂量的术前药物以充分镇静，可以避免严重不良事件发生。但对使用术前用药的患者应密切观察，注意患者呼吸和循环的稳定。

术前不需要停止服用 β 受体阻滞药。β 受体阻滞药可减轻血流动力学对手术的反应，降低与心率增快有关的心肌缺血发病率。术前突然停止用药可发生心肌缺血、高血压，以及因 β 受体密度增加而继发心动过速。但服用长效的 β 受体阻滞药患者在发生出血和低血容量时，反射性心率增快常不明显，不能作为判断的指标。

术前服用钙通道阻滞剂者不必停药。但许多抗高血压药物均可降低房室传导，引起心动过缓和心肌抑制，尤其是合并使用 β 受体阻滞药时，可能发生严重的心脏阻滞，应予以高度警惕。

服用血管紧张素转换酶抑制剂（ACEI）患者术中容易发生严重低血压，服用利尿剂患者容易发生电解质紊乱以及各种心律失常。脑血管病患者术中、术后需要维持较高的脑灌注压。

洋地黄类药物应在术前 24 h 停药。如心力衰竭合并快室率房颤，则洋地黄可持续给药直至手术日晨。但心肺转流术（CPB）后洋地黄中毒的问题必需加以重视，及时纠正低钾血症，避免血钙增高和酸碱失衡。

抗心律失常药物一般应持续用药至手术日晨。

抗凝药物如华法林应在术前 3~5 d 停药，改为小剂量肝素静脉点滴或低分子肝素皮下注射，普通肝素术前 6 h 停药，低分子肝素术前 12 h 停药。或监测国际标准化比值（INR），保持在 1.5 左右。急诊手术或 INR > 1.8 时，可用凝血酶原复合物或新鲜冰冻血浆逆转其抗凝作用。

抗血小板药如阿司匹林、氯吡格雷术前 5 d 停药。急诊手术可输注血小板改善凝血功能。

三、体外循环下冠状动脉搭桥术麻醉管理

（一）麻醉监测

入手术室后，即以 ECG 监测，术中通常仅有 II 和 V$_5$ 导联。连接指端氧饱和度，应用面罩或鼻导管吸氧。常规做桡动脉穿刺置管，直接动脉测压，同时抽动脉血进行血气分析。经

颈内静脉或锁骨下静脉置管测 CVP，并经静脉输液、给药。对于左心室收缩功能减退、大面积室壁收缩低下、局部室壁无收缩或反常运动、存在室壁瘤或新出现的心肌梗死或重度 3 支冠状动脉疾病，以及大面积心肌病变、肺动脉高压的患者建议放置漂浮导管监测肺动脉压力。在放置 PAC 过程中，应严密监测 ECG、MAP 等，及时处理心律失常、心肌缺血、血压波动等。

（二）麻醉诱导

若患者左心室收缩功能差，诱导方法主要以静脉为主，避免吸入强效全身麻醉药。依托咪酯诱导量（0.3 mg/kg）不影响心率和心排血量，适用于心功能差的患者，但气管插管时不能防止心率和血压升高。其他静脉全身麻醉药如异丙酚、咪达唑仑等，均可不同程度地抑制心肌收缩力，降低 SVR 和 MAP，以及使心率增快，故心功能差的患者不宜选用。但异丙酚若采用靶控输注（TCI）方法诱导，血流动力学稳定性好，常用剂量为 2~2.5 μg/mL。对于高龄、体弱和心功能低下者血浆 TCI 较安全，反之，选用效应室 TCI 更为合理。右美托咪定是高选择性 α_2 肾上腺素能受体激动剂，具有强效镇静作用及抗焦虑和镇痛作用，有利于术中控制心率和血压，对缺血性心脏病手术更为合适，诱导前使用可降低气管插管时的血流动力学波动。对于严重心动过缓、二度以上房室传导阻滞、低血压和容量不足者慎用右美托咪定。舒芬太尼在心脏手术麻醉中的应用日益广泛，其具有镇痛作用强、时效长、血浆浓度稳定、无蓄积等优点。常用量为 1~4 μg/kg 缓慢静脉注射。肌松剂罗库溴铵在临床麻醉中已广泛使用，尤其适合于心功能差的患者做气管插管术；若患者左室收缩功能尚佳，患者常伴有高血压，常用的静脉麻醉药是咪达唑仑和异丙酚，辅用右美托咪定。同样可以选用异丙酚效应室 TCI、右美托咪定持续注射联合的方式。舒芬太尼的用量可根据患者的具体情况选择。诱导初尚可静脉滴注硝酸甘油（用微量泵控制滴速），以预防血压升高，又可避免深麻醉抑制循环作用；左冠状动脉主干疾病及危重患者需要依赖较高的交感张力维持血流动力学稳定。因此，诱导时应避免突然降低交感张力。诱导静脉麻醉的用药剂量更应按患者对药物的心血管反应加以调整，患者的个体差异很大，切忌使用快速诱导法，或按药物常规剂量给药。必要时，可用小剂量多巴胺或去甲肾上腺素持续泵注，或术前放置 IABP，改善冠脉灌注压。

（三）麻醉维持

方法通常采用静吸复合麻醉。现在常用的吸入麻醉剂，如七氟烷、地氟烷、异氟烷等，都有不同程度的心肌保护作用，而七氟烷因不增加交感兴奋性，更适合于冠状动脉搭桥术（CABG）。有临床和实验研究证实，术中七氟烷持续吸入保护心肌的作用更佳。右美托咪定的药物作用特点，使其可以在麻醉维持期持续静脉注射，从而减少静脉麻醉药用量，有助于体外转流中维持血流动力学稳定。应熟悉 CABG 手术程序，通常在切皮、锯胸骨、分离主动脉根部、游离上下腔静脉、置胸导管和缝合胸骨等操作时刺激较大。心功能差、左冠状动脉疾病及其相当的冠心病患者，应避免吸入高浓度全身麻醉药。在强刺激操作前，可先静脉注射舒芬太尼 0.25~0.5 μg/kg。体外循环转流前和转流中，也应适当追加肌松药、静脉全身麻醉药等，以维持转流中足够的麻醉深度，避免发生术中知晓。若有麻醉深度监测则更佳。体外转流后到手术结束前，仍应维持合适的麻醉深度，继续使用异丙酚、小剂量吸入全身麻醉药，按需追加舒芬太尼以及非去极化肌松药，防止浅麻醉引起体动、心率增快和血压升高。

（四）CPB 后处理

转流后继续维持循环稳定，预防心动过速、高血压等，以避免各种原因诱发心肌缺血。通常采取以下措施：①保持患者完善的镇痛和镇静；②充分给氧，维持良好通气；③加强各项监测；④维持循环平稳；⑤预防感染，防止术后高热；⑥预防和治疗术后并发症。

四、不停跳冠状动脉搭桥术麻醉管理

（一）麻醉诱导

同体外循环下冠脉搭桥术。

（二）麻醉实施

进行 CABG 时，暂时钳闭冠状动脉分支难免造成心肌局部缺血。冠状动脉分支重度狭窄的患者，由于其心肌局部侧支循环较丰富，足以代偿，可免于发生心肌缺血；当冠状动脉分支狭窄程度不严重时，因局部侧支循环不够丰富而不能代偿时，可诱发心肌缺血，常表现为心律失常、低血压或急性循环虚脱，因此，加强监测十分重要。除常规心电图外，有条件的可选择漂浮导管和经食管超声心动图。

缺血性预处理指吻合血管前以机械或药物造成短时间的冠状动脉缺血的状态，如钳闭冠状动脉、吸入全身麻醉药或阿片类药物等，预处理可减少缺血再灌注损伤。目前药物预处理的临床研究正在深入进行，已有越来越多的证据表明吸入全身麻醉药对心肌具有明显的保护作用，可以减少再灌注后心肌的损伤。

为预防血管吻合口血块凝集，即使在非体外情况下也应部分或全部肝素化，可按肝素 1 mg/kg 静脉注射给药，ACT 数值应大于 300 s，根据术中结果追加剂量。

在探查病变血管、放置固定器时，心脏的位置发生扭转，心腔变形，以 LCX 或 OM 为最甚，其次是 PDA 和 PL，常需要给予血管后活性药和扩容，部分严重心脏抑制的患者需要正性肌力药支持，包括多巴胺、肾上腺素等。血管活性药物包括去氧肾上腺素和去甲肾上腺素。

对伴有心室舒张功能障碍、左心衰竭和肺动脉高压的患者，应注意保护心肌的收缩力，米力农具有正性肌力作用的同时可以改善心肌的顺应性，并可舒张肺动脉和体循环阻力血管，降低左右心的后负荷，对上述患者极为有利。

严重心脏抑制时可加用肾上腺素，安装临时起搏器。

非体外循环下冠状动脉搭桥术（OPCAB）术中对心肌的刺激无法避免，保持稳定的内环境和正常的电解质，可以降低心肌的应激性，减少心律失常的发生。低碳酸血症可使冠状动脉发生痉挛、血钾降低，可导致心肌缺血和心律失常。应维持 $PaCO_2$ 在 38 ~ 45 mmHg，血钾 4 ~ 5 mmol/L。

OPCAB 的患者保温非常重要，过低的体温可能导致冠脉或移植血管痉挛，并影响凝血功能。围手术期患者体温应保持在 36 ℃以上。

在非体外情况下行 CABG，有可能因估计不足而发生意外，如乳内动脉显露不够满意，冠状动脉分支病变估计不足，术中出现血流动力学严重不平稳等。为保证手术安全、顺利地进行，需改行体外循环下 CABG，故应备好体外循环。

（龚秀萍）

第八章

腹盆部手术麻醉

第一节 概述

腹、盆腔脏器主要包括消化、泌尿和生殖三大系统，手术类别众多，各具特点，要求不一。虽然患者情况常差异悬殊，互不相同，但大部分为经腹手术，多种麻醉技术均可供腹、盆腔手术患者选用。因此，这类患者的麻醉处理是临床麻醉的基础。

一、腹盆部疾病患者的特点

（1）腹部脏器的功能主要是消化、排泄、免疫、内分泌等，腹部脏器的疾病必将导致全身营养状况下降和机体生理功能减退，使手术和麻醉危险性加大。

（2）严重的消化道疾病引起的呕吐、腹泻或肠梗阻等，可导致大量水、电解质丢失，造成酸碱平衡失调及水、电解质紊乱。

（3）消化道肿瘤、溃疡或食管胃底静脉曲张可继发大出血。麻醉前应根据生命体征和实验室报告补充血容量的比例较高，病情多样，且时间紧迫，需要在短时间内进行麻醉前病情评估并做好必要的术前准备。

（4）消化道疾病导致胃肠蠕动异常，胃排空减慢，麻醉和围手术期易发生呕吐及误吸。

（5）大量腹腔积液、巨大肿瘤等，在腹膜打开时会引起腹内压的突然变化，导致血流动力学的异常改变。

（6）腹腔脏器受交感神经和副交感神经的双重支配，腹腔脏器受到牵拉时，往往会出现一系列的内脏牵拉反射。严重迷走神经或盆神经反射易导致血压明显下降、心动过缓，甚至发生心脏停搏，应注意预防和及时处理。

二、麻醉要求

（1）有良好的腹肌松弛。

（2）能减轻和防止内脏牵拉反应。

（3）避免因腹内压的骤降而导致血流动力学急剧变化。

（4）能有效预防胃肠道内容物的误吸，尤其是急腹症患者均应按饱胃处理。

三、术前准备

（1）积极纠正低血容量及水、电解质及酸碱紊乱。尽可能改善患者全身营养状况。

（2）对肝胆疾病患者应注意纠正凝血功能异常和低蛋白血症。

（3）消化道出血量常难以准确估计，麻醉前应根据监测指标补足血容量，纠正贫血，并做好大量输血的准备。

（4）应积极治疗并存的器官功能障碍。

（5）急腹症手术患者均按饱胃处理，术前用药可包括组胺受体（H_2）拮抗剂和口服非颗粒状抗酸药。甲氧氯普胺不适用于肠梗阻患者。

四、麻醉选择

（一）全身麻醉

全身麻醉是腹部手术的最佳麻醉方法，能维持满意的肌松，麻醉深度易于调控，特别是对于上腹部手术和危重患者需急症手术者。对饱胃患者，可实施快速诱导插管，用琥珀胆碱或 $3 \sim 4$ 倍 ED_{95} 罗库溴铵，术中以静吸复合麻醉维持，术后苏醒快。其缺点是气道反射消失，导致误吸的危险性加大，诱导时对循环影响较大。此外，琥珀胆碱在使用时需要重视其不良反应，避免使用不当而加重对患者的伤害。

（二）连续硬膜外阻滞

优点：痛觉阻滞完全；生理影响较小，呈节段性阻滞，麻醉范围局限于手术区域，对呼吸、循环、肝、肾功能影响小；能阻滞部分交感神经，可使肠管收缩，手术野暴露较好；麻醉作用不受时间限制，分次按时间追加药，维持麻醉；能提供较好的肌松；术后并发症少，恢复快，可实施术后硬膜外镇痛。缺点：阻滞不全时肌松效果比全身麻醉差，内脏牵拉反应存在，必要时需辅助用药。适用于下腹部手术。

（三）脊髓麻醉和硬膜外阻滞联合应用

适用于下腹部及肛门会阴手术，麻醉效果较好，肌松满意，肠管塌陷，手术野暴露清楚。维持时间较长，但术后可能会有头痛和尿潴留等并发症。

（四）全身麻醉复合硬膜外阻滞

老年患者或上腹部大手术麻醉时，使用全身麻醉复合硬膜外阻滞，可抑制手术引起的应激反应，肌松满意，麻醉效果更可靠，术后可进行硬膜外镇痛。

五、术中管理

（一）麻醉诱导

（1）麻醉诱导前记录各项监测数据。饱胃及幽门或肠梗阻患者，必须在麻醉前插入胃管，并尽可能吸除胃内容物。

（2）诱导前补充丢失的血容量，适当应用镇静剂和麻醉前用药。所有考虑饱食的患者都要求快速诱导。包括创伤，胃排空延迟、肠梗阻、裂孔疝、妊娠 $4 \sim 9$ 个月、过度肥胖、腹腔积液。

（二）麻醉维持

常用静吸复合麻醉。要求有良好的腹肌松弛，特别是在探腹和关腹时，肌张力监测维持 $T_1 < 10\%$ 或 TOF $< 25\%$ 为宜，吸入麻醉药可以减少肌松药的用量。手术期间，如膈肌松弛不充分，可引起打嗝、咳呛及腹腔内容物膨出，影响手术操作。膈肌恢复早于拇内收肌和四肢肌肉，拇内收肌的肌松程度不能完全反映腹部肌群的张力。因此，腹部手术要求深度肌松，以免发生不良后果。N_2O 弥散入肠腔的速度比氮气弥散出肠腔的速度快。当吸入 60% N_2O 时，大约每 10 min 肠腔内气体容积加倍，引起关腹困难；肠腔内压的增加可能引起梗阻的肠管灌注受损。因此，在肠袢闭合的肠梗阻或未行肠道准备的肠吻合术中禁用 N_2O。腹部手术应重视液体治疗，要求补充生理需要量、已丢失液体量及正在丢失的液体量。包括出血、肠道及肠系膜水肿、蒸发量和尿量、腹腔积液排出量及胃肠引流量。

（三）术中常见问题

（1）呼吸功能受累，常为扩大手术野的显露或将脏器牵开而采用腹腔镜气腹及头低足高位，这些操作可使膈肌抬高，减少功能残气量，引起低氧血症。

（2）体温降低，开腹手术热量的丢失较为常见，术中可发生低体温。

（3）肠道操作所致的血流动力学改变，如低血压和心动过速等。

（4）阿片类药物可能加重胆道痉挛，可用纳洛酮拮抗。

（5）粪便污染常发生于消化道穿孔的患者，感染和脓毒症可迅速发展。

（6）呃逆是阵发性膈肌痉挛，可自发或因膈肌、腹腔内脏器受刺激而产生，治疗包括加深麻醉、去除引起膈肌刺激的原因及增加神经肌肉阻滞的程度。

（姚　斌）

第二节　急腹症手术麻醉

一、急腹症患者的特点

常见的急腹症有消化道出血、穿孔，腹膜炎，急性阑尾炎，急性胆囊炎，化脓性胆管炎，急性胰腺炎，肠梗阻，肝、脾破裂，异位妊娠破裂出血等。起病急，病情危重，需急症手术。术前常无充裕时间进行全面检查和麻醉前准备，因而麻醉的危险性大，麻醉的并发症发生率高。

二、术前准备

（1）术前应抓紧时间做麻醉前的访视，重点询问病史，尤其对心、肺、肝、肾重要脏器功能进行评估。

（2）病情允许时，急腹症患者尽可能按标准禁食、禁饮，必要时须插入鼻胃管进行有效的胃肠减压。吸净血液及胃内容物，以防止反流、误吸等的发生。另外，肠梗阻、消化道穿孔、出血或弥漫性腹膜炎患者，术前也应该进行有效的胃肠减压。

（3）对伴有休克的急腹症患者，应采取积极有效的治疗措施，在治疗休克的同时，准备实施麻醉，切勿延误手术时机。

（4）尽可能纠正水、电解质紊乱和酸碱失衡。

三、麻醉方法

1. 椎管内阻滞

阑尾炎、低位肠梗阻或陈旧性异位妊娠等病情尚好的手术患者可选用椎管内麻醉。

2. 全身麻醉

上腹部手术及腹内脏器有活动性出血不宜搬动或病情危重的患者，如伴有休克或年老体弱者，均应选择气管内插管全身麻醉，以保证充分给氧，有利于休克治疗。

四、麻醉管理

（1）实施椎管内麻醉时，应避免麻醉平面过广，以免因交感神经阻滞而致血压严重下降。

（2）饱胃患者实施全身麻醉时，应谨防反流、误吸，术前应进行胃肠减压，宜选用快速诱导气管插管。

（3）伴有休克的急腹症患者麻醉期间应同时采取积极的抗休克综合治疗，包括输血、补液，纠正水、电解质紊乱和酸碱失衡，以及维持心、肺、肾功能等。

（4）加强生命指征的监测。除常规的监测外，对危重患者还应进行中心静脉压测定和血气分析，用以指导输血、补液和酸碱平衡的维持。

（金　刚）

第三节　胃肠外科手术麻醉

一、胃肠道手术麻醉

（一）术前准备

（1）贫血患者补充全血，纠正低蛋白血症，改善营养状态，以提高患者对手术的耐受性，促进术后尽早恢复。

（2）尽可能纠正水、电解质紊乱，以利于围手术期血流动力学平稳和术后胃肠道功能的恢复。

（3）胃肠减压和适量镇吐药可防止麻醉中的呕吐与误吸。幽门和肠梗阻等急诊患者，麻醉前尽可能吸除胃内容物，可以减少围手术期呕吐、误吸的发生。

（二）麻醉方法

1. 硬膜外阻滞

可用于下腹部手术。不宜单独用于上腹部手术。注意：①控制麻醉平面，以不超过 T_3 为宜，以免影响呼吸功能，穿刺间隙、置管方向和阻滞范围见表 8-1；②术中牵拉反应严重者可给予辅助用药，如适量的依诺伐或右美托咪定等；③当硬膜外阻滞效果欠佳、不能满足手术要求时，应及时改为全身麻醉，切忌盲目追加局部麻醉药或静脉麻醉药。

2. 全身麻醉

①适用于所有的腹部手术患者，特别是高龄和危重患者；②对休克与心血管系统疾病患

者应使用对血流动力学影响小的药物；③有肝、肾损害的患者，应尽可能使用非经肝、肾代谢的药物。

表 8-1　腹部手术硬膜外阻滞

手术	穿刺点	置管方向	阻滞范围
疝修补术	$L_{2,3}$	头向置管	腰、骶 ~ T_{10}
阑尾手术	$T_{12} \sim L_1$	头向置管	$L_1 \sim T_8$
肠手术	$L_{9,10} \sim L_{11,12}$	头向置管（范围广可置双管）	$L_1 \sim T_6$
泌尿系统手术	$L_{2,3} \sim L_{9,10}$	头向置管（范围广可置双管）	腰、骶 ~ T_6
胃、肝、胆、胰、脾手术	$T_{8,9}$	头向置管	$T_{12} \sim T_4$

（三）麻醉管理

（1）麻醉监测：包括常规监测，大手术及危重患者用 IBP 和 CVP，以及血液实验室检查。

（2）腹部手术切口大，易造成水分丢失和体温下降，故在手术中应注意保温，对输注的血制品和补液应进行加温。

（3）麻醉后患者应在 PACU 完全清醒和生命体征稳定后再送回病房，转运过程中应继续监测。

二、胆道手术麻醉

（一）术前准备

（1）胆道手术患者年龄跨度较大，病情复杂多变，意外发生率高，麻醉处理难度与风险较大。因此，术前需充分评估与准备。对心、肺、肝、肾重要脏器功能进行重点检查，对并存的疾病进行全面的内科治疗。

（2）胆道疾病患者往往伴有黄疸、谷丙转氨酶（SGPT）升高和肝功能损害，导致凝血功能异常。应予以及时治疗。对于因维生素 K_1 吸收障碍所导致的凝血功能异常，术前可补充维生素 K_1。

（3）黄疸指数过高（>100U）患者，术后肝肾综合征发生率较高。

（4）阻塞性黄疸患者的迷走神经张力相对增加，易发生心动过缓，术前可用阿托品，但是对于老年患者或者是存在心脏疾病的患者需要慎用。

（二）麻醉方法

（1）全身麻醉是胆道手术较安全可靠的麻醉方法，无牵拉痛，术中供氧充分。应选用受肝胆功能影响最小的麻醉药；对有肝功能损害者，应以静脉麻醉为主。全身麻醉诱导药中依托咪酯完全依靠肝代谢，在单次注射后其清除率并不改变，但由于分布体积扩大，半衰期延长。丙泊酚在持续微量泵注射时其清除率也无变化，但作用于肝功能障碍患者时，其消除半衰期和作用停止的时间将稍有延长。病情危重或存在低血容量的患者丙泊酚应谨慎使用，因为在注射初会导致血压下降。咪达唑仑应用于肝功能障碍患者时其清除率下降，因此，小剂量使用即有持久的抗焦虑和遗忘作用，对血流动力学影响较小，可以作为诱导药的组成之一。麻醉性镇痛药芬太尼完全经肝代谢，但受肝脏影响较小，瑞芬太尼不受肝功能障碍的影响，可以持续输注。肌松药琥珀胆碱和米库氯胺对肝功能受损患者作用时间显著延长，维库溴铵和罗库溴铵经肝代谢或经肝原形排出，肝功能受损时清除时间减慢、作用时间延长。顺阿曲库铵不依赖肝、肾代谢，很少受肝功能障碍的影响，因此是肝功能受损患者的良好选择。七氟烷或地氟烷吸入使全身麻醉的选择和调节更加灵活和稳定。

（2）硬膜外阻滞一般行 $T_{9\sim10}$ 或 $T_{8\sim9}$ 间隙穿刺置管，阻滞平面控制在 T_4 以下。术中胆心反射所致心动过缓患者可用阿托品处理。目前已极少单独用硬膜外阻滞，常用全身麻醉复合硬膜外阻滞。应注意局部麻醉药的试验量和总量均应适当减少。

（三）麻醉管理

（1）加强麻醉监测，注意防治胆心反射，麻醉处理需根据病情差异、手术变化及时调整，确保患者安全。

（2）胆道手术有可能使纤溶活性增强，伴有肝功能异常者，更易发生异常出血。故术中应监测凝血功能，必要时补充新鲜血浆、血小板或冷沉淀。

（3）再次手术患者，手术区粘连、解剖变异等，大量出血难免，凝血功能差的患者易出现大量渗血。由于术前血容量可能已存在严重失衡，黄疸患者循环功能存在严重异常，术前有严重感染或已有感染性休克的患者血流动力学更为复杂。注意及时补充血容量，适当予以补液治疗，维持血流动力学稳定。

（四）麻醉后注意事项

（1）继续观察生命体征，按时进行血液实验室检查。及时发现和处理呼吸和循环变化。

（2）继续保肝、保肾治疗。

（3）对老年、肥胖和肺部疾病患者，应注意防治肺部并发症。

（4）胆总管引流的患者，应计算引流量，注意维持水、电解质平衡和内环境稳定。

三、门脉高压手术的麻醉

门脉高压症（PHT）是指由门静脉系统压力升高所引起的一系列临床表现，所有能造成门静脉血流障碍和（或）血流量增加的情况，均能引起门脉高压症。正常人门静脉压力在 $13\sim24$ cmH$_2$O，由于各种原因导致门静脉系统血运受阻、血流淤滞和压力增高的病理状态称为门脉高压症。门静脉高压时通常门静脉压力在 $25\sim40$ cmH$_2$O，甚至在 50 cmH$_2$O 以上。因为85%～95%的门脉高压症是由于各种原因所致的肝硬化引起，所以门静脉高压多为肝硬化门脉高压症。手术治疗包括门奇静脉断流术、门体分流术和肝移植术。

（一）门脉高压症的特点

（1）肝硬化和肝损害。

（2）容量负荷和心脏负荷增加，高动力型血流动力学改变，动静脉血氧分压差降低，肺内动静脉短路及门肺静脉分流。

（3）有出血倾向和凝血障碍。

（4）低蛋白血症：腹腔积液，电解质紊乱，水钠潴留和低钾血症。

（5）脾功能亢进和肝肾综合征。

（二）麻醉前准备

（1）保肝：为增加肝糖原，修复肝功能，减少蛋白质分解，给予高糖、高热量、适量蛋白质和低脂饮食；为改善肝脏细胞功能，还可补充多种维生素。

（2）纠正低蛋白血症：可输适量的白蛋白或血浆，血浆白蛋白基本正常。

（3）纠正贫血：使血红蛋白升至100 g/L。

（4）改善凝血功能：凝血酶原时间纠正到正常值的70%；血小板提高到60×10^9/L 以上。有出血倾向者应用维生素 K 或新鲜血浆。

（5）腹腔积液患者应适当利尿、补钾，待腹腔积液消退稳定后手术，急诊患者可于术前放出适量的腹腔积液以改善呼吸功能。

（6）术前用药：术前用药可以不用，如需使用，应减少用量，术前放置胃管，但应选用细软的胃管。预防性应用抗生素。

（三）麻醉方法

选用全身麻醉及对肝功能影响小的麻醉药，异氟烷和地氟烷体内代谢少，吸入浓度 < 1MAC。一些在肝内代谢的药物，如芬太尼、维库溴铵等，应适当减少剂量。

（四）麻醉处理

（1）维持有效血容量：门脉高压手术患者有高动力型血流动力学改变，容量和心脏负荷增加，肝内动、静脉短路和门肺静脉分流，动静脉氧分压差减小。根据上述特点，门脉高压手术患者对液体负荷较敏感，输液过多易发生肺水增多、肺水肿或心力衰竭，容量不足又可发生低血压和低灌注，组织缺氧。应加强血流动力学监测，适量液体治疗，补液中应增加胶体溶液的比例，以避免胶体渗透压过低，引起组织水肿。尽可能避免低血压，维持心血管功能稳定。

（2）维持血浆白蛋白浓度：可输注白蛋白或血浆。

（3）维护血液氧输送能力：须保证血容量、每搏量、血细胞比容、血红蛋白氧解离曲线正常。

（4）补充凝血因子：包括新鲜血浆、血小板和冷沉淀等。

（5）在门脉分流术中，出血量大于2 000 mL，并非少见，应注意及时补充血容量，并进行血液回收和自体输血。

（6）保证镇痛完善，避免应激反应。

四、脾切除术麻醉

脾是人体最大的免疫器官，是机体细胞免疫和体液免疫的中心。虽然目前脾手术在各家医院都只占很小的比例，但偶可见到脾破裂行急诊脾切除的手术和腹部大手术中脾意外受伤破裂的情况。脾手术麻醉有其特殊要求，应该了解和认真实施。

（一）麻醉前准备

（1）改善患者全身情况：术前应充分纠正贫血、放腹腔积液、保肝、输血或血浆，待贫血基本纠正、肝功能改善和凝血酶原时间基本恢复正常后再行手术。

（2）血小板减少、出凝血时间及凝血酶原时间延长者，应少量输注新鲜血或浓缩血小板，并辅以维生素 K 治疗。

（3）外伤性脾破裂除积极治疗出血性休克外，还应注意有无肋骨骨折、胸部挫伤、左肾破裂及颅脑损伤等并存损伤，以防因漏诊而发生意外。对于有充分的证据显示轻度脾破裂患者外，均需要在术前即按大出血可能进行术前准备。

（4）粒细胞缺乏症：常有反复感染史，术前应积极治疗。

（5）原发性脾功能亢进：除有严重出血倾向和贫血外，大多已长期服用肾上腺皮质激素和 ACTH。麻醉前除应继续服用外，需检查肾上腺皮质功能代偿情况；术前不要突然停药，否则有可能在术中、术后发生肾上腺皮质危象而影响预后。术中出现不明原因的低血压或休克时，考虑抗休克的同时需补充激素。

（二）麻醉方法

对于巨脾切除、周围粘连广泛、肝功能严重损害患者，选用全身麻醉或硬膜外阻滞复合全身麻醉。体质差或危重患者、有明显出血者应选用全身麻醉。

（三）麻醉处理

1. 良好的肌松

尤其是巨脾，肌松要求较高，使手术野暴露良好。

2. 防止内脏牵拉

脾周围粘连，游离和搬动脾脏，结扎脾蒂等动作和操作刺激较大，应加深麻醉，防止内脏牵拉反应。

3. 防治低血压

患者术中出血的原因有：血小板破坏，凝血功能下降；脾周围广泛粘连，手术操作引起出血；巨大脾切除后，脾内所含的血液丢失，可达 $400 \sim 1\,000$ mL；外伤性脾破裂，失血将更为严重。故术中应开放足够的静脉通路，监测 CVP 和 IBP，准备自体血回收。必要时可加压输血和使用升压药。

（四）麻醉后注意事项

（1）患者尚未完全清醒或循环、呼吸功能尚未稳定时，应加强对生命体征的监测，并给予相应处理。术后应常规给予吸氧，预防术后低氧血症。危重患者和感染中毒性休克未脱离危险期者，麻醉后应送麻醉恢复室或 ICU 继续进行严密监护治疗，直至脱离危险期。

（2）术后应常规进行动脉血气分析、血常规、血细胞比容、电解质等检查，并依据检查结果给予相应处理。脾动脉结扎有时不完善，术后应严密观察有无内出血和渗血，注意观察膈下引流管出血量。如有血压降低，应补充血容量，并注意有无术后腹腔内出血。

（3）术后可能发生呕吐、呃逆、尿潴留和肺部并发症，须予以重视和防治，已用激素者，应继续给予维持剂量。

（4）术后继续保肝、保肾治疗，预防肝肾综合征。对于老年人、肥胖患者及并存气管、肺部疾病者，尤应防治肺部并发症。

（5）加强抗感染治疗。已服用激素者，应继续给维持量。

五、胰腺手术麻醉

胰腺疾病包括急慢性胰腺炎、胰腺囊肿、胰腺癌和壶腹周围癌。胰十二指肠切除术是治疗胰头、十二指肠、胆总管下段和壶腹部周围肿瘤的主要手术方式。

急性胰腺炎（AP）按临床病情分为轻型和重型，后者占 10% ~20%，病情凶险，多为出血坏死性胰腺炎，常涉及全身多个脏器，严重者发生休克和严重代谢障碍，病死率高达10% ~30%。最常用的手术方式是坏死组织清除加引流术。重症急性胰腺炎符合以下 5 项中任一项即为重度 AP，否则为轻度 AP：①器官衰竭（器官功能评估）和（或）坏死、脓肿、假性囊肿等局部并发症；②Ranson 评分≥3 分；③急性生理和慢性健康评分系统（APACHE）Ⅱ评分≥8 分；④Balthazar CT 分级系统≥Ⅱ级；⑤BISAP 评分≥3 分。

（一）术前准备

1. 胰腺外分泌肿瘤

胰头癌及壶腹癌压迫胆管可出现阻塞性黄疸，迷走张力增高导致心动过缓并增强内脏牵拉反射。术前可经皮穿刺行胆汁引流，有利于控制感染及减轻黄疸，改善肝功能，并补充蛋白质、维生素等，调整全身状况，增加对麻醉与手术的耐受力。胰、十二指肠疾病患者常有脱水、血液浓缩、低钾血症、代谢性碱中毒及水、电解质、酸碱平衡紊乱等，术前应予以纠正肝内感染，术前常规应用抗生素。伴慢性胰腺炎患者由于胰腺功能低下，近 40% 的患者可出现糖尿病，又因外分泌功能不全，机体缺乏必需的胰酶而导致严重的营养不良，术前均需给予营养支持及控制血糖。

2. 胰腺内分泌肿瘤

较少见，主要有胰岛素瘤、胃泌素瘤等，临床上具有相应的内分泌改变，术前可对症处理。最常见的为胰岛素瘤。需要了解患者低血糖发生的频率及程度，是否得到有效控制。手术当日应静脉注射 50% 葡萄糖 25 mL 以防止低血糖发作，极少数患者还可能并发其他内分泌肿瘤，如甲状旁腺瘤、肾上腺皮质腺瘤、垂体瘤等，称为多发性内分泌肿瘤 1 型，出现高钙血症性利尿等症状，也应在术前加以控制。

3. 急性胰腺炎

通常采用内科治疗，但当保守疗法无效，尤其是坏死性胰腺炎患者应该进行手术治疗。由于患者多伴有低血容量性休克，常丧失有效血容量的 30% ~40%，所以应根据中心静脉压和心功能情况积极进行输液、扩容治疗，改善微循环，纠正酸血症、电解质紊乱，包括低钙血症。待休克好转后尽快实施麻醉和手术，必要时应用正性肌力药如多巴胺等。为了抑制胰腺分泌，降低胰酶对胰腺的自溶作用，应禁食并留置胃肠减压管，同时应用 H_2 受体拮抗剂，抑制胰蛋白酶等。麻醉前必须吸净血液及胃内容物，以防止反流、误吸等的发生，降低麻醉风险。争取及早手术，彻底清除坏死的胰腺组织。

（二）麻醉方法

全身麻醉或全身麻醉联合硬膜外阻滞是胰腺手术的主要麻醉方法，但对某些全身状况好、电解质紊乱得到纠正且血压平稳者，手术较简单，可考虑选用连续硬膜外阻滞。

（三）麻醉处理

1. 加强呼吸管理

维持正常氧合和通气功能。若手术时间长，应避免吸入高浓度氧气，预防肺水肿，并在术中注意抗栓治疗。术中维持满意肌肉松弛，给外科操作创造良好条件；腹腔探查及关腹对肌松要求较高，可追加短效非去极化肌松药，如罗库溴铵。

2. 维持循环功能和内环境稳定

这类患者由于长期饮食不佳而致身体消瘦、脱水、电解质紊乱，术中应严密监测动脉血气，及时纠正水、电解质和酸碱失衡。快速大量输血患者应防治代谢性酸中毒、高钾血症、低钙血症。胰腺手术应重视血糖的控制，持续监测血糖和尿糖。如血糖大于 10 mmol/L

（178.6 mg/dL），应给予胰岛素 10U 加入生理盐水 100 mL 中，按 10 mL/h 静脉滴注，直至恢复正常。

3. 消除不良神经反射

胆囊、胆道部位迷走神经分布密集，且有膈神经分支参与，在游离胆囊床、胆囊颈和探查胆总管时，可发生胆—心反射和迷走—迷走反射，患者不仅出现牵拉痛，而且可引起反射性冠状动脉痉挛、心肌缺血，导致心律失常、低血压甚至心搏骤停。应保证镇痛完善，避免应激反应。还应采取预防措施，如局部神经封闭等。

4. 纠正凝血功能

麻醉前有出血倾向者，应输注新鲜血或血小板。缺乏由维生素 K 合成的凝血因子者，可输注新鲜冰冻血浆。术中一旦发生异常出血，应及时检查纤维蛋白原、血小板，并给予抗纤溶药物或纤维蛋白原处理。

5. 处理

高龄患者、长时间手术及术中大量输血的患者术中体温可能降低，使患者术后出现寒战，造成苏醒延迟，对心血管系统、凝血功能和免疫机制造成严重影响，故术中应注意监测体温和采取液体加温等保温措施。

6. 保护肝肾功能

胰十二指肠切除患者由于长时间胆道系统梗阻，肝内胆汁淤积，阻塞性黄疸，肝功能损害严重，应禁用对肝、肾有损害的药物，如氟烷、甲氧氟烷、大剂量吗啡等。维持肾脏灌注，对少尿、无尿患者经过快速输液无效者，应用利尿剂等措施防治肾功能不全。

急性坏死性胰腺炎患者，病情多凶险，中毒症状严重。除有水、电解质紊乱外，还有血流动力学改变。术中应监测血压、CVP 以及体温等，以判别其血容量、外周循环与心泵功能。尽可能补充血容量，使血压升到维持肾功能所必需的水平。扩容以血浆和血浆代用品为主，并根据电解质监测结果进行调整和纠正酸血症。

（四）麻醉后注意事项

（1）手术后出血：胰腺手术的出血并发症有两大类，即腹内出血和消化道出血，术后早期应密切监测心率、血压和 CVP 变化。观察腹腔引流量，早期发现出血可及时处理。

（2）胰腺肿瘤切除后，在一段时间内仍需做血糖监测，尤其要注意有血糖反跳现象。

（3）急性坏死性胰腺炎者，术后应继续给予生长素和抗感染治疗。及时清除和引流坏死组织，并通过深静脉进行胃肠外营养支持及维持电解质平衡。重症胰腺炎患者应重视维护呼吸和循环功能，积极防治术后低氧血症、急性肺损伤或急性呼吸窘迫综合征（ARDS）。

（金　刚）

第四节　泌尿外科手术麻醉

一、概述

（一）病情特点

（1）泌尿外科手术多数为老年患者，应了解老年人术前生理变化及其与麻醉的关系。

（2）老年患者并发症较多，如高血压、冠心病、糖尿病、慢性阻塞性肺疾病（COPD）等，尤其应注意围手术期呼吸和循环功能变化。

（3）伴有血尿和贫血，以及术前全身情况较差的患者，应给予纠正贫血和低蛋白血症。

（4）尿路梗阻并有感染时，需应用抗生素治疗。

（5）有肾功能损害者，围手术期应保护和改善肾功能。

（二）泌尿生殖系统神经支配

泌尿生殖器官位于腹腔、盆腔、腹膜后和会阴部，受交感神经和副交感神经支配，而一般手术的感觉神经则来自 $T_6 \sim S_5$ 脊神经。

1. 肾与肾上腺

肾的交感神经来自 $T_{10 \sim 12}$ 脊神经，肾上腺则来自 $T_5 \sim L_1$ 脊神经。两者的副交感神经均为迷走神经分支，这些神经与输尿管及其他的内脏神经都有联系。肾区手术可引起内脏牵引痛，也能刺激膈神经，使肩部酸痛不适。

2. 输尿管

交感神经支配与肾区相同。迷走神经分布到输尿管上、中段，而下端由来自骶脊神经的副交感神经支配。输尿管中、下端神经与精索、附睾的神经有联系。

3. 膀胱

交感神经来自 T_{12} 和 $L_{1 \sim 2}$ 脊神经，通过腹下神经丛至膀胱。副交感神经来自 $S_{2 \sim 4}$ 脊神经。

4. 睾丸、附睾、精索

交感神经来自 $T_{10} \sim L_2$ 脊神经，睾丸的副交感神经来自迷走神经，而附睾则来自 $S_{2 \sim 4}$ 脊神经。

5. 阴茎和阴囊

阴茎和阴囊的感觉神经由骶脊神经支配。

（三）麻醉对肾功能的影响

1. 椎管内麻醉

椎管内麻醉阻滞平面不超过 T_6，一般低血压发生率较低，对肾功能无明显影响。当阻滞平面达 $T_{1 \sim 2}$ 时，肾血流量约减少 18%；若收缩压下降 20% 以上，尿量减少。肾耐受低血压的极限是平均动脉压 60 mmHg，时限为 30 min，因此，椎管内麻醉时收缩压不应低于原水平的 20%。

2. 全身麻醉

目前使用的静脉或吸入全身麻醉药对肾血流和肾功能的影响较小，因此，全身麻醉可以安全地用于急性肾衰竭患者的麻醉。全身麻醉要点为正确选择全身麻醉诱导和维持药物，以及不主要从肾排泄的肌松药；避免缺氧和二氧化碳潴留，避免高血压和低血压，维持血流动力学稳定。

麻醉用药原则包括：①不宜选用全部经肾以原形排出的药；②部分以原形经肾排泄的药物要减量；③药物经肝代谢，但其代谢产物要经过肾排泄，而代谢产物有严重不良反应时不宜选用，如氯琥珀胆碱；④禁用肾毒性药物，如氨基糖苷类抗生素；⑤注意药物间的相互作用，如长期服用巴比妥类药物的患者，由于肝药酶的诱导作用，可促进和增加恩氟烷的代谢，使血中的无机氟增加；⑥注意低蛋白血症、体液和电解质紊乱、酸碱失衡等对药物作用强度和作用时间的影响，如低蛋白血症和代谢性酸中毒可增强非去极化肌松药的作用。

二、麻醉选择

（一）尿道局部麻醉

尿道局部麻醉适用于尿道扩张术或膀胱镜检查等。用4%的利多卡因或0.5%～1%的丁卡因4～5 mL注入尿道内，夹住尿道口，10 min后产生麻醉作用，由于尿道黏膜下的静脉极为丰实，容易被器械损伤，使局部麻醉药吸收加快，可致局部麻醉药中毒，因此，需注意控制局部麻醉药剂量。

（二）局部浸润和神经阻滞

应用于耻骨上膀胱造瘘引流术、睾丸、精索和阴茎手术，分层浸润麻醉可完成手术，阴茎手术和包皮手术用阴茎阻滞法。

（三）蛛网膜下隙阻滞

膀胱、外生殖器、前列腺电切术的手术，用中、低位蛛网膜下隙阻滞较为合适，麻醉效果满意，但需控制好麻醉平面，注意术中血压和呼吸变化以及术后头痛等并发症。

（四）硬膜外阻滞

硬膜外阻滞是泌尿外科手术常用的麻醉方法，手术部位与选择穿刺的脊椎间隙见表8-2。

表8-2　手术部位与穿刺间隙的选择

手术	穿刺间隙及导管插入方向	麻醉范围
肾和肾上腺手术	胸10～11↑	胸6～腰1
输尿管中段手术	胸11～12↑	胸8～腰1
异位肾脏移植手术	胸12～腰1↑和腰2～3↓	胸8～骶5
膀胱和前列腺手术	腰1～2↓或腰2～3↓	胸10～骶5
阴囊和睾丸手术	腰3～4↓	胸10～骶5
尿道手术和膀胱镜检查	骶裂孔	骶1～骶5

注　表中箭头表示导管插入方向，↑表示向上，↓表示向下。

（五）骶管麻醉或鞍部麻醉

骶管麻醉、鞍部麻醉适用于行外生殖器手术或膀胱镜检查。

（六）全身麻醉

全身麻醉适用于硬膜外阻滞禁忌证，手术范围过宽过广，患者不合作或患者要求，以及其他严重疾病的患者。应选择循环抑制小且对肾血流无影响的全身麻醉药，肾功能不全时避免使用直接损害肾功能、依赖肾脏代谢与排泄的麻醉药。

三、麻醉管理

（一）加强呼吸管理

低位硬膜外阻滞因麻醉平面不超过胸 8，一般对通气功能无明显影响，如 COPD 患者，有慢性呼吸功能不全，则应估计其代偿能力，术前做血气分析，轻度低氧及 $PaCO_2$ 在正常范围高值、手术范围较小、时间短、出血少等，则尚能在连续硬膜外阻滞下完成手术。否则，应在全身麻醉下手术，而且术后可并发呼吸衰竭，需行机械通气支持呼吸。

（二）维护循环稳定

因心脏病、贫血和血容量不足、水电解质和酸碱失衡，以及年老体衰等情况，麻醉和术中发生低血压的机会较多，应注意防治，尤其是术中失血的患者，必须补足血容量，维持循环稳定。

（三）防治体位并发症

1. 神经损伤

主要见于体位不当和长时间压迫，受累神经包括：①臂丛神经，侧卧位时，上肢向头过度伸展或腰枕压迫神经所致；②腓总神经，大腿支架于腓骨头处压迫腓总神经；③胫神经，胫骨、髁处压迫引起；④坐骨神经，腿过度外展或髋关节过度伸展；⑤闭孔神经及股神经，腹股沟部过度屈曲，牵拉股神经均可导致神经损伤。故截石位患者应做好保护，采用预防神经损伤的措施。

2. 血容量改变

当双下肢抬高或放低时，血管内血容量重新分布。椎管内麻醉时下肢血管扩张更易发生变化，尤其在术毕放低双下肢前，必须补充血容量，且在一侧下肢放下后，观察几分钟再放另一侧下肢。

四、常见泌尿外科手术的麻醉

（一）内镜检查麻醉

内镜检查用于诊断或治疗泌尿道疾病，如血尿、结石、损伤、梗阻、肿瘤等，内镜手术主要治疗前列腺增生肥大及膀胱肿瘤等。

1. 表面麻醉

大多数患者可在 2%～4% 利多卡因或 0.5%～1% 丁卡因表面麻醉下行检查术。

2. 椎管内麻醉

应用小剂量低平面蛛网膜下隙阻滞，不但能满足手术和体位的要求，而且对生理功能影响轻微。

（二）经尿道前列腺切除术（TURP）麻醉

1. 麻醉要求

（1）TURP 大多为老年患者，应按老年患者麻醉要求处理。

（2）TURP 的麻醉要求是术时无痛和尿道、膀胱松弛。低位椎管内麻醉能完全满足其要求，使膀胱松弛容积增大，防止膀胱痉挛，改善手术视野，同时清醒患者能及时发现 TURP

综合征的症状和体征。全身麻醉患者常用喉罩通气，必须有适当深度麻醉，以避免咳嗽或体动造成膀胱或前列腺穿孔。

2. 并发症及其防治

（1）TURP 综合征：大量非电解质灌洗液吸收时使血容量剧增，导致左心衰竭，血液稀释引起低钠血症，使渗透压下降致肺水肿。当血钠 < 125 mmol/L 时，水分进入脑细胞，出现不同程度的脑水肿。膀胱持续灌洗以达到尿道扩张、清除膀胱内积血，从而保持术野清晰的目的。理想的灌洗液是：视线满意，与血浆等渗，不产生溶血反应，无离子化导电作用，吸收后无毒性，代谢排泄快等。

常用的灌洗液有：①4% ~ 5% 葡萄糖；②5% 甘露醇或 3% 山梨醇；③1.5% 甘氨酸；④Cytol 溶液（0.54% 甘露醇 + 2.7% 山梨醇）；⑤蒸馏水。

灌洗液进入体循环的 3 个途径：①前列腺创面上开放的静脉系统；②切除前列腺组织的包膜层；③前列腺包膜或膀胱穿孔处。灌洗液吸收量达 10 ~ 30 mL/min。

影响灌洗液进入体循环的速度主要有下列因素：①静脉系统开放的数量，尤其是静脉丛被切开时及包膜穿孔时；②膀胱灌洗的压力，液柱高度不应高出患者 70 cm；③手术时切除前列腺组织的量；④外科医师的经验和技术。

临床表现为清醒的患者发生头痛、头晕和呼吸短促，继而可出现咳白色或粉红色泡沫痰、颈外静脉怒张、双肺湿啰音、恶心呕吐、视力障碍或意识模糊，进一步发展为昏睡、昏迷、抽搐、心血管性虚脱甚至死亡。全身麻醉患者症状不明显，如出现无法解释的血压升高或降低，严重心动过缓，心电图改变有 QRS 波群增宽，ST 段抬高，室性期前收缩或室性心动过速。

预防和监测包括：①低压持续灌洗，尽量缩短手术时间；②术中必须加强监测，除常规监测 BP、ECG、SpO_2、CVP 外，对手术时间长的患者，定时监测电解质、血浆渗透压、血糖、血细胞比容、体温、凝血功能；CVP 监测可早期发现血容量增加；③术中每 30 min 监测电解质，及时补充 Na^+；④用 5% 葡萄糖注射液作灌洗液时，术中定时监测血糖，血糖升高提示灌洗液吸收，可早期诊断 TURP 综合征；⑤密切观察患者，注意胸闷、咳嗽、呼吸及颈外静脉充盈等，预防性应用利尿剂。

治疗原则：①告知手术医师；②尽快停止手术操作；③充分供氧，维持呼吸；④利尿、强心；⑤纠正低钠血症，常用 5% 氯化钠注射液 5 mL/kg；⑥纠正酸碱平衡；⑦预防脑水肿，应用渗透性利尿剂和激素。

（2）TURP 出血：由于应用大量灌洗液而导致术中出血量难于估计。出血量取决于：①前列腺大小；②前列腺组织内血管损伤的程度；③手术时间长短；④外科医师技术；⑤术中促使前列腺组织释放尿激酶，活化纤维蛋白溶酶而发生纤溶；⑥肾功能不全可伴发血小板功能异常。因此，整个手术过程要严密观察患者的出血情况，并予相应处理，如输液、输血，应用止血药、抗纤溶药和输血小板。必要时监测弥散性血管内凝血（DIC）指标。

（3）膀胱穿孔：手术中有可能致膀胱穿孔，一旦发生膀胱穿孔，灌洗液可通过穿孔处外溢。常见有 3 个部位：①腹腔，临床特征为出现肩胛部疼痛及腹痛；②腹膜外，出现恶心，腹肌紧张，腹痛；③前列腺周围，由于前列腺包膜穿破，有耻骨上疼痛及下腹紧张，大穿孔使大量电解质液进入腹腔，会导致心动过速、低血压及休克症状。全身麻醉时患者无主诉，应随时观察腹部体征，做出早期诊断。

处理：穿孔较小且液体吸收不多，多不伴有严重出血，故不做特殊处理，但应尽快完成手术，严密止血，注意灌注压力不宜过大。大穿孔时停止手术，并严密止血，置入导尿管，用气囊牵拉、压迫。适当应用利尿剂，预防 TURP 综合征。

（4）低温：原因：老年患者体温调节功能低下；环境温度低，尤其在冬季；应用大量室温灌洗液。低温对老年患者生理影响大，应做好保温措施：①室温保持在 22～24 ℃；②术中常规监测体温；③灌洗液加温；④缩短手术时间。

3. TURP 外科新技术

（1）双极电凝 TURP：在前列腺增生组织切除中形成一个循环的电流圈，这种设备的内镜上含有流入和流出两个电极，电流流动在两个电极之间，因此可防止电流通过患者机体。该系统的优点是可以使用含电解质的溶液，如生理盐水作为膀胱灌洗液。其发生低钠血症及 TURP 综合征的概率较单极 TURP 低。

（2）激光 TURP：在前列腺的组织切除中形成一个薄层凝血区域，可防止过量出血和膀胱灌洗液吸收入血。因薄层区域可封闭打开的前列腺静脉，因此膀胱灌洗吸收入血的量和出血可降至最低。对于服用抗凝药物治疗的患者，激光 TURP 更适合。

（三）经尿道前列腺电汽化术麻醉

经尿道前列腺电汽化术（TVP）是治疗前列腺增生的新手术，在 TURP 的基础上改良为滚动汽化电极接触前列腺组织迅速加热致汽化温度（＞100 ℃），致使组织汽化。同时产生汽化层下凝固层，阻止灌洗液吸收。TVP 手术已在国内广泛应用，与 TURP 比较有以下优点：①手术时间短；②术中、术后出血少；③灌洗液吸收少且很少发生 TURP 综合征；④留置导尿管时间短；⑤术后不需膀胱冲洗，住院时间短，费用低。

TVP 手术在理论上可限制灌洗液的吸收，不发生 TURP 综合征，但仍有可能发生 TURP 综合征。其原因为：①灌洗液冲洗压力过高和过大；②汽化凝固层仍不能完全阻止灌洗液吸收；③前列腺过大时与电切术联合应用；④可能经前列腺周围组织和腹膜后间隙吸收入血液循环；⑤前列腺包膜破裂时可大量吸收灌洗液。因此，麻醉处理原则应与 TURP 相同。

（四）经尿道膀胱肿瘤电切术麻醉

膀胱肿瘤电切术的麻醉方法同 TURP，但如肿瘤生长在膀胱侧面，由于电切时刺激大腿内收肌引起强力收缩，可造成膀胱穿孔，因此要作闭孔神经阻滞。

阻滞方法：闭孔神经来自 L_{2-4} 脊神经的腹支，腰丛的一个组成部分，在骶髂关节水平上，处于腰大肌的内侧缘。穿刺时摸清耻骨结节，在结节的外侧 1 cm 和下 1 cm 为穿刺点，患者平卧，双腿分开，消毒后用长 8 cm 穿刺针与皮肤垂直缓慢进针，直至针尖接触到耻骨下支的上部骨板，然后改变针的穿刺方向，向外侧，微向上及向后的方向，与皮肤呈 80°角，与耻骨上支平行，缓慢推进，保持针尖始终与耻骨上支的内下面接触，直至针尖与骨板脱离接触，此时针尖已进入闭孔管。不一定有麻电样的异感，抽吸试验阴性，即可注射局部麻醉药 1.5%～2.0% 利多卡因 10 mL。阻滞成功的表现是大腿内收作用减弱，大腿外旋功能消失，不能和另一腿交叉，以及大腿内侧一小区域的皮肤麻木。注射时注意避免局部麻醉药进入血管或膀胱。

（五）经腹前列腺切除术麻醉

经腹前列腺切除术的指征为前列腺肥大 ＞60 g 或前列腺癌。老年患者有多种合并症，少数患者肾功能不全甚至发生尿毒症，麻醉前需认真评估和准备。

近年来由于前列腺手术技术改进，术中大量出血已罕见，失血应采取以下措施：①术前应检查凝血功能和纠正贫血；②术中正确估计出血量，并注意及时补充；③血红蛋白在100 g/L、血清白蛋白在30 g/L及血细胞比容在30%以上者，可应用自体输血和血液稀释；④输鲜血和给予止血药物；⑤注意保暖，输液、输血均需加温。

（六）肾切除术麻醉

肾良性及恶性肿瘤、多囊肾、多发性结石、肾损伤和肾严重感染等患者需行肾切除术。手术常取侧卧位（侧后腹膜经路），侧卧位时使用腰桥，可引起：①腔静脉压迫致低血压；②膈肌活动受限，影响呼吸功能。麻醉方法选择硬膜外阻滞、全身麻醉或二者联合应用。维持正常动脉血压和肾灌注压，确保健侧肾血流量，可用多巴胺 $1 \sim 3$ μg/（kg·min）。及时补液、输血，维持有效血容量和尿量，避免缺氧。

常见并发症：①胸膜损伤，手术分离肾上极时可造成胸膜损伤，发生气胸，清醒患者有咳嗽、胸闷、呼吸困难、SpO_2 下降，严重者循环功能障碍，全身麻醉患者气道压升高，SpO_2 降低，紧急处理于吸气相做胸膜修补术，严重者须放胸腔引流管；②癌栓脱落，肾癌切除应警惕癌栓脱落引起肺栓塞，尤其是肿瘤侵蚀肾静脉，甚至下腔静脉，静脉内血栓形成，手术操作致使血栓脱落而造成栓塞。术前已知有肾静脉血栓形成，应提高警惕。如累及下腔静脉，需切开下腔静脉取栓时，应在低温体外循环下进行，必要时实施深低温停循环（15 ℃），以保护脑及重要脏器功能。

（金　刚）

第五节　妇科手术麻醉

一、妇科手术的特点

①妇科手术集中在下腹、盆腔及会阴部。手术野深，要求麻醉有充分的镇痛和肌肉松弛。要注意特殊体位（头低位、截石位等）对呼吸和血流动力学的影响。预防周围神经和肌肉长时间压迫性损伤及深静脉血栓的发生。②盆腔自主神经丰富，手术牵拉子宫可反射性引起心动过缓和低血压。③妇科患者以中老年为多，常并发有高血压、冠心病、糖尿病、慢性阻塞性肺疾病、电解质紊乱，恶性肿瘤可存在低蛋白血症、大量腹水，异位妊娠可出现出血性休克等情况，术前应予以积极治疗和纠正。④近年来机器人手术、腹腔镜与宫腔镜手术量日益增多，需考虑术中 CO_2 气腹、宫腔冲洗液和体位对呼吸和血流动力学的影响。

二、腹腔镜手术麻醉

妇科腹腔镜包括：①诊断性择期腹腔镜及急诊腹腔镜（急性腹痛和子宫穿孔）。②手术治疗性腹腔镜（异位妊娠、盆腔粘连、子宫内膜异位症、卵巢子宫内膜异位囊肿、卵巢良性畸胎瘤、良性卵巢囊肿、卵巢恶性肿瘤、子宫内膜癌等）。由于腹腔镜手术具有许多优点，临床上已广泛应用。

（一）术前评估

ASA Ⅰ～Ⅱ级患者对体位及 CO_2 气腹的影响一般都能耐受。但心、肺储备功能受损的

ASA Ⅲ～Ⅳ级患者可导致严重并发症。术中高碳酸血症可使脑血流增加，颅内压升高。凡术前有颅内高压、脑室腹腔分流及腹腔内静脉与颈静脉分流的患者禁忌 CO_2 气腹腹腔镜手术。

（二）麻醉选择和管理

（1）选用气管插管静吸复合麻醉。

（2）术中良好的肌松有助于提供更大的手术空间。

（3）腹膜牵张能增加迷走神经张力，应备好阿托品以随时应用。

（4）气腹压力（IAP）设定为 12 mmHg 时可引起血流动力学轻度波动，IAP 升至 15 mmHg 以上会对呼吸和循环造成影响，对伴有心肺疾病者，建议采用气腹压 8～10 mmHg 为宜。

（5）术中长时间处于头低较脚高位，需注意气管导管易位，以及体位对血压及气道压力造成的影响，必要时可以适当调整手术体位及气腹压力，以缓解此类影响。

（6）术中需注意 $PETCO_2$ 的变化，及时防治高碳酸血症。低容高频通气模式（VT 5～6 mL/kg，RR 18～25/min）可防止气道压和 $PETCO_2$ 过度升高。对于控制呼吸的全身麻醉患者，增加呼吸频率比增加潮气量更能有效降低 $PETCO_2$，对老年与过度肥胖者，可给予少许 PEEP（不超过 5 mmHg）以改善氧合，但需要注意使用 PEEP 后 $PETCO_2$ 的动态变化，及时调整呼吸参数。

（7）术中基本监护应有 ECG、BP、SpO_2、$PETCO_2$，对于老年、过度肥胖、心肺功能差者及手术时程较长、预计创伤大、出血多的患者应进行血气分析、有创血压、CVP 及体温监测，并注意术中给予保温措施。

（三）术后镇痛

微创手术并非无创，术后患者仍会有不同程度的疼痛。对于子宫全切、腔镜下肿瘤根治术等创伤较大、术后疼痛较明显的手术，建议进行术后患者自控静脉镇痛（PCIA）。PCIA 还可有效地解除 CO_2 气腹所致的颈肩痛和防治腹腔镜术后常见的恶心、呕吐。

三、宫腔镜手术麻醉

宫腔镜是将窥镜放入宫腔内来直接观察子宫腔内部结构和病变，其在准确诊断疾病的同时还能进行手术治疗。中等量以上的子宫出血、生殖道炎症、近期有子宫穿孔或修补史、妊娠、已确诊的宫颈或宫体癌等为宫腔镜手术的禁忌。宫腔镜检查需用大量液体扩充宫腔，偶尔可发生水中毒或气栓等严重并发症，有潜在的危险性，必须重视预防。要考虑患者的全身情况、术式和手术时间，制订最佳麻醉方案，使麻醉做到安全、有效、可控。

（一）麻醉选择

宫腔镜手术的麻醉根据手术时间长短和手术难度以及患者的健康状况来选择最佳麻醉方案、麻醉药物和监测内容。主要有局部浸润、宫颈旁阻滞、静脉麻醉、椎管内阻滞及全身麻醉等。全身麻醉可用喉罩通气，术中应加强呼吸、循环的监测，防止镇静药、镇痛药过量引起的呼吸抑制及手术操作可能引起的并发症。也可选用连续硬膜外阻滞或脊髓麻醉。

（二）术中常见并发症

1. 机械性损伤

宫颈撕裂或子宫穿孔，一旦发生应立即停止操作，出血少者可给予缩宫素和抗生素，出血多者，疑有邻近脏器损伤时应行腹腔镜探查或剖腹探查术治疗。

2. 出血

术中、术后大量出血的可能原因为宫颈管损伤、子宫收缩不良、止血不彻底，可给予缩宫素、止血药，或者通过吸收性明胶海绵塞入宫腔止血，或者重新电凝止血。

3. 气栓

有时宫腔镜手术时会应用二氧化碳作为膨宫介质，一旦有气喘、胸闷、呛咳等症状或全身麻醉中出现血流动力学不稳定、$PETCO_2$ 骤降等，应高度怀疑有气栓发生，应立即停止操作，改头低足高位，并给予吸氧以及对症处理，维持呼吸和循环功能稳定，必要时行心肺复苏。

4. 水中毒

宫腔镜手术需要大量灌注液来进行膨宫，大量的液体在膨宫压力作用下，被宫腔创面迅速吸收入血液循环，吸收过量可引起体液的超负荷和低钠血症，同时，灌注液可经通畅的输卵管进入腹腔被吸收，增加了水中毒的概率，严重者表现为急性左心衰竭和肺水肿。一旦发生，应立即停止手术，给予吸氧、利尿、纠正低钠血症等。凡是手术时间超过 1 h，膨宫液超过 10 000 mL 的宫腔镜手术，可预防性地应用呋塞米 20 ~ 40 mg，以降低水中毒的发生率。

5. 迷走神经紧张综合征

临床表现为恶心、出汗、低血压、心动过缓，严重者可致心搏骤停。该反应源于敏感的宫颈管，受到扩宫刺激传到 Frankenshauser 神经节、腹下神经丛、腹腔神经丛和右侧迷走神经，而出现上述综合征表现。故宫颈明显狭窄和心动过缓者尤应注意预防。椎管内麻醉的神经阻滞范围应达到 T_{10} ~ S_5。全身麻醉应有一定深度。阿托品可用于预防和治疗迷走神经紧张综合征。

四、异位妊娠手术麻醉

（一）麻醉选择

按出血量和出血速度，循环系统代偿程度有 2 种手术方案。出血量不多，循环功能稳定者可在气管插管全身麻醉下行腹腔镜诊治术。腹痛、有晕厥史，估计内出血量多，循环代偿不全，应术前行快速输液和抗休克治疗，并尽快在气管内全身麻醉下行经腹手术。

（二）麻醉管理

（1）加强监测：NIBP（必要时用 IABP）、CVP、SpO_2、ECG 及 $PETCO_2$。

（2）饱胃患者诱导时应慎防呕吐、误吸。

（3）选用对循环干扰少的全身麻醉药和肌松药。

（4）补充血容量，纠正酸中毒，保护肾功能，保持体温等，改善休克状态。

（三）注意事项

（1）饱胃患者诱导前使用静脉抑酸药物并应放置粗胃管，以利吸引或诱吐，为了防止误吸，必要时可采用清醒气管插管。诱导时避免过度手控加压通气，防止大量气体进入胃内；同时采用压迫环状软骨手法，以压扁食管上口，阻止气体入胃。

（2）掌握好诱导用药剂量，减轻对血压的影响。

（3）快速输液、补充血容量和抗休克治疗，维持血流动力学稳定。

（4）大量失血患者需进行体温监测，并使用保温措施及加温输血、输液。

（5）术后待患者清醒及保护性反射完全恢复后再拔管，以防止呕吐、反流、误吸。

五、经腹盆腔恶性肿瘤扩大根治术

（一）麻醉选择

手术范围广、时间长，宜选用全身麻醉或硬膜外阻滞复合全身麻醉，为手术创造良好条件。

（二）麻醉管理

（1）加强监测：NIBP（必要时用 IAI3P）、CVP、SpO_2、ECG、体温及 $PETCO_2$。

（2）行动脉穿刺置管监测 ABP，开放颈内静脉，必要时监测 CVP，指导适当输血、补液。

（3）手术中需加强调控呼吸、循环功能，维持内环境稳定。

（三）术后镇痛

肿瘤根治术创伤较大，术后疼痛较明显，需进行术后患者自控静脉镇痛（PCIA）或硬膜外镇痛（PCEA）。完善的术后镇痛有助于改善预后，加快康复，减少术后并发症。

六、阴式全子宫切除术麻醉

（一）麻醉选择

阴式全子宫切除术需要自阴道对盆腔脏器进行操作，宜选用全身麻醉、腰硬联合麻醉或硬膜外阻滞复合全身麻醉。部分子宫脱垂患者为高龄患者，可能存在呼吸、循环等系统疾病，对全身麻醉药物耐受差，可考虑采用腰硬联合麻醉，其起效迅速，麻醉效果确切，麻醉失败率低，骶神经阻滞完善，肌松满意，内脏牵拉反应轻，局部麻醉药用量小，麻醉时间不受限制，术后并发症少。

（二）麻醉管理

（1）加强监测：NIBP（必要时用 IABP）、CVP、SpO_2、ECG、体温及 $PETCO_2$。

（2）行动脉穿刺置管监测 ABP，必要时开放颈内静脉，监测 CVP。

（三）术后镇痛

阴式全子宫切除术后患者疼痛情况个体差异较大，如进行术后患者自控静脉镇痛（PCIA）需考虑患者年龄及基础疾病史，避免镇痛药物引起呼吸、循环抑制或镇静过度等情况。

（高云霞）

第六节 产科手术麻醉

一、妊娠期母体的生理改变

（一）循环系统的改变

1. 心脏的变化

妊娠期间，抬高的膈肌使心脏在胸腔的位置发生改变，心脏向上、向左并向前方移位，沿纵轴逆时针方向轻度扭转，加之心肌肥厚、心脏容量增加，导致胸部平片显示心脏扩大以及在心电图上表现为电轴左偏和 T 波改变，可能出现房性或室性期前收缩等心律失常。听诊可闻及收缩期喷射样杂音（1 ~ 2 级）以及明显的第一心音分裂（S_1）；也可闻及第三心音（S_3）。少数患者会出现无症状的心包积液。

2. 血容量的变化

妊娠期母体的血容量增加用以满足母体及胎儿生长的代谢需要，至足月时，妊娠妇女血容量可增加35% ~ 40%，但血红蛋白可减少20%左右，这是因为血浆容量的增长速度明显高于红细胞的生长，导致稀释性贫血及血黏度下降，然而母体的平均血红蛋白数值一般都大于110 g/L。孕期由于血红蛋白的减少而引起的组织氧供的减少可通过心排血量的增加和血红蛋白氧解离曲线右移得以补偿。

妊娠足月时，大多数妊娠妇女血容量会增加1 000 ~ 1 500 mL，总血容量可达到90 mL/kg，这使得妊娠妇女更易耐受分娩过程中的失血。平均阴道分娩丢失的血液为100 ~ 500 mL，而剖宫产丧失200 ~ 800 mL，分娩结束后1 ~ 2 周，血容量将恢复至妊娠前水平。

妊娠中、晚期，母体下腔静脉受压易导致下半身远端静脉淤血、静脉炎、水肿。而且膈以下的下腔静脉受压扩张并且通过侧支循环血管增加血液回流，例如通过椎旁静脉丛（包括硬膜外静脉），另有小部分通过腹壁静脉回流。椎旁静脉丛血流增加使硬膜外间隙和蛛网膜下隙静脉丛扩张而椎管容积相对缩小，使得妊娠妇女椎管内用药剂量比非妊娠妇女减少1/3，同时硬膜外穿刺出血或血肿形成的发生率相应增加。

血容量增加的具体机制尚未完全阐明，妊娠期升高的醛固酮、雌激素、黄体酮均与此有关。妊娠子宫需额外血流、胎儿额外的代谢需求及其他器官（尤其是肾）灌注增加，这些使血容量必须增加。皮肤也需额外的血流，以散发因代谢率升高产生的热量。

3. 血流动力学的改变

妊娠期间心率和每搏量都有增加，心率增快15% ~ 30%，每搏量增加30%左右，可使心排血量相应增加，至妊娠足月心排血量增加可达到40%。妊娠期超声心动图检测常可显示心腔扩大和心肌肥大；肺动脉压、中心静脉压、肺动脉楔压保持不变。在妊娠7 ~ 9 个月时，心排血量不再明显升高，心排血量最大的增长是在产程中并且在产后会突然增加，直到分娩结束2 周后心排血量才会恢复正常。

自然分娩时，第一产程中子宫强烈收缩可使回心血量明显增加，心排血量可暂时增加20%，第二产程中产妇的屏气动作可使腹内压显著升高，增加回心血量，心排血量可暂时增加40%，每次子宫收缩可额外增加15% ~ 25%，第三产程增加25%，心排血量的增加最多达50% ~ 80%，因而加重了心脏负担。同样，剖宫产的产妇循环系统也会发生明显的波动，胎儿取出后，子宫收缩使大量的血液被挤回心脏，使心脏负荷加重。心血管功能良好的产妇一般可耐受这种循环负荷增加的剧烈波动，但对于原本就有心脏病的妊娠妇女，各种并发症发生的概率明显增加，如心力衰竭、肺水肿等。因此，不管无痛分娩或剖宫产时，麻醉医师均应严密监测血流动力学的改变，积极处理。

4. 血压的变化

妊娠第 4~6 个月时，母体全身血管阻力的下降使收缩压和舒张压均降低，收缩压降低幅度要小一些，对肾上腺素能及血管收缩药物的反应是迟钝的。妊娠晚期血压轻度升高，脉压稍增大。

5. 静脉压的变化

妊娠晚期增大的子宫压迫下腔静脉和腹主动脉，导致回心血量减少，有超过 20% 的足月妊娠妇女会发生仰卧位低血压综合征，出现低血压、面色苍白、出汗、恶心、呕吐、意识改变等临床表现，同时子宫静脉压力增加、子宫动脉严重的低灌注等因素共同作用会累及子宫和胎盘血流，对胎儿不利。产妇左侧卧位或半卧位后可解除压迫，缓解仰卧位低血压综合征。

需强调的是，硬膜外麻醉和腰硬联合麻醉可以扩张下肢血管，降低血管阻力，同时因盆腔肌肉松弛使增大的妊娠子宫失去支撑作用，更倾向于向后压迫下腔静脉，成为产妇仰卧位低血压综合征的重要促发因素。

（二）呼吸系统的改变

1. 解剖学的改变

妊娠 3 个月后，胸腔前后径的增加代偿了膈肌抬高导致的胸腔容积改变，膈肌运动并未受限，胸式呼吸大于腹式呼吸，肺活量和肺闭合容量均很少受影响。但功能残气量的减少使妊娠妇女的氧储备能力明显降低。近足月时生理无效腔下降，肺血容量增加和膈肌抬高使胸部 X 线摄片中肺血管纹理更加明显。

在妊娠期间，妊娠妇女呼吸道黏膜的毛细血管都处于充血状态，气管插管时易引起损伤。同时声带水肿、鼻腔黏膜水肿、鼻塞，可导致声音变化。

2. 肺功能的改变

妊娠期耗氧量和分钟通气量渐进性增加。到足月时，耗氧量增加 20%~50%，每分钟通气量增加 50%。$PaCO_2$ 降低至 28~32 mmHg；血浆碳酸氢盐的代偿性降低避免了明显的呼吸性碱中毒。高通气所致的 2，3-二磷酸甘油升高提高了血红蛋白与氧的结合力；加上后期心排血量的增加，提高了向组织的输氧能力。

妊娠足月时功能残气量（FRC）下降 20%，潮气量（TV）增加 40%，每分钟通气量增加 50%。通气量增多使妊娠妇女动脉血氧分压（PaO_2）减少 15% 左右，HCO_3^- 减少 15% 左右，PaO_2 轻度增高，氧合血红蛋白解离曲线右移，这有利于氧在组织的释放。

储氧能力的减少和氧耗的增加使妊娠妇女更容易发生缺氧，因此麻醉时应保证产妇充足的氧供。在分娩期间，特别是第一和第二产程，由于疼痛难忍，产妇的每分钟通气量和氧耗剧增，导致产妇低碳酸血症，pH 升高，引起呼吸性碱中毒，可使血管收缩，影响胎儿血供。另外，在宫缩的间歇期，由于疼痛缓解，血中低 $PaCO_2$ 可使产妇呼吸减弱，导致缺氧。硬膜外镇痛可有效地消除分娩疼痛，消除过度通气，降低氧耗，有利于妊娠妇女和胎儿。

（三）消化系统的改变

1. 口腔的变化

妊娠期妇女牙龈肥大、充血、松脆，因而易出血，且易出现牙齿松动及龋病，这与全身雌激素水平增加有关。

2. 胃肠道平滑肌张力降低

妊娠期母体黄体酮分泌增加，抑制胃肠道对乙酰胆碱和促胃液素的收缩反应，胃肠道平滑肌张力降低，贲门括约肌松弛。

妊娠期由于胎盘分泌的促胃液素的水平升高，妊娠妇女胃酸的分泌增加，加上胃肠运动减弱，食物在胃肠道停留的时间延长，胃排空时间延长，且胃内压增高、贲门括约肌松弛，所有这些改变都会增加呕吐、反流、误吸的危险性，全身麻醉时易出现吸入性肺炎。因此，对于择期剖宫产手术应严格要求禁食，而对于急症手术，麻醉前都应按饱胃进行准备。

（四）血液系统变化

1. 红细胞的变化

妊娠期血浆及红细胞均增加，使血容量增加，并可一直持续到足月。妊娠早期血浆容量增加，继之红细胞量在孕期可增加约33%。无论是否补铁，红细胞体积均增大，补铁时增大更明显。血浆容量的增加超过红细胞的增加，出现贫血现象。

2. 白细胞的变化

正常妊娠期白细胞总数上升，由妊娠前的 $(4.3 \sim 4.5) \times 10^9/L$ 上升至妊娠晚期的 $(5 \sim 12) \times 10^9/L$，主要是多形核细胞，可持续到产后2周以后。妊娠期淋巴细胞和单核细胞数无变化。

3. 血小板的变化

妊娠期血小板产生明显增加，与之相伴的是血小板消耗进行性增加；血小板凝集抑制因子前列环素（PGI_2）和血小板凝集刺激因子、血管收缩因子 TXA_2 均升高。

4. 凝血功能的变化

妊娠期几种主要的凝血因子水平都升高，纤维蛋白原、凝血因子Ⅷ显著增加，凝血因子Ⅱ、Ⅴ、Ⅶ、Ⅸ及Ⅹ轻度升高。血浆纤维蛋白原浓度自妊娠3个月开始，从正常非妊娠水平的 $2 \sim 4$ g/L 逐步上升到妊娠晚期的 $4 \sim 6$ g/L，由此使红细胞沉降率加快。纤维蛋白原合成增加与子宫胎盘循环的利用及激素变化（如高雌激素水平）有关。接近妊娠末期，因子Ⅺ略下降，因子Ⅻ明显下降。妊娠期及产时纤溶活性受到抑制，其确切机制不清，可能与胎盘有关，与纤维蛋白原水平对应，纤溶酶原升高，使凝血和纤溶活性平衡。

（五）泌尿系统变化

肾小球滤过率可上升30%～50%，并于妊娠16～24周达到峰值，持续至足月时。有时增大的妊娠子宫压迫下腔静脉，使肾小球滤过率有所下降。妊娠期肾血流量也相应增加。因此，妊娠期血中的尿素氮含量是下降的，通常 < 10 mg/dL（<3.6 mmol/L），肌酐的含量可下降至 < 0.7 mg/dL（<62 μmol/L），输尿管在孕激素的作用下明显扩张，而妊娠晚期，由于增大的子宫压迫输尿管，可使其狭窄。

二、麻醉对母体和胎儿的影响

（一）妊娠生理对麻醉的影响

妊娠妇女对全身麻醉药和局部麻醉药的敏感性都增高，对麻醉药的需求比非妊娠妇女要低。对于蛛网膜下隙麻醉或硬膜外麻醉，局部麻醉药的用量可减少30%～50%，就可以达到理想的平面。一般认为，妊娠妇女腹腔压力增大，硬膜外静脉怒张，从而使硬膜外隙和蛛网膜下隙减小，导致局部麻醉药的用量减少，但也有认为局部麻醉药用量的减少是由于妊娠妇女的神经纤维对局部麻醉药的敏感性增加所致。

妊娠妇女对吸入麻醉药的需要量也减低到正常量的40%左右，但其机制尚不清楚。研究证明，妊娠妇女吸入全身麻醉药的最低肺泡有效浓度（MAC）明显减低，最低只相当于正常妊娠妇女的60%。通常认为此因妊娠妇女体内激素水平的改变所导致，但也有认为可能是由于妊娠妇女内啡肽和强啡肽的浓度增高导致机体对疼痛的忍受力增加，而使其吸入全身麻醉药的MAC明显降低。

总之，无论是硬膜外还是全身麻醉，妊娠妇女对各种麻醉药的敏感性增加，应适当减少药量，预防各种并发症的发生。

（二）麻醉药的子宫胎盘血流效应

1. 静脉用麻醉药

静脉用麻醉药对子宫胎盘血流影响的差别很大。

（1）巴比妥类和丙泊酚一般对子宫胎盘血流影响较小，因为其对母体血压下降的影响是缓和并呈剂量依赖性的。较小的诱导剂量不会导致明显的子宫血流减少。

（2）氯胺酮：当剂量<1.5 mg/kg时子宫胎盘不产生明显的血流改变；其高血压效应一般会抵消任何的血管舒张作用。氯胺酮剂量>2 mg/kg时则可能发生子宫压力过高。

（3）与硫喷妥钠和丙泊酚相比，咪达唑仑作为诱导药物更容易产生全身性低血压。

（4）依托咪酯对血压影响较小，但对子宫胎盘血流的影响并无定论。

2. 吸入麻醉药

吸入麻醉药降低血压的同时潜在地减少子宫胎盘的血流。当吸入麻醉药浓度低于最低肺泡有效浓度时，这一作用较小，形成轻度的子宫松弛和轻微的子宫血流减少。氧化亚氮对子宫胎盘血流影响小，在动物实验中显示，单用氧化亚氮可使子宫动脉收缩。

3. 局部麻醉药

如果能避免低血压，脊髓麻醉和硬膜外阻滞一般不降低子宫血流，而且，子痫前期的患者在硬膜外阻滞后实际上子宫血流是改善的。在局部麻醉药中加入稀释后低浓度的肾上腺素不会改变胎盘血流，从硬膜外间隙吸收入血管中的肾上腺素可能仅产生轻微的β肾上腺素能作用。

（三）胎盘对麻醉药的转运

胎儿脐静脉与母体静脉的血药浓度比值（UV/MV）反映了药物子宫胎盘转运情况，反之，脐动脉与脐静脉血药浓度的比值反映了药物被胎儿吸收的情况。母体给药产生的胎儿作用与多因素相关，包括给药途径、剂量、给药时机（与分娩及宫缩均有关），以及胎儿器官的成熟度（脑和肝脏）。

药物对胎儿作用可以用产时胎心率变化或酸碱状态评估，也可以用产后 Apgar 评分或神经行为检查来评估。幸运的是，尽管麻醉药和添加剂能通过胎盘，运用于整个产程和分娩时的现代麻醉技术对胎儿产生的效应却很小。

1. 吸入麻醉药和静脉麻醉药

所有吸入麻醉药和大部分静脉麻醉药均能自由通过胎盘。吸入性麻醉药在给予限定的剂量时（＜1MAC）和诱导后 10 min 内即娩出一般不导致胎儿抑制。硫喷妥钠、氯胺酮、丙泊酚、苯二氮䓬类药物均容易通过胎盘并在胎儿血液循环中检测到上述药物。除了苯二氮䓬类药物以外，其他药物用常规诱导剂量时对胎儿的影响很小。

2. 肌肉松弛药

肌肉松弛药由于其不易通过胎盘，可安全用于剖宫产麻醉。美国药品和食品管理局（FDA）公布的妊娠用药安全性分级中，琥珀胆碱、阿曲库铵、泮库溴铵和维库溴铵被列为 C 级。使用顺阿曲库铵影响很小，若反复使用琥珀胆碱或者胎儿假胆碱酯酶先天不足，则有可能导致新生儿神经肌肉阻滞。

3. 阿片类药

大部分阿片类药易通过胎盘，但在分娩时对胎儿的影响有很大差别。新生儿表现为对吗啡的呼吸抑制作用最为敏感，哌替啶给药后 1～3 h 呼吸抑制也很明显，但仍不如吗啡作用强。布托啡诺和纳布啡产生的呼吸抑制效应更小，但仍可能产生明显的神经行为抑制作用。

尽管芬太尼易通过胎盘，但除非娩出前即刻静脉给予较大剂量（＞ 1 μg/kg），否则不会对新生儿产生明显影响。硬膜外或鞘内给予芬太尼、舒芬太尼，甚至较小剂量的吗啡，对新生儿产生的作用很小。瑞芬太尼也容易通过胎盘，并且有可能导致新生儿的呼吸抑制。

4. 局部麻醉药

局部麻醉药的胎盘转运受 3 种因素影响：pKa、母体和胎儿 pH 以及蛋白结合率。胎儿酸中毒可导致较高的胎儿—母体药物比，这是因为局部麻醉药与氢离子结合导致非离子化而滞留于胎儿血液循环中。高蛋白结合率的药物很少能经弥散通过胎盘，因此，大量的与蛋白结合的布比卡因和罗哌卡因一般表现为较低的胎儿血药水平。氯普鲁卡因的胎盘通过是最低的，因其能迅速地被母体血液循环中的胆碱酯酶所分解。

三、剖宫产手术麻醉

（一）麻醉前准备

虽然常规剖宫产为择期手术，但大多数产科手术属急症性质，麻醉医师首先应了解既往病史、药物过敏史及术前禁食、禁饮情况，抗凝药使用与停止情况，同时与产科医生沟通，详细了解产程经过，对母胎情况做出全面估计。

围手术期发生呕吐、误吸，将给母胎造成致命后果。呕吐、误吸最好发的阶段是全身麻醉诱导期；镇痛药或镇静药过量或椎管内麻醉阻滞范围过广。麻醉前应严格禁食 6 h，临产前给予中和胃酸药，如雷尼替丁，同时应用甲氧氯普胺，可增强食管下段括约肌张力和增加胃蠕动，有利于胃排空。对饱胃者应插胃管排空胃内容物。如有困难，应避免采用全身麻醉；必须施行者，应首先施行清醒气管内插管，确保导管套囊良好充气，以防止呕吐、误吸。

对妊娠期高血压疾病、先兆子痫、子痫、多胎妊娠及引产期产妇或有大出血可能的产妇，麻醉前应总结术前用药情况，包括药物种类、剂量和给药时间，以避免重复用药的错误，并做好新生儿急救及异常出血处理的准备。

麻醉方法的选择应依据母胎情况、设备条件以及麻醉者技术掌握情况而定。为保证安全，麻醉前麻醉医师必须亲自检查麻醉机、氧气、吸引器、急救设备和药物，以便随手取用。麻醉前要常规静脉补液，做好输血准备。麻醉时必须充分供氧，并尽力维持循环稳定，注意并纠正仰卧位低血压综合征。

（二）麻醉方法选择

目前临床上比较常用的剖宫产手术的麻醉方式包括硬膜外阻滞、脊髓麻醉、硬膜外/脊髓麻醉复合技术（腰硬联合麻醉）、全身麻醉。近年来以阿普加（Apgar）评分法为主，结合母儿血气分析、酸碱平衡和新生儿神经行为测验等作为依据，评价各种麻醉方法对新生儿的影响，多数认为脊髓麻醉、硬膜外阻滞与全身麻醉之间的差异无统计学意义。但是剖宫产手术的麻醉如无禁忌证，主张常规选用椎管内麻醉。

1. 硬膜外阻滞

硬膜外阻滞为国内外施行剖宫产术的首选麻醉方法。止痛效果可靠，麻醉平面和血压的控制较容易，宫缩无明显抑制，腹壁肌肉松弛，对胎儿呼吸循环无抑制。硬膜外阻滞用于剖宫产术，穿刺点多选用 $L_{3\sim4}$ 或 $L_{2\sim3}$ 间隙，向头或向尾侧置管 3 cm。麻醉药可选用 1.5% ～ 2% 利多卡因、0.5% 布比卡因或 0.75% 罗哌卡因。局部麻醉药加肾上腺素目前尚存在争议。由于产妇腹腔压力增高，下腔静脉受压，导致硬膜外静脉扩张，蛛网膜下隙变窄，阻滞使用的局部麻醉药剂量略小于普通的妇女。

硬膜外阻滞的缺点为操作时间稍长，技术要求较高，偶尔平面扩散较慢，阻滞不全。为预防仰卧位低血压综合征，产妇最好采用左侧倾斜 30° 体位，或垫高产妇右髋部，使其左侧倾斜 20° ～ 30°，这样可减轻巨大子宫对腹后壁大血管的压迫。

2. 脊髓麻醉

剖宫产手术选择脊髓麻醉也有诸多优点，该方法起效迅速，阻滞效果良好，并且由于局部麻醉药使用剂量小，因而发生局部麻醉药中毒的概率小，通过胎盘进入胎儿的剂量也相应减少。脊髓麻醉缺点包括麻醉时间有限、易发生低血压。在剖宫产施行脊髓麻醉时，常用的药物为布比卡因。布比卡因的有效时间为 1.5 ～ 2 h，和大多数剖宫产手术所需时间相当。增加脊髓麻醉用药量可以升高阻滞平面，但是超过 15 mg 会显著增加引起并发症的危险，包括平面过高。罗哌卡因目前也可用于脊髓麻醉，常用的浓度为 0.5% ～ 0.75%，单次给药 12 ～ 15 mg。

3. 硬膜外/脊髓麻醉复合技术

近年来已较普遍应用于剖宫产手术的麻醉。该技术既有脊髓麻醉用药量小、潜伏期短、效果确切的优点，又具有可继续用连续硬膜外阻滞的灵活性，还可用于术后镇痛。由于脊髓麻醉穿刺针细（25G），前端为笔尖式，对硬脊膜损伤少，故脊髓麻醉后头痛的发生率大大减少。产妇脊髓麻醉用药量为非妊娠妇女的 2/3 即可达到满意的神经阻滞平面（$T_8\sim S_5$）。

4. 全身麻醉

全身麻醉可消除产妇紧张恐惧心理，麻醉诱导迅速，低血压发生率低，能保持良好的通气，适用于精神高度紧张的产妇或合并精神病、凝血障碍、腰椎疾病或感染的产妇。其最大缺点为容易呕吐或反流而致误吸，甚至死亡。根据 ASA 产科麻醉指南，当产妇存在大出血的情况时，应优先考虑全身麻醉。麻醉前应仔细评估产妇的气道。

（1）预防全身麻醉引起呕吐、反流和误吸的措施包括：①禁食；②麻醉前常规肌内注射阿托品0.5 mg，或静脉注射格隆溴铵 0.2 mg，以增强食管括约肌张力，使用中和胃酸药，如雷尼替丁，同时应用甲氧氯普胺，可增强食管下段括约肌张力和增加胃蠕动，有利于胃排空；③如用琥珀胆碱快速诱导插管时，先给维库溴铵 1 mg 或顺阿曲库铵以消除琥珀胆碱引起的肌颤；④诱导期避免面罩过度正压通气，面罩通气压力 <20 cmH$_2$O；⑤对饱胃者应插胃管排空胃内容物，必要时施行清醒气管内插管，确保导管套囊良好充气，以防止呕吐、误吸；施行环状软骨压迫以闭锁食管，压力应作用于正中线环状软骨处，要有适当压力，加压低不能起到封闭食管的作用，术后待产妇完全清醒后再拔除气管插管。

（2）全身麻醉诱导和维持：以往常用硫喷妥钠（2～3 mg/kg）、琥珀胆碱（1～1.5 mg/kg）静脉注射，施行快速诱导插管，继以 <1.0MAC 七氟烷或异氟烷维持浅麻醉。目前丙泊酚诱导较为常用，美国麻省总医院推荐产科全身麻醉诱导药物为异丙酚 2.0～2.5 mg/kg 与琥珀胆碱 1.0～1.5 mg/kg 静脉注射。经典的快速诱导不用麻醉性镇痛药，因为阿片类药可能对新生儿产生呼吸抑制作用。一般在胎儿娩出后使用以加强镇痛。进行快速诱导气管插管时，琥珀胆碱的最佳剂量为 1.0～1.5 mg。非去极化肌松药可选用罗库溴铵 0.6 mg/kg，可在 1 min 内进行气管插管。

四、前置胎盘与胎盘早剥患者的麻醉

妊娠过程中前置胎盘的发生率为0.5%，多发生于既往剖宫产或子宫肌瘤切除术等；麻醉医师应于术前了解前置胎盘植入深度，以便积极准备应对植入达肌层近浆膜的前置胎盘手术时引起的大量出血。

胎盘早剥发生率为1%～2%，其高危因素有高血压和脐带过短等；子宫破裂多见于瘢痕子宫。产前产妇失血过多可致胎儿宫内缺氧，甚至死亡。若大量出血或保守疗法效果不佳，必须紧急手术治疗。

（一）麻醉前准备

产前出血发生出血性休克；妊娠37周后反复出血或一次性出血量大于 200 mL；临产后出血较多，均需立即终止妊娠，一旦出现胎儿窘迫的征象，需立即行剖宫产。该类患者麻醉前应注意评估循环功能状态和贫血程度。除检查血、尿常规、生物化学检查外，应重视血小板计数、纤维蛋白原定量、凝血酶原时间和凝血酶原激活时间检查，进行 DIC 过筛试验，并予以交叉配血试验。警惕弥散性血管内凝血（DIC）的发生和多脏器受累。

胎盘早剥是妊娠期发生凝血障碍最常见的原因，尤其是胎死宫内后。凝血功能异常的机制是循环内纤溶酶原的激活，也可由胎盘凝血活酶触发外源性凝血途径激活，发生弥散性血管内凝血（DIC）与凝血功能障碍。其进展迅速时需立即行剖宫产术，同时需要立即大量输血，补充凝血因子和血小板。

（二）麻醉选择

产前出血多属急诊麻醉，准备时间有限，病情轻重不一，禁食、禁饮时间不定。麻醉选择应按病情轻重、胎心情况等综合考虑。凡母体有活动性出血，低血容量休克，有明确的凝血功能异常或 DIC，全身麻醉是唯一安全的选择，如母体和胎儿的安全要求在 5～10 min 内进行剖宫产，全身麻醉也是最佳选择。母体情况尚好而胎儿宫内窘迫时，应将产妇迅速送入手术室，经吸纯氧行胎儿监护，如胎心恢复稳定，可选用椎管内麻醉；如胎心更加恶化，应选立即扩容及在全身麻醉下行剖宫产手术。如行分娩镇痛的产妇，术前已放置硬膜外导管，如病情允许，可在硬膜外加药，也可很快实施麻醉，继而尽快手术。

（三）麻醉操作和管理

1. 全身麻醉诱导

充分评估产妇气管插管困难程度，产妇气道解剖改变，如短颈、下颌短等、较肥胖及诱导插管体位难以调整等。临床上应采取必要的措施，如有效的器械准备，包括口咽通气道、各种类型的喉镜片、纤维支气管镜，以及用枕垫高产妇头和肩部，使不易插管的气道变为易插管气道，避免头部过度后仰位，保持气道通畅。遇有困难，应请有经验的医师帮助。盲探插管可做一次尝试，但不可多次试用，$PETCO_2$ 是判断插管成功的最好指标，避免导管误入食管。预防反流、误吸，急诊剖宫产均应按饱胃患者处理，调整好压迫环状软骨的力度和方向，使导管易于通过，气囊充气后方可放松压力值，以防胃液反流、误吸。

2. 做好快速扩容的准备

大量失血被定义为 3 h 内失去超过 1/2 血容量或进行性失血超过 150 mL/min。输入 1∶1∶1 红细胞、新鲜冰冻血浆和血小板可以改善预后。如果用晶体液替代，术前血细胞比容正常情况下，丢失 30% ~ 40% 的血容量，则需要输注红细胞。产前出血、剖宫产应开放两路静脉或行中心静脉穿刺置入单腔或双腔导管，监测中心静脉压，准备血液回收机和血液加温器。

3. 维持循环稳定，预防急性肾衰竭

维持灌注血压。记录尿量，如每小时少于 30 mL，应补充血容量，如少于 17 mL/h，应考虑有肾衰竭的可能。除给予呋塞米外，应即时检查尿素氮和肌酐，以便予以相应处理。

4. 及早防治 DIC

胎盘早剥时剥离处的坏死组织、胎盘绒毛和蜕膜组织可大量释放组织凝血活酶进入母体循环，激活凝血系统，导致 DIC。麻醉前、中、后应严密监测。怀疑有 DIC 倾向的产妇，在完成相关检查的同时，可预防性地给予小剂量肝素，必要时输入红细胞、血小板、新鲜冰冻血浆和冷沉淀等。同时注意加温输液，保持体温正常，纠正低钙血症，维持内环境稳定。

五、妊娠期高血压疾病患者的麻醉

妊娠期高血压疾病是妊娠期特有的疾病，发生于妊娠 20 周以后。临床上以高血压、蛋白尿为主要表现，可伴有水肿，严重者出现抽搐、昏迷，甚至死亡。依据对终末器官的影响可分为几个亚型，包括子痫前期、重度子痫前期、子痫和 HELLP 综合征。

妊娠期高血压疾病的基本病理生理改变为全身小动脉痉挛。血管内皮素、血管紧张素均可直接作用于血管，使其收缩，导致血管内物质如血小板、纤维蛋白等通过损伤的血管内皮而沉积，进一步使小动脉管腔狭小，外周血管阻力增加。小动脉痉挛必导致心、脑、肾、肝等重要脏器发生相应变化和凝血功能的改变。妊娠期高血压疾病常有血液浓缩、血容量不足、全血及血浆黏度增高及高脂血症，可明显影响微循环灌流，促使血管内凝血的发生。妊娠期高血压疾病还可导致胎盘早剥、胎死宫内、脑出血、肝损害和 HELLP 综合征、急性肾衰竭等，麻醉医师应充分了解产妇相应脏器功能情况，并作为麻醉和围手术期处理的依据。

（一）重度子痫前期患者的麻醉

重度子痫前期的定义为出现以下任一情况：①收缩压≥160 mmHg，和（或）舒张压≥110 mmHg；②24 h 尿蛋白≥2 g 或随机尿蛋白≥（＋＋）；③肾功能异常，少尿（24 h 尿＜400 mL 或每小时尿量＜17 mL）或血肌酐＞106 μmol/L；④脑水肿症状（持续性头痛、视物模糊）；⑤低白蛋白血症伴腹腔积液或胸腔积液；⑥持续性上腹痛（肝包膜下血肿或肝破裂）；⑦肝酶异常，血 ALT 或 AST 升高；⑧血液系统异常，血小板低于 $100 \times 10^9/L$；DIC、贫血、黄疸；⑨心力衰竭、肺水肿；⑩胎儿生长受限或羊水过少；⑪妊娠 34 周前发病。重度子痫前期一经诊断，均应给予适当解痉、镇静、降压等综合治疗。

1. 麻醉前准备

（1）详细了解治疗用药：包括药物种类和剂量，最后一次应用镇痛药和降压药的时间，以掌握药物对母胎的作用和不良反应，便于麻醉方法的选择和对可能发生的不良反应的处理。

（2）控制惊厥：硫酸镁是重度子痫前期的首选药，应常规观察用药后的尿量，有无呼吸抑制，检查膝反射、心率和心电图，有无房室传导阻滞，如有异常，应查血镁离子浓度。监测血镁离子浓度（治疗浓度为 6~8 mg/L），一旦有中毒表现，应给予钙剂拮抗治疗。

（3）控制严重高血压：应注意血管扩张药与椎管内麻醉的协同作用，避免发生低血压。

（4）了解麻醉前患者 24 h 的出入量：便于调控麻醉及手术期间的液体平衡。

（5）实施全身麻醉诱导前，必需评估气道：正常产妇上呼吸道水肿发生率增加，而子痫前期患者则通常进一步加重。如果出现发声困难，烦躁不安或呼吸衰弱，可考虑备纤维喉镜气管插管或行气管切开术。

2. 麻醉选择

对于非常严重的子痫前期、子痫和 HELLP 综合征，为稳定母体病情，应迅速娩出胎儿，而不应计较胎儿的成熟与大小。麻醉选择的原则应按相关脏器损害的情况而定，依据妊娠期高血压疾病的病理生理改变及母婴安全的考虑，对无凝血异常、无 DIC、无休克和昏迷的产妇应首选椎管内麻醉。椎管内麻醉禁忌者，为保障母体安全为主、胎儿安全为次的情况下，考虑选择全身麻醉，有利于受损脏器功能保护，积极治疗原发病，尽快去除病因，使患者转危为安。

3. 麻醉管理

（1）麻醉力求平稳：减轻应激反应，麻醉期间对呼吸、循环功能尽力调控在生理安全范围内。血压不应降至过低，控制在 140~150/90 mmHg 对母婴最有利。预防发生仰卧位低血压综合征。多种抗高血压药，如拉贝洛尔、硝酸甘油和硝普钠可用于预防和治疗产妇全身麻醉时特别是在诱导和插管时的急性高血压反应。

（2）维护心、肾、肺功能：适度扩容，以血红蛋白、血细胞比容、中心静脉压、尿量、血气分析、电解质检查为依据，调整血容量，维持电解质和酸碱平衡。

（3）积极处理并发症：凡并发心力衰竭、肺水肿、脑出血、DIC、肾衰竭、HELLP 综合征时，应按相关疾病的治疗原则积极处理。

（4）基本监护：包括 ECG、SpO_2、NIBP、ABP、CVP、尿量、血气分析，保证及时发现问题和及时处理。

（5）镁与肌肉松弛药：镁离子可抑制神经肌肉接头处乙酰胆碱的释放，降低接头对乙酰胆碱的敏感度，减少肌肉膜的兴奋性。镁可缩短非去极化肌松药的起效时间和延长作用时间，特别是维库溴铵、罗库溴铵和米库氯铵。对接受硫酸镁治疗的患者应减低非去极化肌松药的剂量，并在复苏期间加强肌松监测，避免肌松残余。

（二）妊娠期高血压疾病合并心力衰竭患者的麻醉

1. 麻醉前准备

重度妊娠期高血压疾病多伴有贫血，心脏处于低排高阻状态，当有严重高血压或上呼吸道感染时，极易发生心力衰竭。麻醉前应积极治疗急性左心衰竭与肺水肿，控制血压的同时快速洋地黄化，脱水利尿，酌情使用吗啡，使心力衰竭控制 24～48 h，待机选择剖宫产。

2. 麻醉选择

硬膜外阻滞为首选，因为该麻醉可降低外围血管阻力和心脏后负荷，改善心功能。全身麻醉应选用对心脏无明显抑制作用的药物，麻醉诱导平稳，预防强烈的应激反应，同时选用的药物应避免对胎儿造成抑制作用。

3. 麻醉管理

麻醉前根据心力衰竭控制程度，给予毛花苷丙 0.4～0.6 mg，呋塞米 20～40 mg 静脉注射以减轻心脏负荷。同时常规吸氧，维护呼吸和循环功能平稳。行有创动脉压监测和中心静脉压监测，对于病情特别严重的患者根据需要行肺动脉监测。定时记录尿量和尿比重，监测肾功能，预防感染，促使病情稳定和好转。

六、妊娠合并心血管疾病患者的麻醉

（一）妊娠、分娩期对心脏病的影响

由于胎儿代谢的需求，妊娠期循环血量从 6 周起逐渐增加达 30%～50%，至 32～34 周时达高峰。心排血量也相应增加，心率增快，较非妊娠期平均增加 10 次/分，多数妊娠妇女可出现轻度的收缩中期杂音。体循环阻力随妊娠期呈进行性下降，可达 30%。妊娠期水钠潴留，胎盘循环建立，体重增加，随子宫增大，膈肌上升，心脏呈横位，因而妊娠期心脏负荷加重。因上述变化，心脏病的产妇可能发生心力衰竭。此外，妊娠期血液处于高凝状态，增加了血栓的危险，可能需要抗凝治疗，尤其是瓣膜置换术后的患者。

分娩期由于疼痛、焦虑和强而规律的宫缩，增加了氧和能量的消耗；每次宫缩可使 300～500 mL 血容量注入全身循环，每搏量估计增加约 50%，同时外周循环阻力增加，使心脏前、后负荷进一步加重；产程时间长则会进一步增加心脏病产妇的风险。

胎儿娩出后，由于下腔静脉压迫解除和子宫内血液转移，心排血量在产后即刻增加 60%～80%。产褥期体内蓄积的液体经体循环排出，加重心脏负担，是发生心力衰竭和肺水肿最危险的时期。因此，心脏病产妇在产后的风险更大，并发症发生率也更高。

（二）妊娠合并心脏病种类

风湿性心脏病仍然是妊娠期间最常见的心脏病。主要是瓣膜性心脏病，大部分先天性心脏病在妊娠前都已实施了心脏手术，只有少部分患者未进行手术。先天性心脏病主要分为：左向右分流（房间隔缺损、室间隔缺损、动脉导管未闭）；右向左分流（法洛四联症、艾森门格综合征）；先天性瓣膜或血管损伤（主动脉瓣狭窄、肺动脉狭窄）等。妊娠期或产后 6 个月内出现不明原因的左室功能衰竭称为妊娠期心肌病。其他包括冠状动脉性心脏病、原发

性肺动脉高压和不明原因性心律失常。

（三）麻醉前评估

对妊娠合并心脏病的妊娠妇女实施麻醉前进行充分的评估，包括心脏病的类型、心脏病的解剖和病理生理改变特点，重点评估心功能状态以及对手术、麻醉的耐受程度。必要时联合心血管专家和产科专家会诊，以便做出正确的判断和充分准备。目前对妊娠合并心脏病的功能状态及风险等级评估常采用 Siu 和 Colman 推荐的方法（表8-3）。

表8-3　妊娠期心脏病风险等级评估

低风险	较小的左向右分流
	修补术后未遗留心功能异常
	单纯的二尖瓣脱垂，未伴明显的反流
	无主动脉瓣狭窄
	轻、中度肺动脉狭窄
	瓣膜反流，但心室收缩功能正常
中等风险	未行修补术或轻度发绀的先天性心脏病
	较大的左向右分流
	未修正的主动脉缩窄
	二尖瓣或主动脉瓣狭窄
	机械瓣
	重度肺动脉狭窄
	中、重度心室功能异常
	有围生期心肌病病史但无心功能异常的后遗症
高风险	纽约心脏协会（NYHA）分级Ⅲ或Ⅳ级
	重度肺动脉高压
	马方综合征合并主动脉根部及主要瓣膜病变
	重度主动脉瓣狭窄
	有围生期心肌病史并有后遗心室功能异常

（四）先天性心脏病产妇的麻醉

1. 左向右分流型

轻度房间隔缺损、室间隔缺损和肺动脉导管未闭等先天性心脏病，心功能Ⅰ～Ⅱ级，一般完全能耐受妊娠期心血管系统的变化，剖宫产麻醉处理同正常人。

2. 双向分流或右向左分流型

法洛四联症：畸形包括室间隔缺损、右心室肥厚、肺动脉狭窄和主动脉骑跨。多数患有法洛四联症的孕产妇已经做过纠治手术，包括室缺修补和右心室流出道增宽手术。妊娠后血容量和心排血量的增加、外周循环阻力的降低可能导致纠正术后的患者再次出现纠正术前的症状。症状的严重程度取决于室间隔缺损的大小、右心室流出道梗阻的程度及右心室收缩力。因此，增强右室收缩力在维持肺动脉血流和外周血氧饱和度方面起非常重要的作用。但对于存在有动脉圆锥高压者，增加心肌收缩力可加重梗阻。另外，体循环血压下降可加重右向左分流及发绀。

（1）麻醉选择：剖宫产麻醉应优先选择全身麻醉，小剂量低浓度的硬膜外麻醉也可谨慎使用。慎用单次腰麻，因为外周血管阻力的骤然降低可导致分流逆转和低氧血症。

（2）麻醉管理：法洛四联症的麻醉应注重以下方面。①实施有创动脉压和CVP监测，保持血流动力学稳定，避免任何可能导致体循环阻力下降的因素，PVR/SVR比率失调，加重右向左分流；②右心功能不全时，应提高充盈量，增强右心射血，以保证肺动脉血流，因此需维持足够的血容量，避免回心血量减少；应用右心漂浮导管测定右心室舒张期末容量可以准确反映前负荷，且不受心脏顺应性的影响，作为容量监测指标优于CVP和PCWP；③避免使用能引起心肌抑制的药物，一旦出现体循环压下降，应给予及时处理。

艾森门格综合征：原发疾病可以是室间隔缺损、房间隔缺损或肺动脉导管未闭，如果原发疾病持续存在，肺动脉高压持续加重，发展至器质性肺动脉阻塞性病变，由左向右分流转化为右向左分流，从非发绀型发展为发绀型心脏病。

该疾病的病理生理变化主要为肺动脉压升高致右心室、右心房压力增加，肺动脉逐渐出现器质性狭窄或闭塞性病变，出现右向左分流和发绀。患者可同时出现继发性肺动脉瓣和三尖瓣关闭不全。妊娠后外周血管阻力降低，可导致右向左分流增加，同时妊娠后功能残气量减少，导致母体氧供减少，出现低氧血症，致胎儿宫内发育迟缓和死亡的发生率明显增高。艾森门格综合征产妇的病死率可高达30%~50%，且多数发生在产后。

（1）麻醉选择：首选全身麻醉，椎管内麻醉尤其是腰麻可引起交感神经阻断，致血管扩张，加重右向左分流，不宜选用。

（2）麻醉管理：①维持足够的外周循环阻力；②维持相对稳定的血容量和回心血量；③充分镇痛，避免低氧血症、高碳酸血症和酸中毒，以防肺循环阻力进一步增加；④避免使用抑制心肌的药物。麻醉期间要保证充分氧供，建立有创动脉血压和中心静脉压监测。全身麻醉正压通气期间应避免气道压过高，以免影响静脉回流，使心排血量减少。产妇在术后仍处于高危状态，应继续监护治疗。

（五）心脏瓣膜疾病产妇的麻醉

瓣膜性心脏病可分为先天性和后天性，风湿热是后天性瓣膜病的主要原因。由于妊娠期血容量增加、外周循环阻力降低，使心排血量增加，因此，反流性心脏瓣膜病的孕产妇在妊娠期耐受性较好。相反，狭窄性心脏瓣膜病由于妊娠期血容量增加而导致耐受性较差。

1. 二尖瓣狭窄

最主要的病理生理改变是二尖瓣口面积减小，致左心室血流充盈受阻。早期左心室尚能代偿，但随病程进展，左心室充盈不足，同时左心房容量和压力增加，导致肺静脉压和肺小动脉楔压升高，最终可发展至肺动脉高压、右心室肥厚扩张、右心衰竭。妊娠能加重二尖瓣狭窄，解剖上的中度狭窄可能成为功能性重度狭窄。

（1）麻醉选择：剖宫产的麻醉选择要综合考虑麻醉技术、术中失血和产后液体转移所引起的血流动力学变化带来的潜在风险，绝大多数患者可选择硬膜外阻滞，少数病情危重的产妇，施行剖宫产应采用全身麻醉。

（2）麻醉管理：麻醉技术应个体化。①避免心动过速，导致心室充盈减少；②保持体循环压力稳定，避免心率过快，以利于组织器官的灌注；③保持适当的循环血容量；血容量的突然增加可能导致产妇并发房颤、肺水肿和右心衰竭等；④避免加重肺动脉高压，尤其是前列腺素类子宫收缩剂的应用；⑤硬膜外给药应分次、小量；⑥在血流动力学监测的指导下，谨慎管理麻醉并进行合理输液；⑦由于术前禁食和β受体阻滞剂以及利尿剂的使用，硬膜外麻醉易导致低血压的发生，麻黄碱可能导致心动过速，此时应避免使用；小剂量的去氧肾上腺素在提升产妇血压的同时，对胎盘血流无明显影响；⑧对需要行全身麻醉的产妇，麻醉诱导期避免使用引起心动过速和心肌抑制的药物。

2. 主动脉瓣狭窄

主动脉瓣狭窄是罕见的妊娠合并心脏病，妊娠合并主动脉狭窄多为先天性。继发于风湿性心脏病的主动脉瓣膜狭窄往往在 30 年后才会出现严重症状，对妊娠的影响较小。重度主动脉瓣狭窄（瓣口面积 < 1.0 cm^2）时，跨瓣膜压差可达 50 mmHg，导致左心室排血受阻，使左心室压力负荷增加、室壁张力增加，最终左室壁肥厚，每搏心排血量受限，妊娠期由于血容量增加及外周阻力下降，可增加跨瓣膜压差。

（1）麻醉选择：硬膜外阻滞或全身麻醉均可谨慎选用。全身麻醉可避免不良反应，提供完善的镇痛，而且在发生临床突发心脏意外时，可保证气道通畅、氧供充足，为紧急心脏手术创造了条件。相对而言，全身麻醉更可取。

（2）麻醉管理：①避免心动过速和心动过缓；②维持足够的前负荷，以保证左心室有充足的每搏量；③避免血压波动过大。重度主动脉瓣狭窄的患者应建立有创血压监测，跨瓣压 > 50 mmHg 时需行肺动脉压监测。硬膜外麻醉给药时要逐步增加剂量，避免低血压。全身麻醉时应避免使用有心肌抑制作用的吸入麻醉药，同时尽量避免使用缩宫素，术中低血压可用间羟胺或去氧肾上腺素。

3. 二尖瓣关闭不全

二尖瓣关闭不全患者大多能耐受妊娠。二尖瓣关闭不全的并发症包括房颤、细菌性心内膜炎、全身栓塞和妊娠期肺充血。其主要的病理生理改变是慢性容量超负荷和左心室扩大，随着妊娠期血容量的进行性增加，可能导致肺淤血。

（1）麻醉选择：首选连续硬膜外或腰硬联合阻滞麻醉，因为该种麻醉阻滞交感神经，降低阻滞区域的外周血管阻力，增加前向性血流，有助于预防肺充血。有椎管内麻醉禁忌证的可选用全身麻醉。

（2）麻醉管理：①保持轻度的心动过缓，因为较快的心率可使二尖瓣反流口相对缩小；②维持较低的外周体循环阻力，降低后负荷可有效降低反流量；③避免应用能抑制心肌的药物。其他术中监测和注意事项同二尖瓣狭窄。

4. 主动脉瓣关闭不全

主动脉瓣关闭不全主要病理生理改变是左心室容量超负荷产生的扩张和心肌肥厚；导致左心室舒张末期容量降低以及射血分数降低等，随着疾病的进展，可发生左心衰竭、肺充血及肺水肿等。妊娠期心率轻度增加，可相对缓解主动脉关闭不全的症状。

（1）麻醉选择：首选硬膜外阻滞，此种麻醉可降低外周循环阻力，降低后负荷，并预防急性左心室容量超负荷。

（2）麻醉管理：①避免心动过缓，应维持心率在 80 ~ 100 次/分；②维持适当前负荷；③避免增加外周循环阻力；④避免使用加重心肌抑制的药物。合并有充血性心力衰竭的产妇需进行有创监测。其他注意事项和术中监测同二尖瓣狭窄。

5. 瓣膜置换术后的患者

随着医学科学的发展，妊娠合并瓣膜性心脏病的患者有许多在产前施行了瓣膜置换术，对于此类患者应了解以下情况。

（1）心功能改善程度：换瓣术后心功能如为Ⅰ～Ⅱ级，其心脏储备能力可耐受分娩麻醉。术后心功能仍为Ⅲ～Ⅳ级者，随时都可能发生心力衰竭或血栓栓塞的危险。

（2）是否有血栓形成、瓣膜流出口大小、有否心内膜炎及溶血等情况。

（3）抗凝剂的使用情况。为了避免华法林的致畸作用，妊娠早期可停用华法林，在中后期仍然可服用。原则上在临产前1周停用华法林，用低分子肝素替代。如遇提早启动临产，可停用华法林，用新鲜冰冻血浆或基因重组Ⅶ因子。抗凝治疗期间，患者禁用椎管内麻醉，以免硬膜外血肿、蛛网膜下隙出血等并发症的发生。近年来也有学者应用低分子肝素来抗凝，术前需停药12～24 h，并排除出血倾向，否则不可使用硬膜外或蛛网膜下隙阻滞。术后12 h方可恢复使用肝素。

（4）如瓣膜病变严重，术后心肺功能不全，应继续呼吸和循环支持，有利于产妇恢复。

七、妊娠糖尿病患者的麻醉

（一）妊娠、糖尿病的相互影响

1. 妊娠对糖代谢的影响

妊娠期胎盘催乳素、雌激素、孕激素和皮质醇分泌增加，且胰岛素抵抗增加，如果产妇不能分泌足够的胰岛素来补偿胰岛素抵抗，就会导致妊娠期血糖增高。

2. 糖尿病对孕产妇的影响

妊娠糖尿病使产妇的并发症发生率增高，包括高血压、子痫前期、羊水过多、尿道感染和肾盂肾炎等。妊娠期糖尿病酮症酸中毒（DKA）发生率增加，且更容易在血糖水平较低时即发生。

3. 糖尿病对胎儿的影响

糖尿病孕产妇胎儿的先天缺陷风险增加，其中心血管系统和中枢神经系统畸形最常见。巨大儿在糖尿病产妇中很常见，会使肩难产和剖宫产率增加。另外，有血管病变或合并子痫前期的糖尿病产妇患胎儿宫内生长迟缓的危险性也增加，此类新生儿即使足月出生，也应按照早产儿予以监护和喂养。

（二）麻醉前准备

（1）详细了解妊娠糖尿病的类型、持续时间、治疗方案和效果，控制患者空腹血糖≤5.6 mmol/L，餐后2 h血糖≤6.7 mmol/L。择期剖宫产术者应尽量选择早晨手术，以利于控制围手术期血糖，手术前一晚使用常量胰岛素，术晨禁食、停用胰岛素。

（2）充分术前评估：有无伴发子痫前期、肾功能不全及病态肥胖、心功能是否受损等。严格的体格检查还包括气道评估及神经系统检查，以排除自主神经及外周神经病变。

（3）实验室检查：包括血糖、糖化血红蛋白、血清电解质、尿素氮、肌酐水平。子痫前期的患者必须检查凝血功能，伴有心功能不全的患者需有近期心电图检查、超声心动图检查及BNP数值。

（三）麻醉处理

1. 麻醉选择

首选椎管内阻滞，其次选择全身麻醉。

2. 麻醉管理

（1）麻醉诱导前用无葡萄糖液体进行输液。含糖液体使产妇出现高血糖危险的同时，新生儿低血糖的危险也增加。

（2）糖尿病产妇的胎儿比非糖尿病产妇的胎儿更易患低氧血症和低血压。积极处理的方法是快速输注液体、给予升压药和将子宫向左侧移位。

（3）对于合并有关节强硬综合征的患者，应注意可能出现的插管困难。

（薄丰山）

第九章

老年麻醉

　　老年人的年龄界限在世界各国并没有统一的标准，有 60 岁或 65 岁，甚至 75 岁，国际上多以 65 岁开始称为老年。世界卫生组织（WHO）将老年人的年龄标准划定为欧美发达国家 ≥65 岁，亚太地区 ≥60 岁。80 ~ 90 岁为高龄老人，≥90 岁为长寿老人，≥100 岁为百岁老人。1950 年，亚太地区老年学会议以及我国国务院规定 60 岁及 60 岁以上为老年人口。随着经济发展及社会和科技的进步，生活水平的提高，人类的平均寿命也在不断延长。2013 年，联合国世界卫生组织经过对全球人体素质和平均寿命进行测定，对年龄的划分标准做出新的规定，将人的一生分成 5 个年龄段，即 44 岁以下为青年人，45 ~ 59 岁为中年人，60 ~ 74 岁为年轻的老年人，75 ~ 89 岁为老年人，90 岁以上为长寿老年人。这 5 个年龄段的划分，将人类的衰老期整整推迟了 10 年。有研究表明，60 岁以上老年人患有慢性疾病者占 77.9%，65 岁以上的老年人约 35% 会经历一次或多次手术，随着年龄的增长，老年人各器官系统发生退行性变，功能随之减退，但高龄并存多系统并发症的手术患者越来越多，如高血压、冠心病、脑血管疾病、呼吸系统疾病、低氧血症、肝肾功能障碍、代谢和内分泌疾病等，显著增加了围手术期麻醉风险。

　　老年人，即使年龄相仿，但由于种族、地区、衰老或老化（aging）速度的不同，其差异很大；同一个体老年人机体的不同器官，其生理功能的变化情况也存在很大差异，皮肤、肌肉、软骨及骨骼等衰老较早，心、肺、肝、肾和脑的衰老较晚。但机体自身可对各个系统和器官功能进行协调，使生理功能维持在一个平衡状态，从而提高麻醉手术的耐受力，但合并其他疾病的老年人，各系统及器官间无法达到平衡状态，可减弱对麻醉手术的耐受力。因此，在麻醉手术前除参考实际年龄之外，必须根据其病史、实验室检查、体格检查等对全身各个脏器功能做出评估和处理。

第一节　老年人各系统的解剖生理特点

一、机体组成

　　随着年龄的增长，老年人体内水分逐渐减少，到 80 岁时，体内总水分减少 10% ~ 15%，尤其是细胞外液。由于老年人运动量减少，肌肉组织萎缩，体内脂肪组织相应比例增加，男性肌肉组织与脂肪组织的体积比由 25 岁时的 4：1 降至 70 岁时的 2：1，女性则由

2：1降至1：1。由于机体脂肪的增加，多出现老年肥胖，老年肥胖常导致其他疾病的发生。从生理学的角度来说，肥胖使老年人的各器官负担加重，耗氧增加。由于腹部脂肪的堆积，使膈肌抬高，肺活量明显减少，机体耐受能力进一步减弱。同时老年人的代谢能力降低，骨质相对疏松，肥胖使得脊柱及四肢关节负荷加重，容易引起腰背疼痛、关节变形。对于老年患者麻醉来说，体内脂肪比例增加，使脂溶性麻醉药的分布容积增大，排泄延缓，使苏醒延迟。

老年人骨骼肌约减少10%，流行病学调查结果显示，60岁以上的老年人约30%罹患肌肉衰减综合征。随着我国步入老龄化社会，老年肌肉衰减征已成为威胁老年人健康的重要公共卫生问题。另外，肥胖、脊柱畸形、棘间韧带和黄韧带钙化，使硬膜外穿刺和气管插管困难，影响麻醉的实施。

二、神经系统

中枢神经系统的老化首先是神经元的消耗。整个生命过程中约有100亿个神经元，每天约消耗5万个。进化程度最高的皮质和合成神经递质的皮质下区，神经元消耗最严重。人脑的重量在20岁时平均为1 400 g，80岁时减至1 100～1 200 g，20岁时人脑灰质重量占全脑的45%，80岁时减至35%，同时枕部皮质神经元密度降低48%。随着神经元的减少，神经元之间的突触连接也进行性地断裂而松散。

（一）脑

衰老和退化主要表现为记忆力下降，传统的观点认为，脑功能减退主要的结构改变是以脑神经元减少为主的脑萎缩，而现在的研究发现，脑神经元数量的减少并未如以往观察的那么严重，而神经元退行性改变，如脂质神经鞘膜的退变可造成冲动传导中电压的变化，从而影响神经功能，在白质中也观察到神经纤维的减少，推测可能与老年人认知障碍有一定关系。

老年人脑血流和脑氧耗降低，且与神经元减少相平行。健康的老年人维持脑电活动及调节大脑代谢和脑血流的机制尚完好，脑血流对灌流压或呼吸改变的反应仍保持正常。80岁老人比20岁青年的脑血流量约降低20%，但脑血流的减少与年龄所致的神经元密度改变成比例下降，即单位脑组织的血流供应无明显改变。但对于伴随脑血管病变的老年人，如有脑卒中或动脉粥样硬化的患者，脑血管的调节功能减弱，尤其对低氧的反应性降低。

在神经组织中，与合成神经递质有关的酶，如酪氨酸羟化酶、多巴脱羧酶、胆碱乙酰化酶等，随年龄增大而逐年减少，同时合成递质的神经元也进行性减少，因此，脑内多巴胺、去甲肾上腺素、酪氨酸、5-羟色胺等普遍减少。老年人脑内激素和药物的受体数量减少，亲和力减弱，特别是多巴胺受体对神经递质分子的亲和力降低。例如自主神经系统的药理特性改变，产生同样作用所需的去甲肾上腺素血浆浓度，老年人比青年人高。大脑和小脑中β受体的数量和亲和力也减低。

单纯的年龄增长所引起的神经系统退行性改变并不妨碍神经系统的正常功能。但老年人常并发其他中枢神经系统疾病，如脑动脉硬化、脑梗死等，这些疾病常导致脑功能减退，甚至老年性痴呆。据统计，全球老年性痴呆症患者为1 700万～2 500万人，65～85岁老年好发，85岁以上的老年人患病率达25%～30%。

衰老的大脑在生化和解剖上存在较大改变，对麻醉药物的敏感性增加，全身麻醉药、镇痛药和镇静催眠药的需要量减少，各种吸入全身麻醉药的 MAC 随增龄而降低。围手术期谵妄和术后认知功能障碍的风险增加。

（二）脊髓和周围神经

30 岁以后，脊髓的重量逐年减轻，至 70 岁时，脊髓的神经细胞大部分出现退行性变，后索及后根变性明显。与此相关，周围神经系统传导速度随年龄增加逐渐减慢，深部腱反射减弱，甚至消失，如老年人的跟腱反射及腹壁反射消失者较多，而病理反射增多。根据定量检测，触觉及温觉的两点辨别觉及振动觉的阈值随年龄增加逐渐升高，尤以深部感觉更为明显。

老年人周围神经纤维也有退化和萎缩。神经束中的纤维数量减少，轴索中髓质减损，因而感觉和运动神经传导速度随增龄而延缓，局部麻醉药需要量相应减少，压力反射及控制激素和酶释放的反馈功能减弱。

（三）感觉器官

老年人感觉器官呈现退行性改变，包括视觉、听觉、触觉、关节位置觉、嗅觉、外周痛觉、温度觉等阈值均增高，这与周围神经系统和脊髓的退行性改变有关，周围感觉及运动神经的神经纤维数量减少，神经轴突减少，神经胶质增生，传导速度减慢。传入传导通路的传导速度约每年减慢 0.16 m/s，周围运动神经的传导速度约每年降低 0.15 m/s。

（四）自主神经系统

老年人自主神经系统同样也经历着退行性改变的过程，出现神经元和神经纤维数量减少，传导减慢，受体和神经递质在数量和功能方面发生改变。自主神经反射的反应速度减慢，反应强度减弱，不易维持血流动力学的稳定。因此，硬膜外阻滞过程中，老年人血压和心率波动较大，而相比之下，低位硬膜外的阻滞对交感神经活性的影响较小，但在上腹部手术中，由于对交感神经的阻滞，可能发生心动过缓和血压的波动，因此在进行硬膜外阻滞时必须注意提高交感神经的张力。

三、循环系统

老年人心血管系统结构和功能的改变主要表现在其储备能力的下降方面，某些老年人虽然无明显心血管疾病，在静息状态或轻微活动时可表现为"正常"，但当经历麻醉及手术，或遭遇外伤等情况，人体应激反应加大、心脏负荷增加时可表现出心功能不全。

（一）心脏结构

随着年龄的增长，心脏重量每年增加 1~2 g，人体心肌细胞开始肥大，而心肌细胞数目并未增多，心肌间质容易发生结缔组织增生、脂肪浸润及淀粉样变等改变。正常心脏结缔组织占 20%~30%，随着年龄增长，心肌之间的胶原纤维和弹性纤维增生。脂肪浸润可发生于老年心脏任何部位。心脏传导系统随增龄也表现为细胞成分减少、纤维组织增多、脂肪浸润。40 岁前窦房结起搏细胞占 70%，以后逐渐减少，到 70 岁后，起搏细胞仅占 10%，使心脏自主节律性降低。心内膜和心瓣膜因长期受血流的冲击，胶原纤维和弹力纤维随年龄的增长而出现增生，使心内膜呈弥漫而不均匀的增厚，可出现灰白色斑块，左心腔较右心腔明显。心瓣膜增厚以游离缘最明显，有时呈锯齿状，整个瓣叶硬化，严重影响瓣膜功能。

老年人心肌除收缩功能下降外，随着心室结缔组织的增加，心室壁肥厚，心室舒张功能减退，严重时可发生舒张性功能衰竭，而在临床上常易被轻视，有调查显示，舒张性心力衰竭占所有心力衰竭患者总数的近一半。导致心室舒张功能减退及舒张性心力衰竭的原因包括左心室肥厚的高血压、缺血性心脏病、肥厚性心肌病和心瓣膜病。由于舒张性心力衰竭和收缩性衰竭在临床上不易区分，所以常忽视其存在，但临床上两种状态的治疗方法有所不同，采用治疗收缩性心功能衰竭的方法常不利于治疗舒张性心力衰竭。鉴别方法之一是心脏超声检查。

（二）心率、心律和传导系统

经过筛选的无心血管病老年人，24 h 动态心电图也常可见室上性或室性期前收缩，1/3 可见多源性室性期前收缩，4% 有短阵室速。老年人还容易发生心房颤动等快速性心律失常。其他常见心电图异常有 T 波低平或倒置，一度房室传导阻滞，右束支或左前半束支传导阻滞等。

心肌的兴奋性、自律性、传导性和收缩性均减低。由于心脏的顺应性减低，致左室舒张末压较高，对负荷的代偿能力减低，最快心率与最慢心率差变小，静息状态下，老年人心率和青壮年相似，但运动时所能达到的最快心率比青壮年低。最快心率 = 220 – 年龄。青壮年应激时主要依靠加快心率和提高射血分数来增加心排血量。老年人肾上腺素能受体数量减少或敏感性降低，应激时虽然儿茶酚胺浓度比青壮年高，心率加快却不如年轻人。老年人对外源性药物的变力和变速反应也明显减低，如用等量阿托品后的心率改变，青壮年加快较多，而老年人每分钟只加快 4 ~ 5 次，应用 β 受体阻滞剂后，心率减慢也比青壮年少。

老年人易发生心律失常，多为室上性期前收缩，可达 93.9%，室性期前收缩较少，约为 44.9%。随着年龄的增长，心电图（ECG）异常发生率为 50% ~ 60%，以 ST-T 出现异常及心律不齐者较多见。

（三）心排血量

以往的观点认为，衰老不可避免地产生心排血量进行性减少，但近年在大多数健康老人的研究中发现，静息心脏指数下降不能表明心血管衰退，而是机体对于灌注和代谢需要降低的整体适应性反应。老年人心脏储备功能主要表现在其运动时的最大心排血量。在维持正常心排血量方面，青年人主要通过增加心率和心肌收缩力来调节，而老年人则主要依靠 Frank – Starling 机制来维持。20 岁的青年最快心率可达 200 次/分，而 60 岁者约为 160 次/分，老年人运动时血中儿茶酚胺浓度比年轻人高，其心率减慢的最大原因可能与老年人心脏自主神经系统 β 受体应答性降低有关（包括受体亲和力下降和信号传导的改变）。老年人最大心排血量减低 25%，对应激的反应时间延长，使应激下氧供应减少，80 岁老人较 20 岁年轻人有氧代谢能力减低 50%。主要依靠心脏舒张末期容量来提高每搏量，充盈压上升，左室功能降低，因而对液体负荷的耐受力差，易发生心力衰竭。心排血量减低易导致肾和脑血流减少，加上自身调节机制减弱，围手术期易发生重要脏器缺血。

（四）血管结构与功能

随着年龄的增长，主动脉和周围动脉管壁增厚，主动脉壁增厚以内膜增厚明显，40 岁为 0.25 mm，70 岁后可超过 0.55 mm，中膜也有轻度增厚，动脉硬化程度增加，顺应性下降，从而使血流的阻抗增加，收缩压增高、脉压加大，主动脉扩张性减退和主动脉脉搏波传递速度增快（5 岁时的 4.1 m/s 增至 65 岁时的 10.5 m/s）；另外还表现在主动脉容积增大、管壁增厚、长度延长、屈曲和下垂及主动脉根部右移。80岁老年人主动脉容积较年轻人增加4倍。主动脉压力感受器敏感性下降，对低血容量等应激刺激的反应降低。

静脉增龄性变化有管壁胶原纤维增生、弹性降低、管腔扩大、内膜增厚、静脉瓣萎缩或增厚，因而老年人容易发生静脉曲张。随着年龄的增长，毛细血管内皮细胞减少、基底膜增厚、弹性降低、脆性增加，单位面积内有功能的毛细血管数目减少。血管壁变脆，容易损伤出血，动静脉穿刺操作时应轻柔准确，不然易发生出血或血管破裂。毛细血管也发生改变，单位面积功能性毛细血管数减少，毛细血管基底膜增厚，外膜原纤维胶原化，毛细血管管腔变小，致毛细血管代谢率下降。

肺动脉压和肺血管阻力也随增龄而升高，无左心室功能异常的老年人，肺动脉压也可能升高到26/11 mmHg，而青壮年则不超过20/9 mmHg。故对老年人监测到肺动脉压稍高时，不宜过高估计其临床严重性。

老年人整个心血管系统的顺应性降低，常难以适应循环血容量改变。输血补液时需要严格控制补液速度和数量，否则易引起充血性心力衰竭。但若容量不足而补充不及时，也容易发生休克等不良后果。由于老年患者心血管代偿功能减退，麻醉药对循环功能的抑制明显，麻醉和手术期间易发生血流动力学波动，常有低血压或高血压。

四、呼吸系统

维持人体正常呼吸需要有完整的胸廓、胸廓活动所涉及的各关节功能正常以及膈肌功能的正常。脊椎和肋骨的发育到20岁左右停止，30岁后开始老化，椎间盘变性、脱水、萎缩、变薄，随年龄加大，在体重压力下，胸、腰椎逐渐压缩，弯曲变性，肋骨从前倾位变为水平位，使胸廓前后径增加，变为桶状胸，这些改变使60岁的老年男性平静呼吸时的呼吸功耗比20岁的年轻人要增加20%。

呼吸肌与其他横纹肌一样，20岁发育成熟，随年龄增长，逐渐发生退行性改变，肌纤维成分减少、肌肉萎缩、结缔组织和脂肪组织增生，导致肌肉收缩力下降，降低了收缩效率，膈肌张力、跨膈压、吸气阻力、最大吸气压及呼气压随着年龄增加而明显下降，呼吸道的保护性反射减弱，影响老年人的有效咳嗽，排痰能力低下，任何增加呼吸肌负担或降低其能量供应的因素均可使老年人受到呼吸衰竭的威胁。

老年人上呼吸道的鼻、喉黏膜因萎缩而变薄，分泌减少，加温和湿化气体的功能减弱，喉黏膜感觉减退，反应迟钝，喉咽反射和咳嗽反射减弱。老年人气管、支气管依靠软骨支撑，而软骨数量不随年龄而发生改变，故气管支气管形态能保持基本正常，但黏膜上皮萎缩、增生、鳞状上皮化生、纤毛倒伏、杯状细胞增多等改变可使支气管反应性增高，形成好发喘息的病理基础。

老年人肺组织不断发生退行性变化，肺组织弹性纤维中弹性硬蛋白数量减少和性质改变，使弹性回缩力减弱。形态学研究显示，50岁以上时，呼吸性细支气管、肺泡管和肺泡周围的弹性纤维会发生扭曲和断裂，从而导致老年人肺泡管、肺泡囊、肺泡发生扩张。由于肺泡壁周围弹性组织退变和长期过度通气，肺泡壁变薄甚至断裂，肺泡互相融合，使肺泡数量降低，气体交换面积减少，30岁时肺泡的总面积为70 m²，而70岁时为60 m²，下降速度为每年0.27 m²。同时小气道由于支撑结构的减少而易于塌陷。

老年人的潮气量（TV）与肺总量（TIV）增龄变化不大或者略有减少。肺活量（VC）

和补呼气量（ERV）、补吸气量（IRV）随增龄显著下降，70～80岁老年人的VC只有年轻人的40%～50%，残气量（RV）与功能残气量（FRV）随增龄明显增加，最大通气量（MVV）、用力肺活量（FEC）、第1秒用力呼气量（FEV_1）、峰流量（PEF）、最大呼气流量（FEF 75%、FEF 50%、FEF 25%）、用力呼气中段流量（FEF 25%～75%）、FEV_1/FVC等流量指标都随增龄而明显下降，闭合气量（CV）则随年龄增长而增加。老年人由于肺泡总表面积减少、气体分布不均、肺血流减少、通气血流比例失调、生理分流量增加等原因，换气功能也随着年龄的增长而减退，表现为动脉血氧分压减低，$PaO_2 = [100 - (0.4 × 年龄)]$ mmHg。平卧时比坐位时可降低10 mmHg，胸腹部手术后动脉血氧分压减低的幅度随年龄而增大。故老年人手术后宜吸入较高浓度的氧，维持24～72 h。

人体具有极其复杂的呼吸调节能力，但老年人对缺氧和高碳酸血症的通气反应随年龄增长而下降，有资料表明，健康老人（64～73岁）与健康年轻人相比，对低氧的通气反应减少51%，对CO_2的通气反应减少41%。在麻醉状态下，这种问题可得到进一步放大，故需充分重视。由于多种因素影响，术后易发呼吸道感染及呼吸功能不全。

五、消化系统

老年人群身体衰弱，口腔门齿松动或脱落，影响消化功能。老年人咽喉反射和吞咽功能减退，同时胃排空时间延长，肠蠕动减弱，因此，麻醉诱导期及恢复期易发生呕吐、误吸。胃肠功能紊乱，胃肠道血流量降低，胃黏膜发生某种程度的萎缩，唾液及胃液分泌减少，胃酸偏低。同时由于自身活动减少，膳食纤维摄入不足，长期卧床等原因，常发生便秘，其发生率在老年人慢性消化系统疾病中排位第一，便秘时粪便在结肠内滞留时间过长，发酵腐败产生大量对人体有害的毒素，机体吸收后导致头晕、恶心、乏力、食欲缺乏等症状；长期便秘也是结肠癌的一个诱因，且便秘时屏气用力，易使高血压、心脏病患者突发意外。

肝脏是人体内最大的实质性腺体，是体内新陈代谢的中心。它在人的代谢、胆汁生成、解毒、凝血、免疫、热量产生及水与电解质的调节中发挥着非常重要的作用。肝脏具有肝动脉和肝静脉双重的血液供应，血流量极为丰富，约占心排血量的1/4。老年人肝细胞数量减少，肝体积缩小，80岁时可缩小40%～50%，血流也相应减少。老年人肝合成蛋白质的能力降低，血浆蛋白减少，清蛋白与球蛋白的比值降低。由此，老年人肝功能的退行性改变对麻醉药物的代谢以及血浆药物游离含量均有一定的影响。

六、肾脏和水、电解质及酸碱平衡

老年人生理改变及慢性疾病的影响使水、电解质、酸碱平衡的调节受到限制，围手术期易发生水、电解质及酸碱平衡紊乱。老年男性平均体液总量约占体重的52%，女性约占42%，较青年人（约60%）为少。细胞外液电解质浓度及pH与青年人相似，但老年人酸碱平衡调节能力不如青年人。

老年人肾结构及功能均有明显改变：肾体积缩小，肾单位减少，肾小球基底膜增厚，小血管中层肥厚，内膜增厚，因此肾血流量及肾小球滤过率均下降。到80岁时，较青年人肾总体积约减少30%，肾血流量可降低50%，肾小球滤过率（GFR）降低50%。老年人肾小管功能也出现下降，其浓缩稀释、酸化尿液功能下降，使肾对氢离子的排出、氨的形成及对氢离子的调节方面都受到限制，对药物及其代谢产物的清除延缓。

老年人肾功能一般是可以防止尿毒症，但其储备功能较难抵挡严重的水电解质失衡。遇有腹水、充血性心力衰竭、水钠过负荷等引起肾血流改变时，很容易出现肾衰竭。低渗性脱水及低钠血症在老人中很常见，老年人肾排水功能较差，肾素—血管紧张素—醛固酮系统反应迟钝、肾单位减少、每个肾单位溶质负荷加重可能均是造成老年人储钠功能下降的原因。但由于其 GFR 降低，对急性的钠负荷过重也不能适应，可造成高钠血症。老年人体钾总量虽减少，但血钾正常。低钾血症多见于体力衰弱及食欲减退者，与钾摄入减少有关，特别在手术后，经常要限制患者的饮食，而补钾又不足。应用排钾利尿剂是另一原因，目前使用利尿剂多同时补钾或用保钾利尿剂，因而引起低钾血症已不如过去常见。肾保钾能力也较青年差，在呕吐、腹泻、利尿、服用肾上腺皮质激素或应激情况下较易出现低钾血症。与此相反，应用保钾利尿剂和补钾可引起高钾血症。老年患者出现发热、手术后出现高分解代谢等时容易导致高钾血症。

老年人肺、肾功能减退，缓冲系统反应削弱，容易出现酸碱失衡，肾血流量减少，肾小球滤过率下降，肾小管浓缩功能下降，其代谢废物的排泄需要更多的水分参与，体内的酸性代谢产物易堆积，因此，老年人在缺氧时容易出现乳酸酸中毒，老年人对抗利尿激素（ADH）的反应较低，通过高渗盐水试验，青年人血中 ADH 增加 2.5 倍即可使血浆毫渗量从 290 mOsm/kg 提高到 306 mOsm/kg，而在老年人则需增加 40.5 倍的 ADH 始能获得同样的效果。老年人的视上神经核及室旁核（ADH 产生处）常肥大，正常情况下，血中 ADH 的浓度高于青年人，ADH 水平约每年增高 0.03 ng/L。在手术、创伤以及应激状态下易出现 ADH 异常分泌综合征，可影响水的排出，使老年人有发生水中毒的危险。

多数药物主要通过肾排泄，老年人肾血流量减少，肾小球滤过率下降，肾小管的分泌与吸收功能也同时减弱。因此，凡老年患者使用主要经肾排泄的常量药物时容易蓄积中毒。由于老年患者肾功能减退，围手术期应注意肾保护，预防急性肾损伤。

七、血液系统

血液系统老化主要表现在各种血细胞及骨髓的变化。在衰老过程中，血红蛋白仅轻度减少，红细胞平均容量、红细胞脆性及铁蛋白均增加；骨髓红细胞摄取铁减少；白细胞和血小板数量正常或稍低于青壮年；中年以后胸腺、脾、扁桃体重量下降，主要是由于淋巴细胞减少所致。此外，胸腺的萎缩和 T 淋巴细胞功能的改变，全身淋巴结中的淋巴细胞和淋巴滤泡也减少；T、B 淋巴细胞发生功能变化，抗原刺激下免疫球蛋白产生明显减少，可能导致中老年免疫功能减退，易发生恶性肿瘤和各种感染。中年以后，血液中的血小板黏附性和积聚性增加，可能是中老年人易发生血栓和栓塞的原因之一。造血的红骨髓容量随着年龄的增长而减少，青壮年在应激情况下黄骨髓可转变成能造血的红骨髓，使机体迅速提高造血功能，而中年以后这种应激能力下降。血浆胆碱酯酶活性减弱，某些此酶代谢的药物作用时间延长。

八、内分泌与代谢系统

老年人由于胰岛素拮抗或胰岛素功能不全，均会出现糖耐量降低，45 岁以后，静脉注射 25 g 葡萄糖需 90~95 min 代谢至基础水平，而年轻人仅需 65 min。空腹血糖正常者口服或静脉注射葡萄糖后 2 h 的血糖值随年龄增加而升高，且老年人血糖上升时反应性胰岛素释放较慢。因此，在围手术期对老年人不应静脉输注大量含糖液体。

老年人肾上腺重量无改变，但纤维组织增多，皮质醇的分泌量与排泄量均下降约30%，肾素浓度及活性明显下降（30%～50%），导致血浆醛固酮浓度降低。低醛固酮状态下减少钾的排出，同时由于肾小球滤过率下降，钾滤出量减少，使老年人容易出现高钾血症。

老年人尤其女性易发生甲状腺功能减退。老年人甲状腺的生理特点：甲状腺重15～20 g，易发生纤维化、腺体萎缩；甲状腺激素（TH）水平较中青年低；多数研究表明，血清三碘甲状腺原氨酸（T_3）水平随年龄增长而下降，但大多数在正常范围内血清甲状腺素（T_4）浓度无增龄变化；血清促甲状腺激素（TSH）改变尚存争议；老年人的血脂随着TH水平的升高呈下降趋势，但仍高于相同甲状腺功能水平的年轻人。

老年人血钙水平减低，常促使甲状旁腺激素分泌增多，骨吸收大于骨形成，其甲状旁腺激素升高20%～40%，骨质疏松发生率高。

基础代谢和体温调节：30岁以后基础代谢率每年约降低1%。体热的产生也与之平行下降，老年人体温调节能力降低，血管收缩反应减弱，体热容易丧失过多。麻醉期间，要采取保温措施，适当提高室温。输血、补液时以及冲洗体腔的生理盐水应加温使用，加强手术期间体温监测。

九、肌肉及骨关节

（一）骨骼肌变化特点

人到中年以后，随着年龄的增长，骨质增生的发生率及程度也逐渐升高。中年后期，四肢的长骨骨端及椎体等处常见骨质疏松，特别是更年期妇女。进入老年期，骨质疏松与增生，以及关节软骨的退行性变，关节囊及韧带的硬化，使得关节活动幅度下降，甚至关节畸形。进入老年期后，骨骼成分与青年时期相比也有很大的不同。骨有机成分减少而无机成分增大，韧性降低，脆性增加，与骨质疏松一起，易导致老年人骨折。骨骼变化的同时，肌肉也出现退行性变，出现肌细胞萎缩，肌力下降，肌肉重量下降；随着年龄增加，肌细胞内水分减少，细胞间水分增加，细胞萎缩，肌肉失去弹性，功能减弱。由于肌组织间纤维组织增生，肌肉呈假性肥大，但功能低落。同时肌腱韧带也出现萎缩且僵硬，使肌肉功能进一步减退。

（二）骨关节

骨的生成与吸收在中年后出现负平衡，呈骨质疏松改变，表现为骨皮质变薄、骨小梁减少变细、Ca^{2+}沉着减少。股骨的骨质疏松主要在股骨颈部、大粗隆及粗隆间部。脊椎部分骨质疏松也较明显。随着年龄增加，关节的胶原结构改变，软骨素含量减少，致弹性降低。组织变性，软骨变薄、缺损。关节囊结缔组织增生、韧带退行变及纤维化。导致关节运动及活动范围缩小。

十、免疫系统

老年期免疫系统的功能逐渐降低。一方面，与T淋巴细胞产生有关的胸腺萎缩，引起免疫功能减退，表现为老年人体质变弱，易发生感染性疾病特别是呼吸道感染，如感冒、支气管炎等。这说明机体针对外来抗原产生抗体的能力减弱。另一方面，机体对自身抗原产生抗体的能力亢进，血清中自身抗体增加，故中老年人易发生自身免疫性疾病，如类风湿、红斑狼疮等。免疫监视与清除能力下降，从而使老年人疾病发生率增高。

（一）细胞免疫

T 细胞功能一般首先老化，T 细胞绝对数及相对数均轻度减少或不变，T 细胞功能降低。动物实验显示，老年动物的造血干细胞受电离辐射后恢复较差，说明 DNA 修复酶活性减低。根据以上的变化，提示老年期细胞免疫功能降低。

（二）体液免疫

老年期血清中免疫球蛋白总量无变化，但其各型分布异常，即 IgA、IgG 含量增加，IgM 减少。血清中天然抗体减少，而老年人的自身抗体和单株细胞系免疫球蛋白增加。自身抗核酸、平滑肌、线粒体、淋巴细胞、胃壁细胞和抗甲状腺球蛋白抗体在老年人的组织中检出率均增加，提示白细胞内免疫功能调节发生紊乱。突出的表现为特异性抗体反应发生障碍，产生抗体的细胞总数及所产生抗体的总量并未见显著改变。此外，老年人对一般皮肤试验的抗原及迟缓皮肤过敏试验的反应均差。

十一、皮肤与毛发

老年人皮肤干燥且皱纹多，这是由于皮脂腺分泌减少、皮肤失水、皮下脂肪及弹力组织减少所致。40 岁后，皮肤出现老年斑、白斑等。且随年龄增加而加重。皮肤血管对外界温度改变的舒张及收缩的适应能力减弱。毛发变细且脆，逐渐由于色素脱失变灰或白。一般粗发易变白，而细发易脱失。

十二、药代学和药效学改变

老年人常并存多种慢性疾病，用药时间较长，用药种类较多，由于老年人肝、肾功能衰退，对药物代谢、清除能力差，易发生药物不良反应。

老年人肠黏膜随增龄逐渐萎缩，上皮细胞减少，肠道吸收面积减小，但由于肠黏膜面积巨大，所以老年人服药后吸收速度可能减慢，但吸收的量基本不变。老年人肠蠕动减慢，药物在肠道内的停留时间延长，使某些药物的吸收延迟。抗组胺药、三环类抗抑郁药、抗毒蕈碱类、类阿片活性肽等药物抑制胃肠蠕动，故本类药物的吸收较缓慢，同时也会延迟其他与之同服药物的吸收。老年人组织血流灌注减少，经皮肤、黏膜给药或经皮下及肌内注射给药，药物吸收将减少，因此在救治老年危重症患者时，应首选静脉给药。

健康老年人的血浆蛋白水平随增龄而降低。处于患病（尤其是各种感染性疾病、恶性肿瘤等）状态的老年人更易发生低蛋白血症，而且老年人常因并存多种疾病，用药种类多，多种药物之间竞争与白蛋白结合，这些因素都会导致老年人药物的蛋白结合率降低，而使游离药物浓度增高，进而产生不良反应，这些因素对血浆蛋白结合率高的药物的影响会更大。性别、营养状态可能也是影响药物血浆蛋白结合率的生理因素。

药物的分布和排泄随增龄而显著改变，老年人药物的排泄半衰期明显延长。老年人蛋白结合减少，脂肪所占的百分比增大，分布容积增大，使药物半衰期延长和苏醒时间延长。老年人肝、肾功能往往减退，从而削弱对药物的代谢和排泄能力，使半衰期延长。因此，老年人用药时要充分评估其机体状况，尤其是肝、肾功能，合理选择药物，避免不利的相互作用，酌情减少剂量，调整用药间隔，密切随访观察，必要时进行药物浓度监测，从而避免或减少不良反应的发生。老年人脑内激素和药物的受体数量减少，亲和力减弱；递质合成速率减慢，神经组织中合成递质所需的酶随增龄而减少，脑内递质浓度降低。一般认为老年人对麻醉药、镇痛药和镇静催眠药的需要量减少，各种吸入麻醉药的 MAC 随增龄而降低。

临床上，老年人对各种麻醉药的耐受性和需要量均降低，随年龄增长，相对的 ED_{50} 进行性下降。麻醉药需要量改变的速率是与大脑皮质神经元的丢失速率和皮质神经元密度降低速率是相平行的，也与脑代谢率绝对值下降、脑血流绝对值下降和与年龄有关的神经递质活性降低、有关受体的减少相平行。根据以上特点，老年人药物清除减慢，药物作用时间延长，对药物的敏感性增加，容易出现不良反应，因此，对于老年人用药应酌减剂量，加强监护，制订个体化用药方案，必要时采用滴定的方法。

（苏 斌）

第二节 老年患者麻醉前准备和合并症处理

老年患者由于生理功能减退，可能合并多种疾病，这些合并症多发生于心、脑、肺、肾等重要脏器，尤其是合并的心血管疾病，可使患者对麻醉和手术的耐受能力大为降低，导致围手术期并发症发生率和病死率增加。引起老年患者死亡的常见原因有心力衰竭、心搏骤停、脑血管意外等，麻醉选择或处理不当会增加风险。因此，老年患者麻醉前的准备与评估显得非常重要。但大多数的证据显示，常规检查不一定需要，检查应根据患者的病史、手术的性质和现有症状等个体化临床状况重点进行。

一、麻醉前评估

（一）麻醉前访视

老年患者通常有听觉和视觉障碍。术前访视时需减慢语速，尽可能不使用专业术语与老年患者沟通。麻醉前访视包括患者的全身状况及心、肺、肝、肾等重要器官的功能，以及中枢神经系统和内分泌系统的改变。同时实验室检查、病史和体格检查也非常重要。对患者全身状况进行评估，及早对异常状态进行治疗。老年患者的常见疾病可对麻醉有显著影响，与年龄相比，麻醉相关的风险与并存病症更为重要，因此，术前需要评估患者全身情况。糖尿病和心血管疾病在老年患者中很常见，肺部并发症是患者术后死亡的主要原因，术前必须了解和改善患者的肺功能。注意老年患者通常合并的抑郁、营养不良、长期卧床以及脱水等。确定老年患者的认知障碍状态，因为认知障碍可能导致预后不良和围手术期病死率增加。

（二）手术类型

应该根据外科手术损伤程度的大小对老年患者进行适当的术前评估。不同手术的部位、手术时间和失血量的麻醉手术风险不同，颅脑、心胸和腹部大手术以及失血量较多的手术麻醉和手术风险较大。

（三）用药情况

与其他年龄段患者相比，老年患者通常服用多种药物。年龄超过 65 岁的患者，90% 至少服用 1 种药物，40% 服用 5 种或 5 种以上药物，12% ~19% 使用 10 种或更多的药物。因此必须考虑各种药物的不良反应。了解患者的处方药用药史，以及目前的用药情况，包括中草药、保健品和滋补药。了解药物的相关作用以及药物的相互影响。尤其是长期使用药物的围手术期调整至关重要，如β受体阻滞剂等。如术前长期服用他汀类药物的老年患者，术后间断他汀类药物治疗是严重的隐患（尚无静脉注射剂型），特别是血管手术患者。血管外科手术的患者围手术期应用抑制素能够改善患者术后心血管不良事件的发生率，减少血清脂质和炎症因子的水平。此外，心脏手术患者术前应用抑制素还能减少急性肾衰竭的发生率。然而也有研究认为，术前应用抑制素会增加老年患者谵妄的发生率。美国心脏病学会（ACC）建议围手术期不停用β受体阻滞剂，认为非心脏手术术前使用β受体阻滞剂能降低术后心肌梗死发病率。

二、风险评估

手术危险性与年龄（＞65岁）、患者全身情况（ASA分级）、手术类型（急症与大手术）及是否有合并症有关。

（一）年龄

高龄对手术预后、风险评估、合并症均有影响。早期研究认为，高龄增加了更多的危险，麻醉并发症和围手术期病死率均随年龄增长而增高，老年患者围手术期并发症发生率和病死率高于青壮年。不同类型的手术，90岁以上患者的围手术期病死率为0%～20%。例如髋部手术后，90岁以上患者的围手术期病死率较高。但年龄并非影响患者围手术期病死率的唯一因素。对75岁以上患者进行的研究表明，尽管最初病死率较高，但该人群的整体存活率接近年龄相当的普通人群。将90岁以上患者的病死率和病残率与年龄、性别、生理年龄等同的普通人群相比，观察5年生存率并与预期生存率相比发现，患者的1年生存率会降低，2年后升高。100岁以上年龄的老年患者中，48 h、30 d和1年病死率分别为0%、16.0%和35.5%。接受手术和麻醉的百岁老人同年龄、性别、生理年龄相当的普通人群相比，其生存率和未经历手术的百岁老人的预期生存期相当。当然，这需要考虑生理年龄，而非单纯时间年龄。老年患者风险增大的原因主要是年龄相关性疾病，其次才是增龄引起的多器官功能减退。

（二）ASA分级

ASA评估是对并发症和身体条件的总的术前评估，最初目的是围绕患者的身体状况，不主张使用手术风险分级。Ⅰ级，正常健康患者；Ⅱ级，轻微系统疾病；Ⅲ级，严重系统疾病，功能在代偿范围内；Ⅳ级，严重系统疾病，功能失代偿，面临生命危险；Ⅴ级，濒临死亡，无论手术与否难以维持24 h。实际上是准确、可靠预测围手术期病死率的方法之一。有研究证实，术后并发症的最高比值比（OR）与ASA分级增加有关。ASA Ⅳ级预示的发生围手术期并发症的OR是4.26，ASA Ⅲ级的OR是2.24，ASA Ⅱ级的OR是1.5。一项把10项患者特点作为病死率预测因素的研究得出ASA分级是最强的预测因子。

（三）急诊或择期手术

对于非心脏手术的患者，急诊手术是术后并发症的独立预测因素。术前生理状态较差或术前准备不充分对预后都有很大影响。急诊手术带来许多特殊问题，如随衰老出现机体组成和代谢需求的变化、疾病的非典型症状、呼吸循环系统改变和水电解质紊乱等。急诊手术的风险比择期手术大，因为急诊患者往往病情较重，而且缺乏足够的时间对病情进行充分的评估和治疗准备。

（四）外科手术类型

一般而言，手术病死率随年龄增加而增加，但不同手术类型的结果变化较大。因此，Goldman/Detsky/Lee 心脏危险指数、病死率和并发症发生率的生理学和手术严重性评分（POSSUM）及 ACC/AHA 指南等一些风险评价把手术因素作为一个重要的决定因素。高危手术包括主动脉及大血管手术、外周血管手术及大量液体转移和血液丢失造成的手术过程延长；中危手术包括胸腹部手术、整形手术、前列腺手术、头颈部手术及颈动脉手术；低危手术包括内镜、白内障及乳腺手术。有研究表明，腹部动脉瘤修补术、胸部手术及上腹部手术，这些高风险大手术与老年患者肺部并发症的发生率密切相关。很多老年患者的疾病需要接受手术治疗，随着技术进步和设备的发展，许多手术的病死率和并发症发生率已明显下降。

三、麻醉前用药

老年患者对麻醉药物的耐受性降低，药物作用时间延长，麻醉前用药剂量约比青年人减少 $1/3 \sim 1/2$。对于紧张的患者，术前晚可给予镇静催眠药。麻醉性镇痛药容易产生呼吸、循环抑制，导致呼吸频率减慢、潮气量不足和低血压，只有当患者术前存在明显疼痛时才考虑使用阿片类药物。老年人对镇静催眠药的反应性也明显增高，易致意识丧失而出现呼吸抑制，应减量和慎重使用。一般宜用咪达唑仑 $3 \sim 5$ mg 肌内注射，少用巴比妥类药。也有主张麻醉前只进行心理安慰，不应用镇静催眠药。阿托品有利于麻醉的实施和调整心率。如患者心率增快、有明显心肌缺血时应避免使用，可用东莨菪碱代之。然而东莨菪碱常出现的兴奋、谵妄，对老年人一般属于禁忌，应酌情慎用。老年患者通常唾液腺萎缩，多不需要使用抗胆碱能药物。麻醉前使用东莨菪碱、阿托品等抗胆碱能药物，易使老年患者感到口干不适，以及眼压升高等。因此，除非有明确指征，应尽量避免使用。H_2 受体拮抗剂可以减少误吸的风险，常用的 H_2 受体拮抗剂有西咪替丁、雷尼替丁、法莫替丁和尼扎替丁等，但应注意在具体使用中要掌握适应证，严格用药剂量及防范不良反应，还应重视避免各种不恰当的联用，以使用药更加安全、有效。

四、老年患者合并症的处理

麻醉前需要全面评估患者的身体状况，包括将施行手术治疗的疾病和其他合并症，了解各系统的功能状态，使患者的身体状况在麻醉前能调整达到最佳状态，以预防围手术期并发症和减少手术麻醉的风险。对于老年患者而言，可用普通日常活动的代谢当量（MET）衡量评估日常功能。1MET 相当于体重 70 kg 的 40 岁男性静息状态的耗氧量。静息时无不适是 1MET；自行穿衣，进食和上厕所为 2MET；在室外或室内散步为 3MET；以每小时 4 000 m 左右的速度走 $200 \sim 500$ m 平路，或能做轻便家务，如擦灰尘和洗碗碟为 4MET；能上一、二层楼梯或登小山坡约为 5MET；以每小时 6.4 km 的速度走路约为 6MET；能短程小跑为 7MET；从事较重劳动，如拖地板或搬家具为 8MET；参加保龄球、跳舞等中度体育活动已达 $9 \sim 10$MET；参加剧烈体育活动，如游泳、打网球、踢足球、打棒球则超过 10MET。临床上可以通过询问患者的日常活动能力来估计其心脏功能状态。通常分为优良（7MET 以上）、中等（4~7MET）、差（4MET以下）。

（一）冠心病

冠心病是老年患者中常见的合并症。应确认患者既往的心肌缺血、心绞痛或心肌梗死发作史，以及冠脉介入手术，如溶栓、血管成形、支架或冠状动脉旁路移植术史；过敏史和目前的服药。还应当包括运动试验结果、24 h 动态心电图检查和冠状动脉造影等。麻醉医师应该关注围手术期心肌缺血的防治和对预后的影响。术中心肌缺血与心率过快关系最大，其次与血压波动、冠状血管痉挛有关。术后院内心肌梗死常与术后血流动力学紊乱、疼痛等应激反应及其激活的凝血机制改变有关。围手术期心肌缺血者术后心肌梗死、肺水肿的发生率及病死率均增加。对于冠心病患者，确保充足心肌氧供的关键就是保持适当的心率、收缩压、血红蛋白含量和氧饱和度。

冠心患者还应全面了解患者术前用药情况并考虑其对麻醉手术的影响，如麻醉前用 β 受体阻滞剂、硝酸盐、钙通道阻滞剂、阿司匹林、他汀类药物治疗以及运动和饮食疗法等情况。β 受体阻滞剂通过减慢心率、控制动脉收缩压及心肌收缩力来降低心肌耗氧量，并通过延长心室舒张期时间，增加心内膜下及梗死心肌组织的灌注来增加氧供而起作用。钙剂常能有效地加强心肌收缩力。硝酸盐主要使全身静脉扩张，减小左心室舒张末期容量和心肌需氧量，静脉滴注使冠状血管扩张，抑制冠状血管痉挛，改善依靠侧支循环灌注的心肌血液供给。钙通道阻滞剂可减慢心率、降低心肌收缩力和传导速率，以及降低周围血管和冠状血管的张力。钙通道阻滞剂与 β 受体阻滞剂同时使用时，若再使用吸入麻醉药，可出现叠加的心肌抑制作用。术前服用洋地黄者应详细了解用药情况和血清钾情况，尤其是长时期应用利尿药的患者。洋地黄用药期间，低钾血症易发多源室性期前收缩和室上速等异常心律，影响心脏功能。最近美国心脏病学院杂志（ACC）刊登文章，研究者纳入 122 000 例患者，多数为男性，平均年龄 72 岁。接受地高辛治疗 3 年较相同年龄组死亡风险增加超过 20%。结论为地高辛增加房颤患者死亡风险。

对于有冠脉支架的患者，必须了解支架的放置时间、类型及位置。近期放置支架的患者会增加围手术期出血和再狭窄的风险。抗凝和抗血小板治疗增加出血危险。4 周内行支架植入的患者禁行择期手术。不建议手术前预防性地放置支架，因为这并不能改善心脏病患者非心脏手术的预后。对于放置药物支架不足 1 年的患者不推荐进行择期手术，因为围手术期停用抗血小板药物会增加血栓的风险。氯吡格雷、噻氯匹定等抗血小板药物常规术前 7 d 停用，考虑到不同人群对氯吡格雷反应性不同，如有可能，应监测血小板功能，以决定何时停药。ACC/AHA 指南中强调了围手术期不需要停用阿司匹林。

术前过度紧张可通过交感神经系统兴奋而增加心肌耗氧量。因此，冠心病患者术前用药很有必要。对心功能正常者可应用吗啡 5~10 mg、东莨菪碱 0.3 mg 以提供良好的镇静遗忘作用，紧张者可加用苯二氮䓬类药。心功能欠佳患者术前药宜减量、慎用。通过与患者融洽的术前交流，可减轻其焦虑。理想的麻醉前用药应使患者入手术室呈嗜睡状态，无焦虑、紧张，表情淡漠、对周围漠不关心；心率 <70 次/分，血压较在病房时低 5%~10%，无胸痛、胸闷等心血管症状。必要时给予吸氧，予以适量的 β 受体阻滞剂、钙通道阻断药或硝酸甘油口服。长期服用的药物应当坚持服用至术晨，避免因撤药引起心动过速、异常高血压及冠状动脉痉挛，但应注意这些药物与全身麻醉药协同作用所引起的严重低血压。全身麻醉诱导要尽量避免冠脉灌注压降低和心肌耗氧量增大。气管插管时维持适度的麻醉深度，同时

保持血压平稳。也可以根据诱导中的具体情况辅以局部麻醉药或血管活性药物。麻醉期间进行连续心功能监测。

（二）心律失常

缓慢性心律失常特别是合并有眩晕、晕厥史的患者，需要安装起搏器。一般心动过缓患者，如心率<50 次/分，术前可先考虑作阿托品试验，采用阿托品 0.02～0.04 mg/kg，在 1 min 内静注完毕，记录 Ⅱ 导联心电图 5 min 内最快、2 min、3 min、4 min、5 min、10 min、15 min、20 min 的窦性心率。阳性标准为用药后窦性心率小于或等于 90 次/分，可辅助诊断窦房结功能低下或病态窦房结综合征。伴有前列腺肥大和青光眼的老年患者禁忌阿托品试验。

术前体检若室性期前收缩多于 5 次/分，则应考虑与围手术期心脏并发症相关，需要关注其潜在的心脏器质性疾病可能，并进行抗心律失常治疗。预激综合征患者应当尽量避免使用交感物质和其他血管活性物质释放，避免心动过速的发生。对于频繁发作的预激综合征，如果不能以药物有效控制时，应先行预激综合征射频消融治疗。

房颤作为老年患者中常见的持续性心律失常，发病率随年龄的增长而升高。对有阵发性房颤伴快速心室率的患者，控制心室率异常重要，同时还需防止左房血栓脱落，改善预后，提高生存率。

（三）高血压

术前询问病史时，应该了解患者高血压的严重程度和持续时间、目前用药及是否有并发症。高血压患者总血容量减少，脱水或失血时容易发生低血压。而且肾功能不全、充血性心力衰竭、脑血管意外的发生率增高。高血压伴冠心病的患者在血压波动时容易发生心内膜下心肌缺血。手术麻醉前需要评估平时的血压波动和药物控制程度。虽然血压恢复正常时再行择期手术较好，但是由于患者的脑血流自主调节功能已经发生改变，保持心、脑灌注相对稳定所需的平均动脉压要比正常生理值高出 20～30 mmHg，血压过度降低会影响这些重要器官的灌注。所以应针对不同个体做出是否延迟手术的决定，如术前血压升高的严重程度、合并心肌缺血、心室功能不全和脑血管或肾脏并发症的可能性，以及外科手术性质等。抗高血压药物应持续应用至术晨，但必须注意常用降压药物对麻醉期血流动力学的影响，利尿药不仅可进一步减少高血压患者的血容量，还可引起低钾血症，中枢作用降压药可减少麻醉药的用量，解交感药可减弱循环系统对失血和麻醉抑制的代偿能力，以及应用 β 受体阻滞剂可消除低血容量、麻醉过浅和高碳酸血症时的心率加速反应。平时血压越高，麻醉中血管扩张或心肌抑制时越容易引起低血压，且其程度越严重；在浅麻醉下气管插管或受其他刺激时也容易使血压升高。总之，高血压患者围手术期的血压容易波动。当术前舒张压高达 100～110 mmHg 时应暂停手术，并及时控制血压。

（四）心脏起搏器

有许多老年患者体内携带起搏器或植入型心律转复除颤器（ICD）。与一般心脏起搏器不同，ICD 主要是针对室性快速心律失常，而不是严重的心动过缓或心脏停搏。其释放出的能量比心脏起搏脉冲高出百万倍。目前的 ICD 系统不仅可识别和治疗快速的心律失常，也具有支持性抗心动过缓起搏功能。对于这些患者，术前需仔细评估其心率调控装置，是起搏器还是 ICD，具体型号、安装原因、该装置目前状态及其他相关信息。

术前充分准备，提高患者的安全性。在和心内科医师仔细沟通后，还需判断手术过程中是否存在电磁干扰，以及是否需要重新设置心率调控装置，停止某些特殊程序或将装置转换至非同步模式等，术中最好是保持麻醉平稳，使得心脏调控装置不需要启动。

（五）慢性阻塞性肺疾病

慢性阻塞性肺疾病（COPD）患者围手术期最易发生肺部并发症。通常以呼气流速来判断 COPD 的严重程度。例如成人第 1 秒用力呼气容量（FEV_1）<2L，或第 1 秒用力呼气容量占肺活量之比（FEV_1/FVC）<65% 为中度危险；若 FEV_1<1L，FEV_1/FVC<45%，最大通气量（MVV）<预计值的 50%，动脉血二氧化碳分压（$PaCO_2$）>45 mmHg，则表示存在严重 COPD，手术麻醉风险极大。

COPD 的治疗包括应用 β 肾上腺素能药物、副交感神经阻断药、全身应用或吸入糖皮质激素和白三烯拮抗剂等。上述药物可能与麻醉药物发生相互作用，如果使用不当，既不能发挥最大疗效，还会出现不良反应。所以，术前评估时应了解患者的用药方案及疗效。长期应用激素治疗者，术前要减少用量；长期服用茶碱和吸入支气管扩张药物的患者应一直服用至术晨。术前积极治疗呼吸道感染与戒烟可减少呼吸系统并发症的发生。C 反应蛋白和白细胞增多及咳痰的患者应延期手术。麻醉前发现 COPD，应用支气管扩张剂喷雾治疗，以及麻醉前数小时和术后 48 h 内使用适量的肾上腺皮质激素，可减少围手术期支气管痉挛或哮喘的发作。这类患者在静息时通常感觉尚好，故必须检查运动时的情况或进行肺功能测定，以了解支气管痉挛的真实程度。尽管 COPD 患者术前治疗效果并不佳，但应进行干预，以纠正低氧血症、缓解支气管痉挛、排出分泌物和控制感染，以减少术后并发症的发生。焦虑可引起呼吸频率的增加，导致肺的过度通气，所以术前用药应包括小剂量的抗焦虑药物。术后注意监测动脉血气、吸氧，应用支气管扩张剂和皮质激素治疗，帮助排痰，避免液体过负荷等。

（六）限制性肺疾病

患者的呼气速率保持较好，故能有效地咳嗽、排痰，对麻醉与手术的耐受力较好。术前呼吸功能的临床评估、肺功能测定和动脉血气分析 3 方面能了解患者术前的呼吸情况。神经肌肉疾病和胸壁疾病影响呼吸和咳嗽能力则增加麻醉风险。一般来说，肺活量在预计值的 50%~75%、最大吸气压在 15~30 cmH_2O、MVV 在预计值的 50%~75%，其术后呼吸系统并发症的危险为轻、中度；如果肺活量低于预计值的 50%、最大吸气压低于 15 cmH_2O、MVV 低于预计值的 45%、$PaCO_2$ 超过 45 mmHg，则发生术后肺不张、呼吸功能不全和脱机困难等问题的概率很高。

对限制性肺疾病患者，麻醉前准备的关键为：首先改善肺功能，增加呼吸储备能力，包括术前戒烟至少 4 周，行抗炎、排痰治疗，进行深慢呼吸的协调训练等；其次，针对原发病，如重症肌无力的特殊术前准备以及困难气道的处理。

（七）脑血管疾病

老年患者常伴有不同程度的脑血管疾病，从渐进性的颈动脉疾病到短暂脑缺血发作，再到明显的卒中和多发性脑梗死性痴呆。必须认识到患有脑血管病的患者常同时合并高血压、糖尿病。因此，这类患者手术麻醉前应对其神经系统、心血管系统和肾功能进行详尽的评估。对于卒中，应该明确卒中的类型、神经功能缺损的表现、残留损害的程度。常见血栓性卒中，多为动脉粥样硬化的患者，并同时伴有高血压、高脂血症、糖尿病、冠状动脉疾病和肾损害。出血性卒中一般是由于高血压、动脉瘤破裂或动静脉畸形引起。

必须警惕心血管疾病和脑血管疾病之间可能发生的相互作用，对于潜在的心血管疾病也要进行处理。心律失常时，心排血量减少可影响脑血流量与脑组织的血液供应。卒中或潜在的脑血管疾病，在老年患者可能表现为术后精神状态的改变或谵妄。

手术麻醉期间尽力使血压维持在术前水平，力求减少波动。对于症状性椎基底动脉疾病的老年患者，围手术期要重点关注头颈部的位置，颈部的位置在加剧缺血损伤的过程中起重要作用。因为颈部过度伸展会减少和减慢脑血流，从而加重缺血性损伤。

术前还需询问患者是否使用抗凝药和抗血小板药，以及那些会引起术中低血压或直立性低血压的药物。许多老年患者在非出血性卒中或短暂性脑缺血发作（TIA）后，可能接受长时期的华法林或抗血小板治疗。尽管术前停止这些治疗的风险很小，但术前应该检查凝血功能和出血时间，以确定这些抗凝治疗的作用已经逆转。术毕止血明确后，再考虑恢复使用抗凝药物。除了利尿剂外，绝大多数药物治疗均应持续使用至术前。

（八）帕金森病

帕金森病患者声带和声带上肌肉受累，出现不自主运动，易出现分泌物堵塞、肺不张、误吸和呼吸道感染。麻醉医师需做好喉痉挛和术后呼吸衰竭的准备。其次，有可能发生心肌易激惹、心律失常，晚期可见直立性低血压和晕厥，这可能与疾病和（或）药物治疗有关。常用治疗药物有左旋多巴和多巴胺受体激动剂、单胺氧化酶抑制剂、抗胆碱能药和金刚烷胺。左旋多巴越过血脑屏障后由多巴脱羧酶转化为多巴胺，体内多巴胺增多后，其大脑以外的作用有可能成为不良反应。患者术前常规服用的抗帕金森病药物，围手术期不应停药。因为停药所造成的上呼吸道功能障碍与梗阻可能导致呼吸窘迫和衰竭。局部麻醉和全身麻醉相比有明显优势，可不用全身麻醉药和神经肌肉阻滞药，避免术后恶心、呕吐以及误吸的发生。适当情况下，也可采取局部麻醉和全身麻醉相联合的方法。手术麻醉时间过长时，术中可给予左旋多巴。麻醉苏醒期，帕金森患者可能出现四肢强直伸展，甚至全身强直。帕金森患者还易于发生术后思维混乱和幻觉，应该避免使用可能会促发或加剧帕金森的药物，如吩噻嗪类、丁酰苯类和甲氧氯普胺等。

帕金森患者术前服用左旋多巴的，对于吸入麻醉药氟烷可使心脏致敏，造成心律失常，而七氟烷等新型吸入麻醉药则不会发生，但低血压的问题仍不容忽视。低血压主要是由于血容量减少、去甲肾上腺素的消耗、自主神经功能紊乱以及其他药物联合作用产生的。对于静脉麻醉药氯胺酮，因为其较强的交感神经作用，故对帕金森患者理论上是禁忌使用的。

大多数帕金森病患者属于高龄，常采用多种药物联合治疗，同时还接受许多其他疾病的治疗。仔细进行术前评估，根据麻醉时间制定药物使用方案，避免应用加剧帕金森病程的药物，术中按需给予多巴胺，这些措施对于减少术后并发症和病死率至关重要。

（九）糖尿病

糖尿病发病率随年龄增长而增加，60岁以上可达4.3%，为总发病率之6倍，表现为多尿、多食、多饮、体重减轻、疲乏无力、视物模糊、伤口愈合延迟和容易感染。高血糖可对全身多个器官有影响，发症也较多，主要有心血管、肾脏、胃肠道、神经系统以及眼部等多系统的病变，而且感染和足部溃疡的发生率较高。有研究表明，80%的糖尿病患者死于心血管疾病，其围手术期并发症发生率及病死率较非糖尿病患者高5倍左右，因此，糖尿病患者的围手术期处理至关重要。

术前麻醉评估应注意：糖尿病的类型、血糖控制情况、目前正在使用的降糖药和相关疾病用药；糖尿病的并发症及糖尿病关节僵直综合征等。糖化血红蛋白水平可以帮助鉴别围手术期发生高血糖危险的患者，特别是对于 30% ~50% 的并不知道自己患有糖尿病的 2 型糖尿病患者。糖尿病患者围手术期的发病率与术前靶器官的损伤有关。术前应重点检查心血管、呼吸和肾功能。胸部 X 线摄片和心电图检查能发现心脏和肺的异常；肾功能不全首先表现为蛋白尿，其次为血肌酐升高。糖尿病患者麻醉前必须常规检查颞下颌关节和颈椎的活动度，以评估是否为困难气道。

糖尿病引起的自主神经病变使胃肠动力减低，容易引起误吸，使术中、术后循环与呼吸衰竭的风险增加。所以，术前可给予甲氧氯普胺促进胃排空。肺炎或麻醉药、镇痛药、镇静药对呼吸和自主神经节律的影响是引起呼吸、循环骤停的主要原因。评估窦性心律失常的程度和心率变异性可以准确评价自主神经病变的程度。自主神经病变的患者还会出现直立性低血压、静息状态心动过速、夜间腹泻和多发性周围神经病变。重度患者对低氧的反应降低，对有呼吸抑制作用的麻醉药物，如阿片类药物特别敏感。控制血糖有利于抗感染和伤口愈合，但围手术期血糖管理的首要目的是防止低血糖的发生。低血糖会带来更严重后果，如大脑功能的维持就完全依赖于葡萄糖供应能量。因此，为了确保糖尿病患者的安全，围手术期需要不断监测血糖，同时适当给予葡萄糖和胰岛素，使血糖保持正常或稍高的水平。

糖尿病患者围手术期葡萄糖和胰岛素的用量并无公认的最佳方案。目前认为，单纯饮食控制或口服降糖药控制血糖者，进行小手术时可维持原来治疗，手术当日停用口服降糖药；而大、中手术或感染等强应激状态下，如果患者术前正在服用口服降糖药而不是使用胰岛素，那么口服降糖药可持续应用到手术当日。磺脲类和二甲双胍类半衰期长，须术前 24 ~48 h 停止使用，待术后患者可以口服用药时再开始使用。术前已使用胰岛素者，小手术可维持原来治疗方案；强应激状态时，应提前 2 ~3 d 将长效或其他类型胰岛素调整为胰岛素。这类患者应尽可能安排上午手术，空腹不超过 8 h。糖尿病患者的麻醉过程中可静脉滴注葡萄糖 5 ~10 g/h，同时每 4 ~5 g 葡萄糖加入 1 U 的胰岛素，当血糖超过 14 mmol/L 时，静脉注射胰岛素 5 ~10 U。以保证机体正常的能量代谢需求，避免产生胰岛素抵抗。围手术期无论采用何种方法调控血糖水平，持续监测血糖都是最重要的。

麻醉方法选择方面，区域神经阻滞麻醉可以抑制应激反应，减少应激性高血糖的发生。但对于有明显周围神经并发症的患者应慎重考虑。手术时保持清醒的最大优点是有利于发现和防治低血糖，而对抑制应激反应则不利。全身麻醉有助于抑制应激反应，在诱导用面罩加压通气时应特别当心胃内容物反流与误吸。

（十）骨关节病

骨关节病在老年人中极为普遍，是退行性骨关节病变，类风湿关节炎也不少见。颈椎病妨碍颈部活动，颞下颌关节和环状杓状关节病变妨碍张口与声门暴露，这些给气管插管带来困难。此外，老年患者肥胖者居多，颈部短而粗，头不易后仰，旋转幅度也受限；牙齿常有松动脱落或参差不齐，或全口义齿等，均可造成气管插管困难，对困难气管插管应作正确评估和充分准备。

（苏　斌）

第三节　老年患者麻醉实施

老年患者麻醉选择总的原则：根据患者情况和手术要求选用简单、安全、效果确切的麻醉方法。

一、局部麻醉和神经阻滞

局部麻醉和神经阻滞麻醉对全身干扰小，适用于老年人的短小手术，机体功能恢复快，便于早期活动。但老年人对局部麻醉药的耐量降低，需根据患者的具体情况恰当定量，并注意局部麻醉药的毒性反应。根据不同部位选择不同的阻滞麻醉，如颈丛神经阻滞适用于颈部手术，臂丛神经阻滞适用于上肢手术，腰神经丛和坐骨神经阻滞适用于下肢手术。麻醉时需掌握操作技巧，尽量避免发生并发症。另外也可考虑与全身麻醉联合应用，以减少全身麻醉药的剂量，如颈丛阻滞与全身麻醉复合。使用喉罩通气更能发挥局部麻醉和神经阻滞麻醉与全身麻醉联合应用的优点。

二、椎管内麻醉

1. 硬膜外阻滞麻醉

椎管内麻醉可保持患者清醒，止痛和肌松良好，应激反应低，还有助于改善凝血功能和减少下肢静脉栓塞。老年患者硬膜外阻滞麻醉的最大优点是术后中枢神经系统和呼吸系统的并发症较少，且对患者的血液系统、内分泌系统、免疫系统的影响较小。老年患者硬膜外阻滞的适应证：下腹部以下手术，如疝修补术、会阴肛门手术、髋关节手术及下肢手术等。老年患者硬膜外阻滞的特点包括：①年龄对局部麻醉药在硬膜外间隙扩散有一定影响，20~30岁每阻滞1个神经节段约需2%利多卡因1.5 mL，而从20~40岁硬膜外阻滞所需药量随年龄增加而逐渐减少，至70~80岁每阻滞1个神经节段所需的药量较20~30岁年龄段几乎减少一半，这是由于老年人椎间孔狭窄致药液经椎间孔向椎旁间隙扩散减少，以及老年人的硬膜变薄，使药液易透过硬膜等因素所致老年人的硬膜外间隙较成人狭窄、椎管比较狭小，因此，老年人对局部麻醉药的用量减少；②老年人的脊椎韧带已经发生钙化和纤维性变，椎管穿刺可能较年轻人困难，直入法难以成功时，可选用旁入法；③老年人硬膜外麻醉时血流动力学改变比全身麻醉明显，尤其是患有高血压的老年患者施行中胸段硬膜外阻滞时更易出现低血压，注药前需先开放静脉输液，平卧后注入极小量试验剂量，以后分次小量追加维持量，直至获得满意的阻滞平面，适当延长给药间隔时间；术中要求麻醉效果确切、氧供充分、镇痛完善、心血管系统功能稳定；④局部麻醉药液中肾上腺素浓度不宜过高，以1∶40万为宜。

2. 蛛网膜下隙阻滞麻醉

老年人脊髓麻醉后头痛发生率低，对于下肢和肛门会阴部手术，采用细针（25~26G）穿刺做蛛网膜下隙阻滞，仍有一定优点可取。脊髓麻醉操作相对简便，起效较快、效果确切。老年患者由于脊髓及神经系统的退行性改变，神经元总数减少，蛛网膜绒毛增大及椎旁间隙变窄，脑脊液（CSF）的理化特性直接影响着局部麻醉药的扩散。与年轻人相比，老年人CSF压力较低，CSF比重较高，增龄所致的体内水分和细胞外液的减少，导致老年人CSF

容量减少，压力降低，故局部麻醉药容易在蛛网膜下隙扩散，少量的局部麻醉药就可以获得满意的阻滞效果。常用重比重布比卡因或罗哌卡因，如适应证掌握恰当，局部麻醉药剂量适中（一般较青壮年减少 $1/4 \sim 1/3$），麻醉平面可控制在 T_{10} 以下，对血流动力学的影响不会很大。硬膜外阻滞联合蛛网膜下隙麻醉：也适用于老年患者的下肢及下腹部的手术麻醉，效果确切，只要阻滞平面控制得当，对老年患者的循环和呼吸功能影响较小，可满足较长手术的要求，留置硬膜外导管可用于术后镇痛。

三、全身麻醉

全身麻醉的优点是术中麻醉医师对呼吸道的有效控制，从而从容地调整麻醉深浅，易于保持患者循环状态的稳定性；缺点是气管插管、拔管等操作会引起患者循环系统的剧烈波动，患者易发生心肌缺血、高血压危象等。虽然老年患者对镇痛药物耐受性有所下降，但由于心血管系统的退行性改变，使老年患者对伤害性刺激的心血管反应较年轻人更剧烈，所以在老年患者麻醉中必须注意配合足够的镇痛药物才能减轻心血管的反应，从而减少可能发生的心脑血管并发症。老年人对静脉麻醉药的代谢分解及排泄延缓，为防止苏醒延迟，宜尽量选用短效药物。

1. 全身麻醉诱导

（1）诱导用药：老年人循环时间较慢，静脉麻醉诱导时作用出现相对延缓，加上老年人对药物敏感性的个体差异大，诱导用药宜小剂量缓慢静脉注入，少量递增，严密观察。切勿操之过急，导致过量而发生低血压。同时密切观察心率和血压变化。静脉诱导药的剂量如下。①咪达唑仑 $0.02 \sim 0.03$ mg/kg，丙泊酚 $1 \sim 1.5$ mg/kg，或依托咪酯 $0.2 \sim 0.3$ mg/kg，或氯胺酮 $1 \sim 1.5$ mg/kg。氯胺酮剂量过大也可引起低血压。据研究，BIS = 50 时，对循环功能抑制程度为丙泊酚 > 硫喷妥钠 > 咪达唑仑 > 依托咪酯。所以依托咪酯是老年患者较好的全身麻醉诱导药；应用依托咪酯进行全身麻醉诱导，比异丙酚的低血压发生率明显减少。即使在心脏病患者，依托咪酯 $0.2 \sim 0.3$ mg/kg 对血流动力学和心肌功能影响也很小，这是依托咪酯最大的优点。联合用药（阿片类药、咪达唑仑等）时，丙泊酚靶浓度显著降低。另外，老年患者靶控输注全身麻醉应用分级诱导，降低初始血浆靶浓度（如 $0.5 \sim 1.0$ μg/mL），每隔 $1 \sim 2$ min 增加血浆靶浓度 $0.5 \sim 1.0$ μg/mL，直至患者意识消失后行气管插管，诱导过程密切观察和维持血流动力学平稳。②肌松药宜选择中、短时效的顺阿曲库铵、维库溴铵和罗库溴铵。③芬太尼的剂量应根据心率和血压，一般用 $3 \sim 5$ μg/kg。此外，也可用静吸复合麻醉诱导，如对呼吸道刺激较小的七氟烷（浓度 <1MAC），与适当剂量的上述药物配合，使诱导期血流动力学更稳定，减轻气管插管后的心血管反应。

（2）诱导时气道管理：老年人的气道管理常较困难。牙齿松动，脱落较多，牙槽骨萎缩，面罩密合度较差，必要时可用纱布或特制颊部支撑器填高或放置口咽通气道，可以改善面罩通气。松动的牙齿需用丝线缚牢，极度松动的牙齿和体积较小的义齿宜事先取出，以免脱落，堵塞呼吸道或造成损伤。体积较大而固定较好的义齿不妨保留在口腔内，有利于保持较大的口腔空间。老年人颞下颌关节活动障碍和颈椎僵硬者较多，易致喉镜暴露和气管插管困难，事先要有所了解，必要时做好盲探插管或用纤维支气管镜引导插管的准备。颈椎病患者颈部不可过度伸展，防止基底动脉受压，导致脑部血供不足。环状软骨加压时，避免压迫颈动脉，以防止动脉内斑块脱落。

（3）诱导时循环调控：患者入手术室后测量 CVP，如 CVP 低于正常值，麻醉诱导前应适当增加补液，全身情况较差或血容量不足的老年患者应减少诱导用药剂量，避免或减轻诱导后的低血压。高血压和心肌缺血患者，应预防喉镜操作引起的心动过速和血压升高，具体方法有事先喉头做表面麻醉，静脉注射少量利多卡因或芬太尼以抑制过度的心血管反射，或用少量艾司洛尔等调控。

2. 体位安置

老年人常有骨质疏松、脊柱后凸，长期卧床或肢体活动受限者往往关节挛缩或强直，进行过人工关节置换手术者关节活动度也常受限。安放体位时应事先了解其关节活动度，动作轻柔，肢体外展、外旋等不可过度，以免造成损伤。此外，老年人皮肤弹性减退，皮下结缔组织减少，受压点要注意加垫。枕头高低要适当，以免影响脑部血流。最好在清醒时先试放手术体位，以确保患者能较好耐受。翻身后应注意监测心率和血压。

3. 麻醉维持

常用单纯静脉维持或静吸复合麻醉，胸腹部大手术也可用全身麻醉复合硬膜外阻滞。静吸复合麻醉可吸入 <1MAC 的七氟烷或异氟烷，同时持续输注丙泊酚。镇痛可用芬太尼或短效的瑞芬太尼持续输注，上海交通大学附属仁济医院应用于老年患者麻醉维持的瑞芬太尼剂量为 $0.05 \sim 0.15~\mu g/ (kg \cdot min)$，按心率、血压及手术刺激强弱调节输注速度，可达到麻醉满意和血流动力学稳定的目的。手术即将结束前，先停止吸入麻醉药，再停瑞芬太尼，丙泊酚可持续输注到拔管。应用丙泊酚和瑞芬太尼维持麻醉，老年患者术后很快清醒。但应注意瑞芬太尼剂量稍大，可发生心率减慢。另外，停药后还可出现超敏痛，需在手术结束时静脉注射小剂量芬太尼。

4. 恢复期处理

老年患者麻醉后恢复期易发生各种并发症，有研究显示，84 000 例非心脏手术中 17% 术后发生呼吸系统并发症，肺炎占 3.6%，呼吸衰竭占 3.2%，另一项调查显示，288 例老年普外科手术后 175 例发生肺不张、高血压、低血压、低氧血症、高碳酸血症、谵妄和精神障碍等，因此，必须严密监测和防治，区域（部位）麻醉施行短小手术，病情稳定者可送回病房。椎管内麻醉后病情不稳定或麻醉平面较高以及全身麻醉患者均应送麻醉后恢复室监护。老年患者麻醉后恢复过程应注意：①老年患者较年轻人苏醒慢，在麻醉后恢复室中停留时间较长（一般在 1.5 h 以上）；②老年人肌松药和麻醉性镇痛药的作用时间延长，应重点注意加强呼吸功能和肌松药作用监测，以免发生呼吸抑制意外；③患者完全清醒、呼吸和循环功能稳定后才能拔除气管导管，拔管过程需注意监测 SpO_2、心率和血压，及时处理低氧血症、高碳酸血症、低血压和心动过速或过缓；④应加强老年患者术后镇痛监测和管理，调节和控制麻醉性镇痛药的剂量，可合用非甾体类抗炎药，以免剂量太大而发生嗜睡或呼吸抑制；⑤老年危重患者术后送 SICU，在运送过程中应吸氧，并有脉搏氧饱和度监测。

四、全身—硬膜外联合麻醉

对老年人胸腹部手术，在加强监测的条件下，联合应用全身麻醉和硬膜外麻醉能取长补短，减少全身麻醉药和局部麻醉药的用量，有利于保持各系统功能的稳定，特别是呼吸功能的稳定，减少围手术期低氧血症的发生。手术结束后保留硬膜外导管可作术后镇痛。

五、围手术期监测

老年人各项功能减退，且常合并多种疾病，麻醉和手术期间对各类药物作用较敏感，影响呼吸、循环功能。对于潜在的各种伤害如不及时发现和纠正，就会造成并发症甚至死亡的危险。因此对待老年人要比年轻人更加全面而详尽地监测各项生理功能，力求不超出正常波动范围。具体地说，除常规使用无创血压、脉搏血氧饱和度和心电图外，心电图监测最好用五导联有 S-T 段分析，有利于心肌缺血的及时发现和治疗。采用收缩压和心率乘积（RPP）作为心肌耗氧量的临床指标，RPP > 12 000 时，表示心肌耗氧量增加，在心肌供氧不能相应增加的情况下，就有引起心肌缺血的可能。较大手术还应监测体温。老年患者体温调节功能较差，易受环境温度影响，尤其是胸腹腔大手术，常发生体温降低，低温对老年患者危害极大，增加耗氧，如有冠心病心肌缺血，可能并发心肌梗死，因此，应加强监测并注意保温。全身麻醉患者宜监测通气功能和呼吸气体成分。尿量监测对输血、补液量的控制很有价值。老年人肾功能减退，大多数肌松药的半衰期延长，有条件时应使用神经刺激器监测肌松程度，以利于肌松药的合理使用，防止术后残余肌松药造成并发症。病情较重或中等以上手术，应监测中心静脉压和直接动脉压，必要时进行肺动脉压监测和心排血量测定。此外，麻醉期间还需选择性地定期做实验室检查，如血气、血糖、电解质、血细胞比容等。

此外，麻醉深度监测有助于指导全身麻醉药的使用，适当的麻醉深度可避免深麻醉导致的低血压，同时也可防止麻醉过浅而发生体动及术中知晓。应当强调指出，任何仪器监测都不能完全代替麻醉医师的直接观察和分析判断，只有认真负责的麻醉医师才能够充分发挥各项监测仪器的作用。

六、输液与输血

老年人体液总量及细胞外液量均有一定缩减，有效循环量减少。老年人肾小管对 ADH 敏感性减弱，尿浓缩功能减退，尿渗压降低；同时由于垂体—肾上腺系统反应迟钝，保钠能力较差。因此，老年人常处于循环容量不足的边缘状态，比较容易出现低血后休克。老年患者术前常见脱水和营养不良（发生率 20% ~ 40%），尤其是慢性心肺疾病和急症手术患者，对血容量改变十分敏感而又耐受性差。所以必须加强对血容量的评估，可根据心率、血压和 CVP，确定应用多少晶体或胶体液，必要时测定血红蛋白和血细胞比容，根据失血量适当输血，维持血细胞比容 30% 左右。对于急症创伤患者，血气指标中的碱缺失也可作为衡量输血的指标，一项回顾性分析发现，当碱缺失 ≥ -7 时，在 24 h 内有 78% 的患者需要输血。术前对于老年贫血患者应予以纠正，通过补充铁剂提高血红蛋白浓度，可减少术中输血需求。老年患者术中失血 1 000 mL 以上，麻醉和手术的风险较大，术后并发症增加，应重视处理，对出血较多的手术应使用血液回收，自体输血对老年患者维持循环稳定十分有利。研究显示，急性等容或高容血液稀释对老年患者的血流动力学有一定的影响，但无心肺疾患的老年患者，术中应用血液稀释是可行的，用 6% 羟乙基淀粉 10 ~ 15 mL/kg 术前容量治疗可减少麻醉诱导时的循环功能变化，增加了血容量储备，对老年患者凝血功能和肾功能无明显影响，同时可以减少术中、术后异体血输注。因此，年龄并不是影响血液稀释实施的主要因素，只要心肺功能正常，对老年患者行血液稀释是安全、有效的措施。但是血液稀释后心排血量增加，血黏度降低，外周阻力降低和心血管交感神经兴奋会导致心脏前负荷明显增加，因而对老年人快速输注或对有心肺疾患的老年人行血液稀释时应加强监测，以免循环容量负荷过多。此外，还应注意电解质和酸碱平衡，特别是纠正低钾血症和酸血症。如有低蛋白血症应补充白蛋白。

麻醉期间需经常、全面地评估血容量变化情况，除密切观察心率、血压、尿量、静脉压外，必要时进行无创或有创监测，危重和大手术老年患者可进行食管多普勒或肺动脉压监测。由于老年人对血容量不足和容量过度负荷的耐受都比较差，心肾功能不全者更甚，故补液的速率和容量都要仔细慎重地掌握，既要及时补充失液，又不可过量。有疑虑时采用"滴定法"，即在较短时间内以较快速度输入一定量的液体，同时密切观察血流动力学改变，藉以决定一段时间内输液的速率和剂量。有时需反复"滴定"。如估计容量已补足而循环仍不稳定，可采用静脉输注小剂量多巴胺来支持循环功能。

七、老年患者术后镇痛

老年人的生理功能均有不同程度的减退，尤其是心血管系统和呼吸系统最为明显，中枢神经系统也有退行性变，表现为反射迟钝、痛阈增高、情绪容易失控，同时老年人常伴有高血压、冠状血管供血不足、肺气肿和糖尿病等疾病，增加了术后处理的困难。老年患者痛阈提高，对药物的耐受性较差，心血管的调控能力下降。术后疼痛有时可使高血压患者血压骤升而发生脑血管意外，镇痛处理不当又可使血压急剧下降而出现脑血管栓塞，老年患者中呼吸功能常已有减退，对麻醉性镇痛药较为敏感，呼吸容易受抑制，因此，应重视老年患者术后镇痛。特别注意防止呼吸抑制和血压大幅度波动，所以麻醉性镇痛药用量宜小，传统术后镇痛用哌替啶肌内注射或静脉注射，不仅可引起呼吸抑制，而且有时还可出现兴奋、血压下降等不良反应，所以不应常规使用。

良好的术后镇痛有利于预防并发症，加速康复，根据给药途径不同可分为区域性镇痛（硬膜外）和全身镇痛。用药途径以患者自控硬膜外镇痛为首选，镇痛药物可选择吗啡或芬太尼，阿片类镇痛药与低浓度局部麻醉药合用时可减少阿片类药物用量并加强镇痛效果。患者自控静脉镇痛可用于意识清醒者，且用药量明显减少。不论何种途径用药，应用于老年急腹症患者时应注意剂量酌减，同时要注意观察和监测呼吸功能的变化。

由于老年患者术后镇痛具有许多优点，如术后镇痛可有效减慢心率，降低心肌缺血、心肌梗死的发生率，降低患者术后谵妄等中枢神经症状的发生率，有报道，术后疼痛可严重影响患者尤其是老年患者的睡眠，通过镇痛可减轻老年患者术后认知功能障碍。对于胸腹部手术患者术后有效镇痛，可使患者用力呼气量增加，改善呼吸功能，降低术后低氧血症发生率、肺部感染率和肺不张率。因此，除非有禁忌证，一般应常规实施。

老年患者术后镇痛常用患者硬膜外自控镇痛（PCEA）和患者静脉自控镇痛（PCIA），两种方法各有优缺点，由于 PCIA 大多用麻醉性镇痛药，患者往往伴有不同程度的镇静，甚至有部分患者表现为嗜睡、不愿咳痰，如果掌握不好，还可能存在呼吸抑制而致缺氧的危险。另外，麻醉性镇痛药对胃肠功能的恢复可能有一定的影响。而 PCEA 除操作和管理较复杂之外，其镇痛效果满意，并具有一定的优势。老年患者术后镇痛存在呼吸抑制等风险，因此在实施过程中应注意以下事项。①制订个体化的镇痛方案：相同年龄的老年人生理功能减退的程度相差较大，对镇痛药物的耐受性也有较大差别，因此选择药量及用药速度需谨慎；②加强监测：用药后根据镇痛效果及时调整药物剂量和输注速度；③采用多模式镇痛：根据手术大小和疼痛程度，联合应用多种方法、多种途径、不同作用机制的多种药物，如神经阻滞药、非甾体类抗炎药的应用等，可减少麻醉性镇痛药的剂量，减少对全身生理的影响，降低不良反应，如术后谵妄和认知功能障碍等，减少住院时间，有利于患者的康复。

八、围手术期并发症的防治

老年人麻醉期间和麻醉后早期都比较容易发生并发症，不仅麻醉期间需要密切监测和妥善治疗，病情较重和中等以上手术的老年患者，最好送 ICU 监测治疗。老年患者围手术期常见并发症的防治如下。

（一）心律失常

1. 窦性心动过速

为防治心肌缺血，首先要控制心率在 100 次/分以下。术中麻醉过浅、术后止痛不足、低血容量、缺氧和二氧化碳潴留是心率过快的主要原因。治疗首先要解除诱发因素，然后才考虑使用药物。治疗窦性心动过速最有效而常用的是 β 受体阻滞剂，如艾司洛尔 50 mg 缓慢静脉注射或 50 ~ 300 μg/（kg·min）静脉输注。如有支气管哮喘，则宜改用钙通道阻滞剂。治疗目标是心率减慢的同时 ECG 的 T 波和 ST 段改善。

2. 心动过缓

常见于病态窦房结综合征、低温、心肌缺血、结性节律和长期服用 β 受体阻滞剂者。如属窦性心律而且血压正常，心率在 40 次/分以上，并不一定要处理。若伴有室性节律或低血压则必须及时治疗。一般用阿托品 0.5 ~ 2.0 mg 大多能奏效，必要时采用体外或经静脉起搏。

3. 频发室性期前收缩

先纠正缺氧、低血压和电解质失衡，然后考虑用药，如利多卡因 50 ~ 100 mg 静脉注射，如期前收缩未完全消失，可持续输注 1 ~ 4 mg/kg。

（二）高血压

血压升高时心室后负荷增大，老年冠心病者容易引起心肌缺血。但老年人基础血压常较高，评估时要和年轻人有所区别。术中麻醉过浅和术后止痛不全是血压升高的常见原因。原有高血压的患者停用降压药也可使高血压失控。术中和术后应消除高血压诱因，比较简单可靠的药物是拉贝洛尔分次静脉注射，每次 2.5 ~ 5.0 mg，直至血压控制满意为止。此药使血管扩张，血压下降，心率也减慢。此外也可用硝酸甘油静脉滴注。原有高血压者在气管插管拔管前也可预防性用药，以免血压升至过高。术后应争取尽早恢复麻醉前的降压药治疗。

（三）低血压

最常见的原因是血容量不足、心排血量降低或广泛的周围血管扩张。在尽力去除原因的同时，如收缩压低于 80 ~ 90 mmHg，为防止心肌缺血，应立即给予升压药支持。常用麻黄碱 5 ~ 10 mg 静脉注射，如效果不好，尤其是心率较快的患者，用去氧肾上腺素分次静脉注射，因老年患者对药物反应的个体差异较大，根据低血压的严重程度，从静脉注射剂量 0.2 mg 开始，可分次递增。心排血量较低的患者宜使用增强心肌收缩力的药物，如多巴胺 2 ~ 5 μg/（kg·min），对老年人具有强心和缩血管作用。严重低血压老年患者，必要时可静脉输注肾上腺素 2 ~ 10 μg/mim，以达到升高血压和增强心肌收缩力的目的。为防止用升压药后血压剧升，应从小剂量开始，直至血压达满意水平。

（四）低氧血症

老年人肺功能减退，呼吸系统合并疾病发生率高。全身麻醉期间，在气管插管和呼吸机支持下一般问题不大，椎管内麻醉时辅助药使用过量常可致呼吸抑制，必须谨慎防治。据文献报道及上海交通大学医学院附属仁济医院的早期研究显示，老年腹部手术后低氧血症的发生率增多，应用硬膜外术后镇痛的患者低氧血症发生率可明显降低。麻醉药残余作用对呼吸的抑制、胸腹部包扎和疼痛对呼吸运动的限制、通气血流比例的失衡，都容易引起低氧血症。术终拔管后要注意保持呼吸道的通畅，吸氧至少24 h，尤其在输送途中也要吸氧，并监测血氧饱和度，到 ICU 或病房后要鼓励咳嗽和深呼吸，并注意防止误吸。有 3 种情况，术毕宜保留气管导管带到 ICU 或病房：①不能保护气道通畅而易于误吸者，必要时改为气管切开；②有吸入性肺炎或急性肺损伤可能者；③通气功能不足者。其中后两种情况应使用呼吸机进行呼吸支持。功能最佳的监测指标是同时测定尿量和肌酐清除率。手术结束时，有的老年人即使血容量和心排血量都正常也会有少尿，此时只需少量利尿药即可生效。真正出现肾功能不全时则应使用大剂量利尿剂，如呋塞米 20 ~ 30 mg/h 静脉滴注，3 ~ 4 h 可见效，必要时可行透析治疗。

（五）术后精神障碍

老年患者术毕躁动的发生率较高，常与术前应用东莨菪碱或戊乙奎醚、术中使用吸入麻醉药有关，应注意上述药物剂量不可太大或避免使用。另外，老年患者麻醉后清醒较慢，如果清醒延迟，必须查明原因，较长时间不醒或反应迟钝时应警惕中枢神经并发症，如脑梗死或脑出血，必要时尽早行 CT 检查。还有老年患者术后常出现精神错乱、焦虑、记忆缺损等中枢神经系统症状，也应明确诊断，积极防治。对于行椎管内麻醉的老年患者，术中辅以轻度的镇静可减少精神错乱、烦躁、定向障碍等中枢神经系统症状的发生。

（六）低体温

随着年龄增长，机体的基础代射逐渐下降，产热量减少，体温调节机制削弱。老年患者麻醉和手术期间比年轻人容易出现体温过低，而且复温较慢，从而导致麻醉药物代谢和排泄减慢，苏醒延迟；苏醒期寒战，加重心肺负担；蛋白质分解代谢加剧，尿素氮增高。体温降低可使儿茶酚胺浓度上升，易诱发血压升高、心肌缺血和心律失常，甚至心肌梗死。故麻醉期间要采取保温措施，如尽量减少裸露的体表面积、适当提高室温、吸入温湿气体等，必要时对输血、输液和冲洗体腔的生理盐水进行预先加温，胸腹部较大手术时应监测体温。在 PACU 中也要注意保暖。

（苏　斌）

参考文献

[1] 邓小明，姚尚龙，曾因明．2017 麻醉学新进展［M］．北京：人民卫生出版社，2017．

[2] 吴新民．麻醉学高级教程［M］．北京：人民军医出版社，2015．

[3] 俞卫锋，石学银，姚尚龙．临床麻醉学理论与实践［M］．北京：人民卫生出版社，2017．

[4] 田玉科．麻醉临床指南［M］．3 版．北京：科学出版社，2017．

[5] Larry F. Chu, Andrea J. Fuller. 实用临床麻醉学［M］．金鑫，译．北京：科学技术出版社，2017．

[6] 高关慧，崔晓光．地塞米松在周围神经阻滞中应用的研究进展［J］．实用药物与临床，2016，19（7）：913 - 916．

[7] 古妙宁．妇产科手术麻醉［M］．北京：人民卫生出版社，2014．

[8] 严卫锋，宫延基．产科麻醉安全的问题与对策［J］．中医药管理杂志，2016（11）：141 - 143．

[9] 孙增勤．实用麻醉手册［M］．6 版．北京：人民军医出版社，2016．

[10] 杨志海，陈斌，尤匡掌．创伤休克患者的手术麻醉处理方案及效果观察［J］．浙江创伤外科，2017，22（5）：1001 - 1002．

[11] 李文生，陈晓冬．眼科手术麻醉并发症的预防和处理［J］．中华实验眼科杂志，2017，35（5）：391 - 395．

[12] 陈志扬．临床麻醉难点解析［M］．2 版．北京：人民卫生出版社，2015．

[13] 崔苏扬，黄宇光．脊柱外科麻醉学［M］．2 版．南京：江苏科学技术出版社，2016．

[14] 邓小明，姚尚龙，于布为，等．现代麻醉学［M］．北京：人民卫生出版社，2014．

[15] 郑宏．整合临床麻醉学［M］．北京：人民卫生出版社，2015．

[16] 王波．冠心病患者进行非心脏手术麻醉方法的研究进展［J］．中西医结合心血管病杂志（电子版），2017，5（8）：22．

[17] 张兴安，秦再生，屠伟峰．静脉麻醉理论与实践［M］．广州：广东科技出版社，2015．

[18] 中华医学会麻醉学分会．中国麻醉学指南与专家共识［M］．北京：人民卫生出版社，2014．

[19] 王勇．浅谈椎管内麻醉的特点［J］．中国卫生标准管理，2015，6（7）：34 - 35．

[20] 韩晓玲．神经外科手术麻醉的研究进展［J］．继续医学教育，2016，30（1）：138 - 139．